中医基础理论研究丛书

总主编　邢玉瑞

中医模型化推理研究

邢玉瑞　著

全国百佳图书出版单位

中国中医药出版社

·北京·

图书在版编目（CIP）数据

中医模型化推理研究 / 邢玉瑞著 . —北京：中国
中医药出版社，2021.5
（中医基础理论研究丛书）
ISBN 978-7-5132-6296-5

Ⅰ . ①中… Ⅱ . ①邢… Ⅲ . ①中医医学基础—研究
Ⅳ . ① R22

中国版本图书馆 CIP 数据核字（2020）第 117600 号

中国中医药出版社出版

北京经济技术开发区科创十三街 31 号院二区 8 号楼
邮政编码　100176
传真　010-64405721
河北品睿印刷有限公司印刷
各地新华书店经销

开本 880×1230　1/32　印张 12.25　字数 255 千字
2021 年 5 月第 1 版　2021 年 5 月第 1 次印刷
书号　ISBN 978 – 7 – 5132 – 6296 – 5

定价　49.00 元
网址　www.cptcm.com

社 长 热 线　010-64405720
购 书 热 线　010-89535836
维 权 打 假　010-64405753

微信服务号　zgzyycbs
微商城网址　https://kdt.im/LIdUGr
官 方 微 博　http://e.weibo.com/cptcm
天猫旗舰店网址　https://zgzyycbs.tmall.com

如有印装质量问题请与本社出版部联系（010-64405510）
版权专有　侵权必究

《中医基础理论研究丛书》编委会

总主编 邢玉瑞

编 委 （以姓氏笔画为序）

田丙坤 乔文彪 孙理军 李翠娟

何 伟 张登本 陆 健 赵燕平

内容提要

模型化推理是指以模型，特别是思维模型为中介或工具，由一个或几个前提推出结论的思维方法。本书在对当代模型化推理基本知识简介的基础上，通过对模型化推理与隐喻、类比、象思维、推类等方法关系的研究，首次提出了中医模型化推理的概念，系统阐述了模型化推理与中医藏象、经脉、病因病机理论建构的关系以及在中医临床诊治中的应用，中医模式推理的原理以及常用的气、太极、阴阳、三才、四时、五行、九数等模式的形成、法则、应用等，分析了中医模型化推理的价值与存在问题。

本书可作为中医专业学生以及中医临床、科研、教学人员提高理论与临床思维能力的重要参考书，也可供学习与研究中国传统哲学与思维方法的人员参考。

总序

在现代科学的研究中，恐怕没有哪一门学科像中医理论研究，至今为如何研究与发展而争论不休。特别是近年来，中医理论的研究得到中医界学者与领导的高度重视。一种基本的共识认为，中医理论发展的滞后，已经成为制约当代中医学术发展的瓶颈。但对如何开展中医理论的研究，则可谓仁者见仁，智者见智，争鸣不断。为此，有必要认真梳理现代中医理论发展与创新的方式，总结经验教训，理清下一步研究的目标、路径和方法。

一、现代中医理论发展与创新的方式

现代中医理论发展与创新的方式，大致可概括为以下几个方面。

（一）科学诠释——解析说明性研究

任何一种医学的发展都是一定文化的产物，与特定的思维方式相联系。中医学的产生、发展深深植根于中国传统文化的土壤之中，其演进和中国传统文化的发展之间具有同步的规律。先秦诸子学—两汉经学—魏晋玄学—隋唐佛学—宋明理学—清代朴学，中国传统文化的连续性发展，无疑是中医学术不断发展、壮大的根本保障之一。但是，鸦片战争以来，西方文化凭借着先进的技术与科学（包括西医学）之势，给数千年绵延不断的中国传统文化以前所未有的冲击，许多民族精英们也将中国落后的原因简单归结于传统文化而加以指责，造成了中国传统文化的式微、断裂。由此对中医学造成两方面的冲击：一方面，中医学的发展失去了固有文化发展的支持。诚如李致重在《从国学看中医》一文中所指出："当扎在国学之中的研究方法的根系被切断的时候，中医的科学理论体系与临床技术体系将随之衰落。而当中医的临床治疗失去原有的科学与技术体系支撑的时候，中医便沦落为不见文化思想深根的浮萍草——游离于自身科学与技术体系之外的中医，所留下的只是原有体系中的经验部分了。然而经验是人类认知过程的初阶段，它是不能称之为科学的。"另外，患病人群文化、意识形态观念的更替变化，在就医选择中对中医和其学术的信任与理解，决定了中医的社会心理地位与真实发展的规模及潜能；同时，伴随着西医学的超速发展及占据科学与技术的高平台，中医学发展滞后，自然导致中医疗法受众对中医学理解的困难，以及随之而来的认可度和公信力的降低，中医学面临着话语权的不断丧失。

为了解决上述问题，中医人历经了百年的探索，从最早的中西医汇通，到中西医结合理论研究及近年提出的中医现代化研究，都是借用现代科学（包括现代医学）的理念、方法、知识等，来研究中医理论，试图揭示中医理论的现代科学内涵，取得现代科学背景的受众对中医学的理解、接受，当然也是为了借助现代科学及技术以促进中医学的发展。以中医肾的研究为例，沈自尹等从20世纪50年代始，历经数十年的研究，提出中医肾与下丘脑—垂体—靶腺（肾上腺、性腺、甲状腺、胸腺）轴相关的观点。"973"中医理论基础研究专项"基于'肾藏精'的藏象理论基础研究"也是借助现代生物学理论与技术，试图证明"肾精命火"主要体现为干细胞、微环境和神经—内分泌—免疫（NEI）网络的动态平衡，"肾藏精"主要体现为干细胞及微环境的调和状态，补肾填精法主要通过调控干细胞、微环境和NEI网络发挥作用。

课题的理论创新是建立"肾藏精"藏象理论与干细胞和 NEI 网络关系研究的新思路。类似的研究无疑都是对中医固有理论的一种科学诠释性研究，即借用现代科学技术方法与知识对中医理论加以解析说明或论证。此类研究的问题主要有两个方面：一是由于现代科学技术的不断发展，对中医理论的科学诠释从器官、组织、细胞到分子、基因等，总是尾随其后，似乎难以穷尽；二是借用库恩范式理论的观点，中医学与现代科学范式具有不可通约性，对中医理论的科学诠释性研究的成果，绝大部分既不能纳入中医学的理论体系，为中医基础理论提供新的概念、理论，又无法归入西医学的范畴，在西医学已有的理论基础上提出新的假说、新的发现或西医学尚未注意到的新的事实，对西医学的发展也意义不大。因此，此类研究也受到了一些中医学者的批评。

（二）文献梳理——理论建构性研究

对文献的整理研究一直是中医学术继承与发展的重要方式，虽然《黄帝内经》确立了中医学理论体系的基本范式，但从形式而言，则不好说《黄帝内经》建构了中医理论框架。历代分类研究《黄帝内经》诸家，可谓从形式建构中医理论框架的最早尝试者，从唐·杨上善《黄帝内经太素》分摄生、阴阳、人合、脏腑、经脉、输穴、营卫气、身度、诊候、证候、设方、九针、补泻、伤寒、寒热、邪论、风论、气论、杂病十九大类，到明·张介宾《类经》分摄生、阴阳、藏象、脉色、经络、标本、气味、论治、疾病、针刺、运气、会通十二大类，明·李中梓《内经知要》分道生、阴阳、色诊、脉诊、藏象、经络、治则、病能八类，可谓古代中医理论框架建构的概况。

伴随着中医教育事业的发展，教材建设可谓中医教育事业的重中之重。古代中医教育大多以《素问》《神农本草经》《伤寒论》《脉经》《针灸甲乙经》《难经》《诸病源候论》《备急千金要方》《龙树论》《圣惠选方》等经典及名家著作为教材，还谈不上对中医理论的系统梳理。《医宗金鉴》作为清代皇家主编的专用教材，虽说具有综合性、经典性、先进性、实用性等特点，但从中医药理论建构的角度而言，恰恰是其不足之处。因为《医宗金鉴》缺乏对《内经》理论的扼要论述，也缺少本草药性部分，造成其在基础理论上有所欠缺。进入近现代以来，随着西方科学技术知识与教育模式的传入，中医教育与教材建设也发生根本性的转变，基于文献整理研究的教材建设，有力地促进了中医理论体系框架的建构。早在1928年，由秦伯未、蒋文芳等人提议，在上海召开了我国中医史上第一次全国性的中医学校教材编辑会，虽因参会人员学术见解不同，意见不统一，最终未能就课程、教材、学制等问题达成共识，但蒋文芳提出的"整理固有医学之精华，列为明显之系统，运用合乎现代的理论，制为完善之学说"成为之后中医学课程教材建设的指导原则。中华人民共和国成立后，中医教材建设的思路基本没有超越此原则。20世纪50—60年代，北京中医学院编著的《内经讲义》（1955）、杉原德行（白羊译）的《中医学基础简释》（1957）、南京中医学院编著的《中医学概论》（1958）、福建中医学院编著的《中医学基础》（1963）等，开启了运用现代语言文字整理、建构中医理论的新篇章。从《内经讲义》的原文选编与现代中医理论建构混合，分化出包含基础理论与中医诊断学的《中医学基础》，再到《中医基础理论》和《中医诊断学》的独立，统编／规划教材不断修编，至今已修编至第十版，加之 20 世纪 80 年代中后期，各地出版了《中医学导论》《中医藏象学说》《中医病因病机学》《中医养生防治学》等基础理论的分化教材，教材建设有力地促进了中医理论的发展，主要体现在以下几点：一是系统梳理了历代中医理论研究的成果，建构了富有时代特征的中医理论体系框架；二是定义、规范了中医理论的相关概念，并引入了一些新概念；三是丰富、完善了中医理论，补充了思维方法、精气学说、体质学说等内容。

另外，基于文献梳理或结合临床研究编著的中医工具书、制定的术语标准等，也是现代中医药理论研究的重要成果，其中有代表性的如《中医大辞典》《中医基础理论术语》《中医临床诊疗术语》等，为中医理论的规范化做出了重要贡献。

虽然文献梳理的理论建构性研究，对中医理论体系的丰富、完善具有重要贡献，但也存在着一些问题，主要表现为集成有缺漏，归真有变异，纳新有西化等，还需进一步研究。

（三）实践升华——理论创新性研究

临床实践经验是中医理论建构与不断发展的不竭动力，中医学术发展史上各种流派的形成，莫不是临床实践经验的总结和升华，中医学在现代社会的存在、发展，也以临床实践所取得的疗效与经验为根本保障。故邓铁涛指出：中医学的传统研究方法是继承前人的理论—进行临床实践—总结提高—创立新论。临床实践是传统研究最重要的一环，在继承前人理论的指导下诊察病人、治疗病人，给病人以治疗信息，进而收集接受治疗后反馈的信息，如是循环往复，总结提高，上升为理论，以修改、补充前人的论述。因此，从名老中医诊治现代重大疑难疾病的经验入手，总结创新中医理论，仍然是中医理论发展的重要途径。

例如，现代临床常见的脑血管意外、脑动脉硬化、癫痫病、帕金森病等多属于中医内风证的范畴，中医称之为中风、眩晕、痫证、颤证等。临床实践证明，这类病症除了具有动摇、眩晕、震颤、抽搐等风气内动的症状外，常常兼见舌质紫暗或舌下脉络青紫、面色晦暗或青黑、皮肤粗糙、血液黏稠度增高等瘀血症状。大量临床实践表明，内风证常兼有瘀血症状，活血化瘀可以治疗内风。何绍奇在《现代中医内科学》中总结临床实践经验，明确提出："瘀血阻滞，脉道不通，血行不畅，筋脉失濡而手足颤动，屈伸不利，此即瘀血生风。"刘昭纯等结合临床实践经验，总结出瘀血生风的发病特点为多见于老年患者、多继发于慢性病、多出现神志异常、多与其他内风证并存，进一步完善了瘀血生风的病机理论。

再如 20 世纪 80 年代后期日本学者运用黄连解毒汤治疗中风取得良好疗效，继而国内也有大量运用黄连解毒汤加减治疗中风的报道，清开灵、醒脑静注射液等运用于中风病急性期的治疗也效果显著。而清开灵、醒脑静注射液皆可谓集清热解毒药之大成，具有明显的清热泻火解毒之功。再者，临床观察发现，中风病急性期的转归与腑气不通有密切的关系，随着大便秘结或不通程度的加重，病程延长，病情加重，疗效降低。采用通腑、化痰、泄热法治疗中风急性期患者，常可取得良好的疗效，有较早减轻脑水肿的作用。一般认为，通腑、化痰、泄热法对中风病急性期的良好疗效是其发挥了畅利枢机，疏导蕴结之热毒、痰浊的作用，为内生之毒的清除打开了门户之故。这也为中风病毒损脑络病机假说的形成提供了临床经验的支持。在此基础上，王永炎提出了中风病"毒损脑络"的病机假说。

现代中医理论研究的重大课题，也无不与解决现代人类重大疾病及健康问题密切相关，特别是中医诊疗理论的研究，更是着眼于中医治疗的优势病种来进行。中医药类国家级成果奖绝大多数为临床研究成果，即使"973"计划中的中医理论基础研究专项，也多与临床研究密切联系。如"基于'肾藏精'的藏象理论基础研究"，该项目六个课题中四个即着眼于临床研究，分别从不孕不育、骨质疏松症、老年性痴呆、障碍性贫血探讨有关"肾主生殖""肾主骨""肾生髓""脑为髓海"等理论。再如"中医病因病机理论继承与创新研究"的九个课题均涉及临床研究，包括肝硬化、艾滋病、心脑血管血栓性疾病、甲状腺功能亢进症、出血性中风病、冠心病心绞痛、胃癌前状态性疾病，以及周仲瑛、颜德馨两位国医大师的经验总结。上述研究的基本路径为：第一，从名医大量临床病案中提炼科学假说；第二，考镜源流，寻找文献依据；第三，通过临床研究体现创新理论的实践意义；第四，通过实验研究揭示中医理论的科学内涵。

当代重大疾病的中医药治疗经验为中医理论的总结提供了经验材料，但从目前的研究状况来看，基于临床实践的中医理论总结创新明显滞后，由于课题研究的分散，结论的离散度很大，要将其提炼升华为逻辑自洽的理论还任重道远。如"中医病因病机理论继承与创新研究"的四个课题涉及毒——外毒、瘀毒、内毒、毒热，那么，作为此四种不同毒邪属概念的毒的内涵、外延如何？产生原因、致病特点如何？毒的现代科学表征是什么？与其他有关毒的研究成果之间如何整合？诸如此类的问题，至今尚未得到解答。

　　总之，人类防治疾病、促进健康，就需要提出种种实用性或技术性的问题，解决已有理论与经验事实的矛盾，寻找经验事实之间的联系并做出统一的解释，无疑是中医理论发展的永恒动力，也是中医理论研究永远的着眼点。

（四）科学问题——发现创新性研究

　　自然科学发展的历史表明，问题是科学发展的真正灵魂，贯穿于科学研究的始终。科学研究不但开始于问题，而且正是问题推动研究，指导研究。自然科学发展的历史，就是它所研究问题发展的历史，是问题不断展开和深入的历史。正如著名科学哲学家卡尔·波普尔在《猜想与反驳》中说："科学和知识的增长永远始于问题，终于问题——愈来愈深化的问题，愈来愈能启发新问题的问题。"

　　中医学历经千百年的实践所积累的经验，以及与中国古代哲学融合所形成的中医理论中，蕴含着许多大大小小的科学问题。从大的方面来说，如中医学在中国古代哲学"天人合一"整体思维指导下所形成的形与神辩证统一的思想，为研究人体生命活动与心理活动的关系提供了思路，围绕这一命题，现代学者在系统梳理古代文献的基础上，结合当代自然科学的相关研究成果，建构了中医心理学、中医情志学等理论体系。再如人类生活于空间与时间两个维度环境之中，相对而言，现代医学的发展主要着眼于空间维度，相关的研究也达到了很高的水平，但对于时间与生命的关系研究较为薄弱。而传统中医学更重视时间维度，在时间与生命活动及疾病的防治方面积累了较为丰富的实践经验，并从理论上进行了有益的探索，提出了时藏相关的命题。这一命题具有丰富的科学价值，但并未引起中医学界的足够重视和深入研究，大多只局限于古代文献的梳理和临床验案的报道，已有的实验研究也仅仅是试图证明有关经典理论的正确性，缺乏创新性的研究。现在，应当在临床流行病学调研和实验研究的基础上，系统总结和归纳中医有关人体生理、病理节律模式，探索时间节律的调控机制，建构新的时藏相关理论，进而指导中医临床诊断与治疗，并开发针对时间相关性疾病的治疗方法与技术。另外，王琦、匡调元等学者从中医文献梳理中提炼出中医体质的概念，结合临床与现代科学技术加以系统、深入的研究，建构了中医体质学理论。从小的方面来说，如《素问·六元正纪大论》提出"有故无殒，亦无殒"的观点，认为药物的效用、毒性反应与患者机体的状态相关，提示在完全符合辨证治疗的理想状况下，在一定的范围内，药物的耐受性及毒性反应是随着机体疾病状态的不同而变化的，由此开启了中药毒性评价的新思路与新方法。诸如此类，不胜枚举。对此，也可借用林德宏在《东方的智慧》中评价东方自然观对现代科学的价值时所说："古老的东方自然观不能代替现代的科学研究，它的功能是为科学研究提供一种理论思想、思维的方法，提供某种思路和角度。"中医学经验与理论中所蕴含的科学问题，则为现代学者的研究提供了极佳的研究思路与方法。

综上所述，现代中医理论发展与创新方式可概括为科学诠释的解析说明性研究、基于文献梳理的理论建构性研究、通过实践升华的理论创新性研究、提炼科学问题的发现创新性研究四个方面，其中在总结历代学术思想基础上的教材建设与相关辞书、标准的编著，可以说是中医理论体系丰富、规范及框架建构的主体；面对现代重大疾病的中医诊疗实践，是中医理论创新的动力；凝练科学问题，结合中医临床，借用现代科学技术开展实验研究，是中医理论加速发展的必由之路。

二、新形势下中医理论研究的路径及重点

关于新形势，人们可以从不同的层面加以认识。从宏观层面而言，可以说我们正处于大科学、大数据、大健康的时代，也是一个大变革的时代。从与中医理论研究及发展相关的较为具体的层面而言，新形势主要体现在以下四个方面：一是伴随着生物化学、分子生物学、基因工程学、电子学、新兴材料学、信息技术等各种现代科学的迅猛发展，西医学突飞猛进，相比之下，中医学的发展不仅明显滞后，而且难以与现代科学技术形成互动共进的发展态势。二是随着西医学的迅速发展，依托于现代科学的西医学不仅拥有更多的话语权，而且导致中医临床阵地萎缩，特别是临床中西医混合治疗的普遍实施，使从临床总结理论的传统中医理论发展通道受阻或难度加大，阻碍了中医理论的发展。三是滋养中医理论发展的中国传统文化，自五四运动以后发生断裂，导致中医理论在当代科学及西方文化占统治地位的情况下，失去了应有的话语权，丧失了哲学理论的引导。四是现代疾病谱的变化，以及人类对健康需求的提升，又为中医学术的发展提供了良好的机遇。

反思 60 余年来中医理论上述四方面的研究成果，可以发现尚存在诸多问题，如科学诠释性研究存在难以回归中医理论体系，以及随着现代科学的发展而难以穷尽两大问题；基于文献梳理的理论建构性研究存在着集成有缺漏、归真有变

异、纳新有西化等问题，但归真、西化如何确定其划界标准，又难以达成有效共识，特别是对中医概念的研究相对滞后，理论体系的逻辑分析不足，体系建构有待进一步完善；基于临床实践的中医理论总结创新明显滞后，由于课题研究的分散，结论的离散度很大，如何将其提炼升华为逻辑自洽的理论还任重道远；着眼于科学问题的创新性研究，由于研究群体的知识结构、视野，以及相关学科研究人员的交叉较少等局限，并没有得到足够的重视，或没有凝练出准确的科学问题加以研究，理论的逻辑分析与论证环节十分薄弱。正由于上述问题的存在，以致王健教授在香山论坛上指出，中医"理论研究呈现零星化、碎片化，融合不够、开放不够、序贯不够、继承不够、创新不够、分化不够、引领不够"。

面对中医理论研究与发展的困境，结合中医药研究队伍的实际，以及未来社会发展的需求，中医理论研究可重点着眼于以下几个方面。

（一）面向古代传统的概念与理论框架研究

中医学作为中国传统科学的重要组成部分，是有别于现代科学范式的另一类科学体系，有其独特的概念、理论体系、思维方法等。现代中医理论体系的构建也是近几十年的事，还很不完善，有待于从概念、构建方法、理论框架、理论证伪等方面加以深入研究。

概念是理论构建的基本单元。中医学的概念富有自身的学术特征，主要表现为以自然语言为主体，名词繁多而定义很少，定义多为外延定义，具有多相性、形象性及辩证思维特征，概念的规范性弱，定义缺乏逻辑的严密性，发展形式为叠层累积，从语用角度看多有符号替代使用现象等。由此造成了中医一些概念的歧义、混乱，阻碍了中医学术的发展。因此，应以坚实的文献研究为基础，借用现代逻辑学方法等，对中医理论体系概念范畴进行"名"与"实"的源流考证，理清不同时代相关概念的发展演变，规范名词术语表述，准确揭示概念的内涵与外延，为构建新的中医理论体系框架奠定坚实的基础。

中医学思维及理论构建方法的独特性，造成了中医理论体系中人文科学与自然科学内容交融，实体概念与功能概念不分，理论的外源与内生、经验与推论、理论与假说并存等，其根本特征是高度抽象性和不确定性，难以证实，也不易被证伪，对未知的经验事实预见性较弱，理论与临床经验之间有一定程度的分离，二者缺乏良性循环加速机制。因此，有必要以中医基本概念（或范畴）、基本理论为基点，以哲学方法、逻辑方法、思维方法、科学方法论等为手段，从发生学的角度对中医基本概念、理论进行认真的研究，揭示其形成过程、本质内涵及方法论特点，以促进中医概念、专业术语的规范化及中医理论的现代语言转换，并为中医理论与现代科学包括现代医学的融通寻找切实可行的切入点和正确的方法论途径，搭建现代中医药理论体系构建的平台。

在对古今中医原始文献系统研究的基础上，提取中医理论的概念、命题并加以分门别类，确认其理论意义、实践基础、内在联系，结合上述概念及构建方法研究，从而建立结构合理、层次清晰、概念明确、表述规范，能够指导临床，体现学科内在规律的体系框架。

由于历史的原因及模式推理的广泛使用，中医理论中理论与假说并存的现象较为普遍，典型的如中医运气学说对现代疫病的预测等。故急需在坚实的文献与临床实践基础上，敢于正视问题，借用发生学、逻辑学、科学哲学等方法，开展中医理论的证伪研究，去伪存真，提炼科学问题，以促进中医理论的健康发展。

（二）面向临床实际的中医理论创新研究

历史的经验告诉我们，中医理论研究成果的取得，遵循了共同的规律：面向时代需求，源于临床实践，指导临床实践，在实践中检验。如关于冠心病的病因病机，代表性学说有血瘀说、瘀毒从化说、痰瘀互结说、心脾痰瘀相关说、脾胃相关说、络病说等。其中，血瘀说又有气虚血瘀、阳虚血瘀、气滞血瘀、痰阻血瘀等不同类型。其他如中风病的毒损脑络、肾脏疾病的毒损肾络、冠心病的毒损心络、慢性肝病的毒损肝络、消化性溃疡的毒热病机等，无不是基于临床实践的理论创新。另外，对SARS、艾滋病、禽流感等古人所没有经历过的疾病的诊治，中医学就其病因病机的认识及相应的诊疗方法，无疑也是一种理论创新。因此，要坚持面对新问题，探索新规律，提出新思想，以防病治病的实际问题为中心，立足现代重大疾病的防治，总结和发展中医的病因病机及诊疗理论。

（三）面向当代科学的中医理论多学科研究

当代科学技术的迅猛发展，特别是现代系统科学、科学哲学、大数据技术等研究，既为中医学的发展带来挑战，同时也为中医理论的发展带来机遇。首先，信息科学及现代医学诊疗技术的迅猛发展，为中医诊疗技术的发明与借鉴提供了良好的机遇，在此基础上的临床实践无疑又为中医理论的总结、升华提供了实践基础。其次，现代科学特别是现代医学对相关疾病机理的认识，为中医理论的创新提供了支撑，如王永炎提出的中风病毒损脑络理论、陈可冀提出的冠心病瘀毒致病理论、周学文提出的消化性溃疡毒热致病理论等，其背后都隐含着现代医学对相关疾病病理认识的支撑。最后，对于一些创新性的理论，还需借助现代科学技术进一步研究，如中风病毒损脑络或多种疾病毒损脉络的病机，关于毒的本质、层级结构、脑络或脉络的具体所指、损伤的过程与机制等，以及中药活性部位和中药组分的药性实证研究等。因此，在现代科学技术环境及语境下，中医学术的研究应持开放包容的态度，既要保持中医的特色与优势，也应考虑中国文化的走向及中国人生活方式的变迁，同时遵循科学技术的一般规律，要准确理解中医理论的内涵，把握科学问题，借助学科交叉，利用多学科新知识、新成果，发展和创新中医理论，以更好地指导临床实践。

（四）面向未来需求的中医健康理论等研究

随着人们生活水平的不断提高及医学模式的转换，健康问题受到国人的高度关注，2013年国务院即颁发了《关于促进健康服务业发展的若干意见》，2015年又颁发了《中医药健康服务发展规划（2015—2020年）》，党的十八届五中全会提出了"健康中国"的概念。中医学作为我国独具特色的健康服务资源，强调整体把握健康状态，注重个体化，突出治未病，临床疗效确切，治疗方法灵活，养生保健作用突出，故充分发挥中医药特色优势，加快发展中医药健康服务，是全面发展中医药事业、促进健康服务业发展的必然要求。与此相适应，中医有关健康的概念、思想与观念，以及健康状态的内涵、要素、分类等健康理论体系的研究作为中医理论研究的重要范畴，也应得到高度重视。此外，中医治未病、康复理论等，也需要从哲学观到具体的医学理论，乃至理论指导下的操作技术，进行系统而深入的研究，而不能仅仅局限于理念的层面。

习近平总书记在 2014 年《在文艺工作座谈会上的讲话》中指出："传承中华文化，绝不是简单复古，也不是盲目排外，而是古为今用、洋为中用，辩证取舍、推陈出新，摒弃消极因素，继承积极思想，'以古人之规矩，开自己之生面'，实现中华文化的创造性转化和创新性发展。"这也可借鉴为现代中医理论研究的指导思想。总之，要关注中医理论基本概念和基本原理的传承创新，注重重大疾病防治规律与理论提升的应用创新和以自由探索为主体的先导创新，弘扬主体理论，鼓励多样性探索，重视科学问题的提炼，围绕问题开展研究，同时也要重视对已有研究成果的综合集成创新，全方位地促进中医理论研究创新发展。

要理清中医理论研究的目标、路径和方法，就有必要对现代以来中医理论研究、发展状况予以系统梳理，搞清楚脚下之路的基本状况，即当代中医理论研究取得了哪些成就、存在哪些问题、走了哪些弯路等，如此，方可进一步搞清楚"我是谁，我从哪里来，我将走向何方"的问题，科学理性地选择研究路径和方法，少走弯路，促进中医学术的健康发展。为此，我们在国家重点基础研究发展计划（973 计划）项目的资助下，对 60 余年来现代中医学术创新进行了理论分析与总结，较为系统地梳理了中医理论研究的基本情况，在此基础上，编著成《中医基础理论研究丛书》，包括《中医学概念问题研究》《中医哲学思维方法研究进展》《中国古代天人关系理论与中医学研究》《〈黄帝内经〉二十论》《中医藏象学说的理论研究进展》《中医藏象学说的临床与实验研究进展》《中医经络理论研究进展》《中医体质理论研究进展》《中医病因病机理论研究进展》《中

总序

医治则治法理论研究进展》《中医学的科学文化研究》《中医模型化推理研究》等 12 本。该丛书既是对陕西中医药大学中医基础理论学科所承担的国家重点基础研究发展计划（"973"计划）项目"中医理论体系框架结构研究"部分工作，以及国家社会科学基金项目"中国古代天人关系理论与中医学研究"的总结，也是作为国家中医药管理局与陕西省重点学科的部分工作总结。

陕西中医药大学《中医基础理论研究丛书》的编著，以陕西中医药大学中医基础理论重点学科团队人员为主体，山东中医药大学的王小平、鲁明源，华南师范大学的赵燕平，咸阳师范学院的蒲创国等同志也参与了编写工作。该丛书的出版，得到了陕西中医药大学领导的大力支持和陕西省重点学科建设经费的资助，中国中医药出版社华中健主任从选题到出版都给予了大力支持，在此一并表示衷心感谢。

邢玉瑞

2017 年 2 月于古都咸阳

前言

《素问·生气通天论》曰："阳气者，若天与日，失其所，则折寿而不彰。"从诠释学的角度而言，由于诠释者的知识传统、时代精神及个人因素，包括诠释者认知的生理结构、经验结构、思维结构、文化结构、逻辑结构等差异，对上述经典原文可以有不同的理解：从思维科学的立场而言，原文所反映的是象思维，即以太阳这一自然界的物象为工具，运用直觉、比喻、象征、联想、推类等方法以认识人体阳气的生理功能与昼夜节律；从逻辑学的立场而言，则为类比思维，即将人体阳气与太阳进行类比，来认识人体阳气；从认知语言学的立场而言，则为隐喻认知，太阳为始源域，阳气为目标域，可以将对太阳的认知投射到人体阳气上来，以认识人体阳气；从科学方法论的立场而言，则为模型化方法，即以太阳为人体阳气的天然模型，通过模型化推理以认识人体阳气。上述针对同一经典原文，从不同诠释立场得到的不同理解是事实，实质上也反映了当人们面对同一客观事物，由于先见的知识结构的差异，常常会采用不同的方法加以认识，因此，对中医认知或思维方法的研究，就有了象思维、类比推理、隐喻认知、模型化推理等不同的总结或描述。

那么，为什么选择模型化推理作为研究的切入点呢？主要基于以下几方面的考虑：一是模型化推理较为全面地反映了中医思维的特点，并贯穿于中医学理论建构与临床思维的全过程。二是从隐喻、类比、模型、象思维的关系而言，模型化推理更具有自然科学的性质与代表性。隐喻作为一种认知方法由西方学者提出，并被确立为我们赖以生存的方式，不仅存在于语言中，也渗透在思维和行动中，说明隐喻是人类共有的认知方法，而非中医学所独有。隐喻在日常

前言

生活世界的应用相较于自然科学领域更为广泛，虽然模型一定隐含着隐喻，但隐喻并不一定都构成模型。隐喻可以是一种更有利于人们交流、理解的表述，而模型则与一定的理论建构紧密相关，科学的成熟在某种意义上表现为从科学隐喻到科学模型的进化。关于隐喻、模型、类比之间的关系，一般认为三者之间虽然各具特点、存在差异，但又存在显而易见的家族相似性，隐喻、类比和模型都是基于不同事物或关系的具体的或抽象的相似性，在不同的经验世界或观念世界之间建立对比的或对应的格局，从而在二者之间架起无形的沟通桥梁，以便由已知的、熟悉的存在和境况顺利地向未知的、陌生的存在和境况过渡，借以达到把握和理解后者的目的。类比和模型均蕴含着隐喻思维，隐喻具有更为基础性的地位。E. C. 斯坦哈特[1]著《隐喻的逻辑——可能世界中的类比》，提出隐喻结构理论（STM），他在逻辑上把隐喻刻画为基于结构上的类比的话语，认为隐喻产生和推理是通过类比访问、类比映射以及类比迁移 3 个部分实现的。安军[2]认为科学隐喻通常是无意识的直觉达成的洞见，而类比和模型则往往是在此基础上有意识的建构。从科学隐喻到科学类比再到科学模型，体现出从非严格逻辑到严格逻辑的进展，也反映出从无意识的直觉性到意向性突出的主体建构。而从中国古代逻辑的角度而言，推类是其主导推理类型，中国古代推

[1] E.C.斯坦哈特.隐喻的逻辑——可能世界中的类比 [M].黄华新，徐慈华，等译.杭州：浙江大学出版社，2009：89-145.
[2] 安军.家族相似：科学类比与科学模型的隐喻思维特征 [J].科学技术哲学研究，2009，26（4）：21-26.

类逻辑之"类"，是以事物所表现的功能之象来划分的，而非其本质属性。如刘明明[1]所言：中国古人思维的特点就是关注"类"，实则是通过"物象"和符号"象"来把握"类"之"理"，侧重"类"的区分性、功能性，没有提出什么是本质属性、什么是非本质属性的问题。高晨阳[2]认为类比推理是意象思维的重要表现形式，它同意象思维元素（概念或符号）的象征功能及其意蕴的多相性有内在的逻辑联系，把类比推理可视作意象思维的一个重要特征和表现形式，说它是"模式型推理"亦未尝不可。象思维本质上是就其思维工具的自然物象与人工意象而言的，而思维的工具之象，类似于科学方法论中的模型，包括自然模型与人工模型。刘长林[3]明确指出："象"是功能模型。赵中国[4]则根据工具之象的不同，将象思维分为间接象模型思维和直接象模型思维两类。象思维与模型化推理的机制都需要借助联想、想象、类比等，二者之间有着密切的联系。因此，推类、象思维又可称为模型化推理。三是在现代科学语境下，采用模型化推理的表述，也容易为当代人所接受，有助于加强中西医科学与文化的交流沟通，促进中医药理论与技术乃至中国传统文化的国际传播与交流。

[1] 刘明明.中国古代推类逻辑研究[M].北京：北京师范大学出版社，2012：44，66，114.
[2] 高晨阳.中国传统思维方式研究[M].济南：山东大学出版社，1994：181-189，201-205.
[3] 刘长林.中国系统思维——文化基因探视[M].北京：社会科学文献出版社，2008：72-79.
[4] 赵中国.论象思维的两种类型以及中医学发展的一个路向[J].中华中医药杂志，2016，31（4）：1323-1325.

前言

　　刘文英先生[1]最早提出中国传统哲学思维的逻辑特征之一为模式型推理。10 余年前在构思《中医学的科学文化研究》书稿时，曾计划将模式推理作为其中一个专题加以讨论，随着认识的不断深入，3 年前又计划将《中医模式推理研究》作为独立书稿撰写。由于该领域的研究甚少，难度较大，其间还曾联系好友任秀玲教授，期望能够合作完成。任教授在中医理论、逻辑学研究方面颇有建树，出版了《中医理论范畴》，撰写了周山主编的《中国传统类比推理系统研究》中"《黄帝内经》类比推理系统"的书稿。她很支持我的研究工作，提供了以往研究的部分成果稿件，由于研究思路的差异而没有采用，但对于我的研究工作也有所启发，在此特对任教授表示衷心感谢。

　　在研究的过程中，随着视野的拓展与研究的深入，对于模型、模式的概念、关系有了更为清晰的认识，故书名又改为《中医模型化推理研究》。这一方面的系统研究，在中医学领域可谓首创，加之本人能力有限，缺点错误恐怕在所难免，仅为抛砖引玉，期待各位同人的批评指正。

邢玉瑞

2021 年 1 月于陕西中医药大学

---

[1] 刘文英.论中国传统哲学思维的逻辑特征 [J].哲学研究,1988（7）：61–68.

目　录

──────── 第一章　概论　　　　　　　　　　　　003

　　第一节　模型化推理的基本知识　　　　　004

　　　一、模型的概念与分类　　　　　　　004

　　　二、模型化推理概述　　　　　　　　011

　　第二节　模型化推理的相关概念　　　　　021

　　　一、模型化推理与隐喻　　　　　　　021

　　　二、模型化推理与类比　　　　　　　025

　　　三、模型化推理与象思维　　　　　　029

　　　四、中医模型化推理的提出　　　　　033

──────── 第二章　中医模型化推理　　　　　041

　　第一节　古代天文学与模型化推理　　　　042

　　　一、中国古代天地结构论与中医

　　　　　理论建构　　　　　　　　　　　043

　　　二、日月五星模型与中医理论建构　053

　　　三、二十八宿体系与中医理论建构　063

　　第二节　经脉理论与模型化推理　　　　　088

　　　一、树模型与经脉标本　　　　　　　088

目录

二、水模型与血脉气血循环　　097

三、门与经脉关、阖、枢　　106

第三节　藏象理论与模型化推理　　109

一、从实体到模型的演变　　110

二、社会结构模型　　116

三、方位结构模型　　118

第四节　病因病机学与模型化推理　　123

一、六淫病因模型的创建　　124

二、树模型与病因病机　　127

三、水模型与病因病机　　128

第五节　临床诊治与模型化推理　　131

一、证与模型化推理　　131

二、树模型与临床诊治　　135

三、水模型与中医治法　　139

四、社会等级结构模型与方剂配伍　　143

五、战争模式与临床治略　　144

第三章　中医模式化推理　　161

第一节　中医模式化推理的原理　　162

一、天人合一   163

二、异级同构   170

三、同气相求   180

四、效应验证   183

第二节　中医常用推理模式   186

一、气模式   187

二、太极模式   209

三、阴阳模式   235

四、三才模式   260

五、四时阴阳模式   281

六、五行模式   294

七、九数模式   318

八、其他模式   334

—— **结语**   354

—— **主要参考文献**   362

10 余年来，中医思维问题一直是中医学研究的热点之一，每年发表相关论文在 100 ～ 200 篇，研究的热点主要集中在象思维、象数思维、原创思维模式等方面。但由于中医思维问题涉及思维科学、逻辑学、认知科学、心理学、中国古代哲学等诸多学科，而思维科学在国内的研究也只有 30 余年的历史，本身尚不成熟，由此造成中医思维方法的研究存在着概念不清、逻辑混乱、顶层设计欠缺、低水平重复、创新不足、实用性不强等诸多问题，对于逻辑思维以及相关的具体思维方法研究还很不深入，对于中医推理方法的研究更少。

模型化推理作为科学哲学、认知科学等研究的重要内容，在现代得到了广泛关注和较为深入的研究，借用模型化推理的研究成果，对中医思维加以分析和诠释，对于揭示中医思维方法的实质和特点，促进中医思维方法的研究，必将起到重要的推动作用。

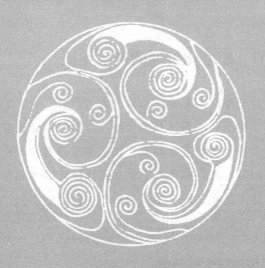

第一章　概论

　　中医学本身并没有模型化推理的概念，但相关的研究已经表明，在人类的认知演化史中，模型化推理的出现要早于传统的逻辑推理[1]。实际上中医的理论建构与临床思维，普遍地运用了模型化推理的方法，故从模型化推理的角度研究中医思维方法，有助于揭开中医思维的神秘面纱。

第一节　模型化推理的基本知识

　　面对无限广阔和无限丰富的客观世界，人类能够直接通过观察实验研究的客体只占少数，大多数对象需要采用间接研究的方法，借助于既具有客观依据又带有主观想象的模型来开展研究。构建模型，把模型用作认识客体和制造产品的手段，是人类在认识自然和塑造人工自然的实践过程中的一大创造，模型以及模型化推理也就成了科学探索的主要工具。

一、模型的概念与分类

　　模型一词源于拉丁文 modulus，其初始含义是样本、标准和尺度，与我国古代"型""范""模"意思相近，《说文·土部》云："型，铸器之法也。"段玉裁注："以木为之曰模，以竹曰范，以土曰型，引申为典型。"后用以表示人们按照某种特定的目的而对认识对象所作的一种简化的描述，用物质或

---

[1]　于祺明.对科学发现推理的再认识[J].自然辩证法研究，2002，18（10）：18–22.

思维的形式对原型进行模拟所形成的特定样态。科学模型是人们按照科学研究的特定目的，在一定的假设条件下，用物质形式或思维形式再现原型客体的某种本质特征，诸如关于客体的某种结构（整体的或部分的）、功能、属性、关系、过程等等。通过对这种科学模型的研究，来推知客体的某种性能和规律。这种借助模型来获取关于客体的认识的方法，就是科学研究中常用的模型方法[1]。

由于模型概念应用领域的不同，有着不同的定义和解释。因此，关于模型的分类，人们的认识也不完全一致。根据孙小礼、于祺明等[2、3]研究成果，模型通常可分为实物模型和思想模型两大类。

（一）实物模型

实物模型是指按照一定的研究目的，寻找一种天然存在的或人工制造一种具有相似性的实物，作为原型客体的实际模拟物，进行模拟以获取关于客体的某种规律性知识。故实物模型又可分为天然模型和人工模型。

1.天然模型

天然模型，指天然存在的与原型的性质、结构、功能有一定程度相似性的实物，被用来作为模型进行科学研究。现代运用最多、最典型的天然模型是生物模型。它以模型与原型之间生物性质的相似为基础，通过模型来认识原型的生物运动过程。以天然存有物作为模型构建理论，也是中医学最常用的方法之一。如太阳是对人类

［1］ 孙小礼.科学方法中的十大关系［M］.上海：学林出版社，2004：198.

［2］ 孙小礼.科学方法中的十大关系［M］.上海：学林出版社，2004：197-232.

［3］ 于祺明，汪馥郁.科学发现模型论：科学教育改革探索［M］.北京：中央民族大学出版社，2006：142-148.

影响最大的自然物，《黄帝内经》即借用太阳这一天然模型，来推理人体阳气的生理。如《素问·生气通天论》说："阳气者，若天与日，失其所则折寿而不彰，故天运当以日光明。"此即将阳气与太阳相比，一方面从太阳的发光、发热等，推论出阳气具有温煦、蒸化及"阳因而上，卫外者也"等作用；另一方面，可根据日出日落来推论人体内阳气的昼夜消长规律。如《素问·生气通天论》说："阳气者，一日而主外，平旦人气生，日中而阳气隆，日西而阳气已虚，气门乃闭。"《灵枢·营卫生会》亦指出："日中而阳陇为重阳，夜半而阴陇为重阴……夜半为阴陇，夜半后而为阴衰，平旦阴尽而阳受气矣。日中为阳陇，日西而阳衰，日入阳尽而阴受气矣。"即阳气的昼夜消长与太阳的昼夜运动周期同步，而这无疑是通过对太阳的观察，类推及人的结论。

通过对太阳的观察，古人不仅推知阳气的生理作用，同时也推出很多理论，其中较有影响的当为朱丹溪的"阳有余阴不足论"及张介宾的"大宝论"。从同一对象出发，竟然推出几乎两种截然不同甚或矛盾的观点，让人有些费解。这是因为从同一模型的不同属性或作用出发，可以联想到不同的事物或现象，而产生不同的结论。朱丹溪《格致余论·阳有余阴不足论》言："天地为万物母。天，大也，为阳，而运于地之外；地，居天之中，为阴，天之大气举之。日，实也，亦属阳，而运于月之外；月，缺也，属阴，禀日之光以为明者也。人身之阴气，其消长视月之盈缺。"朱丹溪将日月相比，从日常圆推出阳常有余，从月之盈缺推出阴常难成。而张介宾《类经附翼·大宝论》说："凡万物之生由乎阳，万物之死亦由乎阳。非阳能死物也，阳来则生，阳去则死矣。试以太阳证之可得其象。夫日行南陆，在时为冬，斯时也，非无日也，第稍远耳，便见严寒难御之若此，万物凋零之若此。然天地之和者，唯此日也；万物之生者，亦唯此日也。设无此日，天地虽大，一寒质耳。人是小乾坤，得阳则生，失阳则死。"如此，张氏从太阳的唯一性出发，即"天之大宝，只此一丸红日"，而推出"人之大宝，只此一息真阳"。双方所运用的天然模型虽然相同，但出发点、推理过程皆不同，得出的结论自然也不尽相同。

2. 人工模型

人工模型，指以人工制造的材料，应用模拟方法设计出与原型相似的模型。依据模型与原型之间相似关系的特点，可以分为物理模型、化学模型和功能模型等。在现代工程技术和科学研究中，大量地经常使用人工模型。宋代王惟一于1027年（宋天圣五年）主持制作的针灸铜人，可谓中医史上最典型的人工模型。铜人系青年裸体式，长短大小与真人同，体内装配五脏六腑，与真人生理结构一致，四肢及内脏均可拼拆。外表刻有354个穴位（据王惟一专著《铜人腧穴针灸图》），旁用金字标明穴位名称。据说铜人孔穴的表面涂有一层黄蜡，里面盛满水或水银，学生考试时按穴试针，如果针刺准确，当针退出时，液体就会随针泻出；如取穴不准，则针不能刺入。天圣针灸铜人（图1-1）作为最早

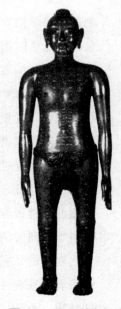

图1-1　天圣针灸铜人

的人体模型，它既是针灸教学的教具，又是考核针灸医生的模型。现代又开发出了多媒体按摩点穴电子人体模型、多媒体人体针灸穴位发光模型等。

（二）思维模型

思维模型，也称为思想模型，指按照一定的研究目的，经过科学的分析而抽象出它的本质属性和特征，构造一种思维形式的模拟物，以摹写或描述原型的性质、结构、功能或运行规律，通过对模型的分析、推理和演算，从而获得关于客体的规律性知识。常用的思维形式的科学模型有理想模型、数学模型、理论模型、半经验半理论模型等。

1. 理想模型

理想模型是对研究客体所做的一种科学抽象，人们也常把这种科学抽象称为简化或理想化。科学研究离不开科学抽象，简化了的理想模型作为科学抽象的结果，在各门科学中比比皆是。如数学中的点、线、面，力学中的质点模型、刚体模型，物理学和化学中的点电荷、绝对黑体、理想流体、理想晶体、理想溶液等，生物学中的模式细胞模型，相对论中的升降机模型，等等。这些理想模型是科学家通过思维加工得到的，经过一系列的信息变换之后，模型滤去了真实对象的一些特征，同时又增补了一些特征，以至于模型不再是原型的纯粹镜像式映射，而在某种程度上已经独立成为可以被科学家研究的对象。其共同特点体现为在真实世界中没有与之对应的、完全符合的原型，因为它们没有完全囊括原型的所有特征和性质，而是为了研究的方便，只包含原型的某些性质。由于这些理想模型反映了客体的本质属性，因而它们同时也是各门科学中的基本概念。

2. 数学模型

数学模型是对所研究的问题进行一种数学上的抽象，即把问题用数学的符号语言表述为一种数学结构。定量化的数学模型是最重要的思想模型，要用数学关系式来表述，它是对研究对象的数量关系、逻辑关系与空间形式的模拟。它表现为一个或一组数学方程、一个或一组函数、一些几何图形和逻辑关系。数学模型又可分为确定性模型与随机性模型，前者模型本身及其结果一般可以用数学公式来表示，可根据客体的初始状态来确定其未来的运动状态；后者用概率论与数理统计的方法，对客体未来可能的变化趋势做出估计性的预测。中医学借用河图、洛书来说理，也可以视为一种早期的带有数学性质的象数模型。

3. 理论模型

理论模型是对所研究的对象领域中的某个基本问题及其有关问题，在积累了相当多的科学事实的基础上，系统地进行分析和综合，提出基本概念，并据此进行推论。对这一领域中的有关问题给出理论上一以贯之的回答和说明，还要提出新的预见，以求实验证实。这种理论模型通常表现为一种科学学说，一般是一种"假说－演绎体系"。典型的如人们对原子结构的认识，而建构了不同的原子模型，最著名的原子模型有卢瑟福于1911年提出的原子有核模型，即电子在环绕原子核的轨道上运行，就像行星在环绕太阳的轨道上运行。玻尔于1913年在此基础上建立起定态跃迁原子模型。20世纪20年代以后，随着物理学的新发现，特别是量子力学的发展，科学家们又建立起比以前的原子学说都完善的理论模型，即原子的量子理论。中医学中的阴阳、五行即带有理论模型的性质。

中医模型化推理研究·第一章 概论

4. 半经验半理论模型

在建立理论模型时，如果其中含有明显的或相当数量的经验成分，实际上就是形成了一种理论加经验或数学加经验的模型。在科学研究中，人们最希望能得到理论模型甚而是数学模型。但是，在很多场合，由于当时认识水平所限，或是研究对象十分复杂，涉及的因素过多，有的难以测量，一时无法建构完全的理论模型。于是人们就常常在经验基础上，配合进行数学推演。运用这种半经验半理论的模型，可以进行半定量半定性的研究，它的核心思想就是把相关的理论知识与专家的经验、直觉结合起来。

另外，于祺明等[1]则将思想模型分为形象思想模型（性质相似、结构相似、功能相似）、形式思想模型（信息模型和臻美模型）、理想模型和计算机仿真模型；然后又根据模型与观察、实验、数据和理论的关系不同，分为不同的层次，具体包括经验模型、数据模型、理论模型、半经验半理论模型等。并进一步讨论了模型的三个特点，即与原型相似、比原型简明、可实际检验；模型建构的原则，即尽可能达到相似性与简明性的统一。为了实现这一原则，建构模型时还要注意科学性与猜测性的统一、抽象性与形象性的统一、多样性与易变性的统一。

---

[1] 于祺明，汪馥郁.科学发现模型论：科学教育改革探索 [M].北京：中央民族大学出版社，2006：142-151.

二、模型化推理概述

（一）模型化推理的概念

模型化推理，即"以模型为基础的推理"，是以模型特别是思维模型为中介或工具，由一个或几个前提推出结论的思维方法。它通过建构和研究模型来推断现象背后的实体和运动，从而来认识未知对象。模型化推理是人类创造性思想必不可少的组成部分，它与其他的科学发现的逻辑方法如类比、归纳、演绎、分析等有着密切的联系；它又是人所特有的想象力的创造性运用，与直觉的洞察力相辅相成。

在科学发现中，模型化推理的模式（图1-2）可以表示如下[1]：

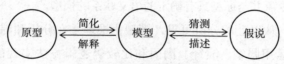

图1-2　模型化推理模式示意图

从上图可知，一方面，可以从原型出发，把握原型的本质特征，在思维中对原型进行抽象，把复杂的原型客体加以简化和纯化，建构一个能反映原型本质联系的模型，进而通过对模型的研究获取原型的信息，为建构假说提供基础；另一方面，又可以从理论出发，将其具体化为原型，从而为原型提供解释的演绎系统。所以，模型化推理的逻辑特征就在于在假说与模型之间、模型与原型之间尽可能地建立起可靠的、完善的逻辑联系。这其中的难题在于怎样从

[1] 于祺明，汪馥郁.科学发现模型论：科学教育改革探索［M］.北京：中央民族大学出版社，2006：175-176.

复杂的联系归约为简明的联系，又从简化了的联系还原为较为复杂的联系，并能满足科学发现的各种需要。这就需要在分析和综合的基础上，综合地运用类比、演绎、想象等思维方法。

科学发现的认识首先开始于观察材料，其表现为黑箱，人们不了解其内在机制，为了对这内在机制有所发现，要通过归纳提出一定的假设，然后从假设出发再演绎出一般解法。在这基础上通过溯因来探索所观察现象的内在机制并形成相应的模型，所得的模型再与观察事实反复比较，由此发现模型中的错误，进而导致假设的修改和对模型可信任程度的认识。这样反复多次，通过最优化过程就可建立一个能解释观察现象并与原型具有确定的语义联系的模型。

从以上的分析可见，模型化推理是在分析和综合的基础上运用归纳、演绎、溯因和比较等逻辑方法实现的。当然，在实际运用中各种逻辑方法会出现交叉或结合，并还要充分发挥想象和直觉的作用。总之，模型化推理的运用，就是要把观察事实从黑箱转化为白箱，从不知其内在机制转化为知道其内在机制，从而达到科学发现的目的[1]。

（二）模型化推理的主要形式

模型化推理是一种扩展了的科学推理形式，所用的模型是为建立理论而建构的，属于理论模型的层次。既然模型化推理以思维模型为中介或工具，那么它的主要形式也就与思

---

[1] 陈来成.模型化推理与理论的建构［J］.自然辩证法研究，2005，21（12）：18-21.

维模型的分类密切相关。于祺明等[1]根据思维模型的分类，将模型化推理的主要形式分为形象模型化推理、形式模型化推理和理想模型化推理三大类。

1. 形象模型化推理

按照所用形象思想模型的不同，还可以划分为如下几种类型。

（1）性质相似模型化推理，是以研究对象与已知对象之间的性质相似为特点的。如 1911 年英国物理学家卢瑟福提出原子行星模型的推理就属于这样的推理。

（2）结构相似模型化推理，是以结构相似模型作为推理中介的。如 1951 年鲍林提出的蛋白质 α - 螺旋结构模型就是如此进行的。

（3）功能相似模型化推理，是以研究对象与已知对象之间的功能和行为之间的相似为基础的，而不要求性质与结构方面相似。如 1628 年英国心理学家哈维创立心血运动论就是如此。当今进行脑科学与思维科学研究也用到了这类推理。

2. 形式模型化推理

形式模型化推理是以研究对象与已知对象之间的形式相似为特征的。所谓"形式相似"即指它们所遵循的数学关系式（因果机制的定量表述）是相似的。如 1924 年法国物理学家德布洛意发现物质波理论时运用了这样的推理。这类模型化推理中还可以分为数学模型化推理、信息模型化推理和臻美模型化推理等。

3. 理想模型化推理

这是以理想模型作为推理中介的，也称为理想实验。这类模型

[1] 于祺明，汪馥郁. 科学发现模型论：科学教育改革探索［M］. 北京：中央民族大学出版社，2006：179-180.

化推理需要在思想中把原型及对其实施的"实验"理想化，使之处于纯粹状态下，排除各种次要的和非本质的干扰。它不需要物质设备，只在思想中进行，有的可以利用计算机进行模拟。比如伽利略发现惯性原理就利用了这样的模型化推理。爱因斯坦给予了高度评价："它是由考虑一个既没有摩擦又没有任何外力作用而永远运动的物体的理想实验而得来的。从这个例子以及后来的许多其他例子中，我们认识到用思维来创造理想实验的重要性。"[1]爱因斯坦自己在创立相对论的过程中也多次受到过理想列车模型和理想升降机模型的启迪，他运用理想模型化推理做出了重大科学发现。

（三）模型化推理的渊源

相关的研究已经表明，在人类的认知演化史中，模型化推理的出现要早于传统的逻辑推理。思维史学的研究认为，人的认识方式中，重演着人类思维的历史。在人类的认知形式中，不仅有感觉、知觉、表象等比较低级的反映形式，也有形象思维、抽象思维等高级的反映形式，而逻辑与历史的关系告诉我们，越是低级的、简单的事物，在同类系列中产生的时间也越早；越是高级的事物，在发展的过程中产生的时间就越晚。人的认识过程也是人类认识的重演。人的认识过程中有低级阶段的感性认识和高级阶段的理性认识，感性认识包括从感觉、知觉到表象的一系列层次，表象层次中又包含具体表象和概括性表象，它们是感性认识的高级阶段。

---

[1] 艾·爱因斯坦, 利·英费尔德. 物理学的进化 [M]. 周肇威, 译. 上海: 上海科学技术出版社, 1962: 158.

人们由感性认识达到理性认识，由概括性表象达到概念的认识过程正是人类认识从原始到现代的过程的一个缩影。人类思维的个体发生是种系发生的重演。恩格斯[1]曾指出："正如母腹内的人的胚胎发展史，仅仅是我们的动物祖先从虫豸的开始的几百万年的肉体发展史的一个缩影一样，孩童的精神发展是我们的动物祖先，至少是比较近的动物祖先智力发展的一个缩影，只是这个缩影更加简略一些罢了。"对儿童心理发展过程的研究发现，思维的发生，经历了由直观概括→动作概括→表象概括→词的概括的过程[2]。儿童智力的起源与模型及模型化推理有着密切关联。他们操作的大量客体对象就是模型，建立数理逻辑概念的一系列运算与借助模型的推理有关，甚至"儿童对客体对象的外部操作逐步转化为一种内化的心理操作"的过程其实也是"模型化"的[3]。现代对认知表征演进的研究认为，种系发展的认知表征呈现出感觉运动认知→意象认知→语言认知的演化过程；人体发展的认知表征演化为动作表征→形象表征→符号表征[4]。朱长超[5]对思维史的研究认为，人类思维的起点是一种以概括性表象为元素的思维。从这种低级的形象思维出发，演化出了高级的形象思维，并进而发展出了以概念为思维元素的抽象思维。

由上可见，在一个漫长的历史时期内，原始社会人类的思维中，

[1] 马克思恩格斯选集［M］.第3卷.北京：人民出版社，1995：517.

[2] 刘秀珍，赵吉娥，屈玉霞，等.幼儿心理学［M］.北京：科学普及出版社，1994：114.

[3] 于祺明.对科学发现推理的再认识［J］.自然辩证法研究，2002，18（10）：18-22.

[4] 张淑华，朱启文，杜庆东，等.认知科学基础［M］.北京：科学出版社，2007：174.

[5] 朱长超.思维史学［M］.长春：吉林人民出版社，2010：303.

直观的、非逻辑的因素占据着主要的地位，简单的形象模型化推理开始发挥作用，而传统逻辑思维则处于萌芽状态，直到人类进入奴隶制社会后，逻辑思维才开始取得重大突破。邓启耀[1]对原始思维的研究即指出："原始思维作为思维形成的最初阶段的思维，大都离不开'象'，离不开第一性的感性材料。它基本是对客观事物的外形或外在状态、外部关系的直接摹写，靠保持着一定直观性、具体性的类化表象和集体表象的形象及形象组合来进行思维活动。这便使原始思维的过程和结果都有点像艺术思维……原始思维所包含的认识功能，是与它对事物直观摹写的具象性相联系的。"说明原始的简单的形象模型化推理之中，已经隐含着模型的中介，尽管还十分粗陋。虽然这种"原始模型化推理"与现代人的模型化推理有很大区别，但并不妨碍我们得出模型化推理源远流长的结论。因为在原始思维中，"任何事情，即使是稍微有点儿不平常的事情，都立刻被认为是这种或那种神秘力量的表现"。所以"这些图景的变化规律是我们所难以捉摸的"[2]。

（四）模型化推理的科学价值

现在人们已经明确地认识到模型方法已成为现代科学的核心方法，模型并不是科学行为中的辅助手段，而是建立自

---

［1］ 邓启耀.从云南少数民族的原始艺术看原始思维的特征［J］.思想战线，1982（5）：78-85.

［2］ 列维－布留尔.原始思维［M］.丁由译.北京：商务印书馆，2011：476，480.

然世界的科学解释的核心[1]。任何科学研究，无论它是采纳还原论还是整体论的路径，都离不开模型和模型方法，科学研究的程序不是现象→实验（或观察）→理论，而是现象→模型→实验（或观察）→理论。模型的构建成为科学研究不可或缺的重要一环，科学研究的理性要求也只有通过模型才能获得合理解释。从整体论模型观的角度而言，模型不仅是科学研究的对象，而且是科学研究的一种思维方式，同时也是解释科学的一种方法或框架。阎莉[2]认为模型至少具有以下五方面的功能：①表征功能。即模型总是典型地表征事物的一些方面，通常是对真实系统部分的、抽象的表征。②说明功能。模型的说明功能是与其表征功能紧密联系在一起的，模型中表达的关系意味着模型说明了一定行为的发生"如何可能"。③滤补功能。在建构模型过程中，人们总是根据特定目的和认识环境，滤去原型的某些特征，同时也可能补充一些原型所没有的特征，使模型更符合理想化的要求。④制约功能。模型的制约功能是指模型对于科学家研究所起的限制作用，这种限定包括内容限定、范围限定和方法限定等。通过内容、范围、方法的限定，模型内在地决定了研究主体在实验中观察什么，在理论中所运用的概念与符号的意义是什么，什么是最需要解释的事实，而把那些暂时不需要解决的问题悬置起来，留给新的模型。⑤导向功能。主要体现在科学发现和科学评价中，在运用和建构科学理论时，无论模型怎样被表述，科学家都在利用它进行推理，而且借助它通过概念结构的透镜进行思考

[1] Lorenzo Magnan，Nancy J.Nersessian，Paul Thagard.科学发现中的模型化推理[M].于祺明，王天思，译.北京：中国科学技术出版社，2001：45.
[2] 阎莉.整体论视域中的科学模型观[M].北京：科学出版社，2008：56-59.

和理解。在科学评价中，那些被科学共同体认可和接受的、
起着范式作用的模型往往导向科学家对科学理论的评价。当
模型从一般的认识手段上升为基本的方法论范式时，它就会
成为科学家研究的主要导向力量，从思维、观念等高层次引
导科学家的认知。上述五个基本功能是内在相关地整合为一
体发挥功效，而且各个功能在不同形式的模型中的权重不完
全相同，表现出的功效也各有差异。作为研究对象的模型，
其表征功能、滤补功能、制约功能权重一般比较大，提供给
科学家的是一种特定的研究对象；作为解释的概念或理论模
型，则其说明功能和导向功能的权重比较大，提供给科学家
的是一种特定的解释事物的模式；作为方法的方法论模型，
其制约功能和导向功能则可能是主要的，为科学家提供思维
范式。

　　然而，人们对模型化推理科学价值的认识，并非一直如
此，而是经历了从漠视到流行、从形式的说明到模型的功能
特性和从科学中模型的作用到人类认知中模型的作用三次引
人关注的转换[1]。对科学模型的否定看法有长期的传统，可
回溯到 20 世纪初，这种状况在逻辑经验主义诞生之后变得更
加严重。如作为逻辑经验主义奠基人之一的卡尔纳普明确表
示模型只具有一些次要的作用："重要的是理解，模型的发现
不具有比感觉或者说教或者启发价值更多的东西，而且它对

[1] Lorenzo Magnan, Nancy J.Nersessian, Paul Thagard. 科学发现中的
　　模型化推理 [M]. 于祺明，王天思，译. 北京：中国科学技术出
　　版社，2001：26-40.

于物理理论的成功应用完全不是实质性。"[1]在卡尔纳普的说明中，无论是理论的构造，还是理论的解释都不依赖模型的应用，因为理论构造是观察语言经过中间的"一致性规则"（correspondence rule）到达理论语言的过程，这样的过程没有模型立足的位置，而理论的解释不过是理论构造的相反过程，因而也不需要借助模型的帮助。至于理论有无意义要看它的构造是否依赖于观察语言，有没有经验的可确证基础。

20世纪50年代之后，逻辑经验主义的观点受到来自科学界和科学哲学界的反驳，历史主义顺理成章地取而代之。历史主义将研究视角置于具体的科学实践中，研究科学怎样发展变化。通过历史主义的这种努力，科学哲学开始脱离纯粹形式化的逻辑构造，转向对真实的科学研究过程加以描述。在这样的背景下，曾经被作为科学发现环节的模型自然成为科学哲学家关注的话题，从而使模型的哲学研究开始流行。目前存在于科学哲学界的模型观主要有类比模型观、语义模型观和认知模型观，三种模型观分别从各自的哲学立场赋予了模型不同的理解，为人们展示了一幅幅动态的模型图画[2]。

类比模型被认为是基于事物之间的相似性构成的。事物所具有的从结构到功能、关系的相似性为科学家寻找事物之间的类比联系奠定了基础。类比模型观认为被科学家运用的类比模型不仅具有助发现功能，而且具有作为理论构造和理论解释的必不可少的功能。语义模型观伴随科学理论语义观的出现而形成。科学理论的语义观

［1］ Carnap R.Foundations of Logicand Mathematics.International Encyclopedia of Unified Science，Chicago University Press，1939：68.
［2］ 阎莉.整体论视域中的科学模型观［M］.北京：科学出版社，2008：13-62.

将语义学方法运用于说明具体的科学理论，认为理论的合理性不是借助公理化方法得以表达，而是通过模型化方法加以论证，理论本质上就是它的辖域内的系统变化过程的一般模型。这种意义上的模型不是类比模型观描述的与原型对应的、有着一定结构甚至形状的实体，而是一个关系系统，其前提是一切逻辑上可能发生的状态集合，而它的关系决定同它的预期辖域内可能系统的变化过程相对应的依时间方向出现的状态序列，并且指出哪些状态变化是物理上可能的。认知主义将人的心智看作信息加工系统的模型化，相应的认知过程就是对符号接收、编码、储存、提取、变换和传递。这里的符号像计算机符号一样具有双重意义：一是符号蕴含着一定的内容和意义，表征一定的事物；二是符号自身具有确定的物理的或形式的特征。就是说可以被模型化的认知符号既能够表征它本身，也能够表征外部世界。整体论模型观认为模型具有广泛含义，既指那些可见的对原型的模拟物，比如卢瑟福关于原子结构的太阳－行星模型，也指那些通过科学家的思想实验勾勒的难以用图形语言表述的理想模型，同时还包括物理学家对不可观察的微观粒子的设想或想象的仅仅能用语言表述的概念模型，比如微观粒子的波粒二象性、构造四种基本粒子的弦等，这些只是科学家为了认识微观粒子而设想的可能世界。

第二节　模型化推理的相关概念

　　一般认为象思维、取象比类是中医普遍使用且独具特色的思维方式，其中与隐喻、类比又有着密不可分的关系。故为了说明模型化推理与中医学的关系以及中医模型化推理研究的必要性，就必须搞清楚模型化推理与隐喻、类比、象思维等之间的联系与区别。

一、模型化推理与隐喻

　　20 世纪初以前，人们把隐喻一直作为一种修辞方法，现代研究发现，隐喻思维先于逻辑思维，是人们认识世界、获得知识的最根本的方法之一，正如认知语言学家莱考夫和约翰逊的专著《我们赖以生存的隐喻》的书名所示，隐喻是我们赖以生存的方式。隐喻概念已成为语言哲学、科学哲学、认知科学所关注的一个重要概念。

　　什么是隐喻，由于 20 世纪以来，来自各个学科的研究视野为隐喻研究增添了丰富的内涵，也形成了各种各样的概念。从词源学及构词法的角度来看，隐喻最为基本的内涵表示一种意义的转换或转移。从认知科学的角度而言，莱考夫等[1]认为："隐喻的本质就是通过另一种事物来理解和体验当前的事物。"或者说，隐喻作为一种思维方式，它是不同概念领域之间、不同学科领域之间的一种映射关系。通常是运用比较具体的，或我们比较熟悉的，或有结构性的源领域作为比较抽象的，或我们不熟悉的，或无结构的领域的映像来

---

[1]　乔治·莱考夫，马克·约翰逊．我们赖以生存的隐喻［M］．何文忠译．杭州：浙江大学出版社，2015：3.

建构、解释或预言后一领域即目标领域的概念特征。王东[1]以莱考夫等有关隐喻的定义为基础，将隐喻作为一种认知手段、一种基本的思维方式和行为方式，把明喻、转喻、提喻、谚语、寓言、拟人、类比甚至模型等都归于认知隐喻的范畴。如此，自然会涉及模型与隐喻的关系问题。

按照布朗（T.L.Brown）[2]的观点，科学隐喻有以下特征：①隐喻是从字面的、日常经验的源域到目标域的映射，其目的是扩大或增强对目标域的理解；②隐喻揭示了源域的一些特征，同时隐藏了另外的特征；③隐喻不仅仅是比较两个不同的事物，而且促发了源域和目标域之间相似性的创造；④科学中的隐喻起着解释和激发新实验的作用；⑤模型是扩展了的隐喻，提升了隐喻的推演，同时隐喻又影响了对模型的理解和运用。这里在阐述科学隐喻特征的同时，也说明了隐喻对模型的作用。郭贵春[3]认为，在科学理论语言中，隐喻与模型是一种深层次的平行关系。各种不同类型的科学模型都可视为其说明对象的隐喻，它们反映了不同层次上的特征映射关系，因而在本质上都是隐喻性的。不仅如此，科学模型还经常伴随着从技术层面引入的新隐喻的变化而发生变化，例如科学史上先后应用的机器、钟表、电话交换机、计

［1］ 王东.科学研究中的隐喻［M］.广州：世界图书出版广东有限公司，2016：6-7.

［2］ Brown T L.Making Truth［M］.Urbana and Chicago：University of Illinois Press，2003：29-30.

［3］ 郭贵春.隐喻、修辞与科学解释——一种语境论的科学哲学研究视角［M］.北京：科学出版社，2007：49.

算机等模型。随着这些隐喻模型的发展，科学理论也随之发生了相应的转换。简言之，一个科学模型就是一个凝固的隐喻或一种可控的隐喻，它提供一种可理解性相对较强的解释，并且这种解释在逻辑上是融贯自洽的，同时也具有理论上的开放性和预言性。

另外，从发生学的角度而言，模型化推理与隐喻共同起源于人类早期的原始思维。原始人类的思维主要表现为一种神话思维的形式，也就是一种前逻辑的隐喻思维。15世纪的意大利学者、哲学家米兰达拉认为，在原始人类的头脑中存在着这样一种信念："首先，事物中存在统一性，靠了这种统一性，每一事物才与自己同一，由自己组成并与自己协调一致；其次，存在一种统一性，靠了这种统一性，一种生物才与其他生物统一起来，世界的所有部分才构成一个世界。"[1] 由此可见，原始人类倾向于以隐喻的方式看待他们所生活的外在世界，视万物为一体。隐喻思维与模型化推理，都具有一种"前逻辑"的性质，是人类最原始、最基本的思维方式，语言的逻辑思维功能和抽象概念是在隐喻思维和具体概念的基础上形成发展起来的。

当然，科学隐喻与模型也有所不同，对此安军[2]研究认为：首先，科学隐喻与科学模型在科学理论中所发挥的功能有所不同。科学隐喻的重要功能在于弥补科学理论语言中概念词汇表的空缺。电场、电流、黑洞这些常见的科学隐喻表达法由于在科学共同体所公认的意义上得到一种统一解释，因此可以被理解为并不包含一种点

[1] 转引自：W.I.B.贝弗里奇.发现的种子[M].金吾伦，李亚东译.北京：科学出版社，1987：92.
[2] 安军.家族相似：科学类比与科学模型的隐喻思维特征[J].科学技术哲学研究，2009，26（4）：21-26.

对点的严格的一一对应的比较。这类科学隐喻是从科学模型中创造出来的，但并不对原始的科学模型造成本质上的影响。其次，科学隐喻与科学模型所反映的特征映射关系层次不同。这一点具体体现在：如果使用流体的形象对于一种设想中的电能运动进行说明，此时可以认为，对于电的本质的概念，这种流体的形象是作为一个科学模型而发挥其功能的。但是，如果在此基础上进一步做出电流流动速率的表达，此时就是基于流体模型在做出隐喻描述，使用了隐喻语言和概念。正是在这种意义上，有学者认为，在对于经验世界做出描述和交流的科学实践中，科学模型比科学隐喻具有更加重要的意义，居于更为核心的地位。再次，有些科学隐喻由于是从日常语言中直接引入的，往往需要进行模型化才可以纳入科学理论的范围之内。科学的成熟在某种意义上表现为从科学隐喻到科学模型的进化。最后，科学隐喻并不必然地包含一种科学解释，而科学模型则必然包含着科学解释的内容。

以上所述，都认为模型本质上就是隐喻，模型的建立是以经验为基础的，特别是科学家的知识背景；通过模型来研究客观对象，其实就是隐喻映射的过程，其中模型是喻体，客观对象是本体；而且模型和原型的关系都可以用隐喻陈述来表达；各种不同类型的科学模型，无论其复杂程度多么高，最终都可以还原为其所说明对象的隐喻。比如科学中使用的模型，光的水波模型、气体分子的弹子球模型等，都可以表述为"光是波""气体分子是弹子球"等隐喻陈述。反过来也一样，每个隐喻也都蕴含着一个模型，只不过有些不是质料模型，而是思维模型而已。所以布莱克（M.Black）[1]说："每一个隐喻都是潜在模型的显露。"另一方面，也有研究认为模型对隐喻起着更为关键的作用，它是隐喻初始形成的条件，而且与隐喻相互影响，促使新的模型和隐喻出现。隐喻的产生借助了模型的引导作用，而模型又反过来借助隐喻得到了扩展[2]。可见，模型与隐喻之间有着双向的互动作用，相对而言，隐喻作为一种语言现象更为普遍，虽然模型一定隐含着隐喻，但隐喻并不一定都构成模型。

二、模型化推理与类比

什么是类比，郭贵春[3]认为，从本质上来说，类比是一个映射的选择结构，它映射了知识的背景域到目标域的转换。类比的说明首先应当在类比的两个基本要素即目标对象域和背景来源域之间进行区分。对象域是科学家试图加以解决或解释的概念或问题，而来源域则是科学家用来理解对象或者是向理论受众解释对象的、借自另一领域的概念或"片断知识"。类比的过程即是将来源域的特征描绘为对象域的特征的典型的隐喻思想的应用。类比的来源域相当于隐喻喻体，目标域相当于隐喻本体，类比过程则相当于隐喻映射过程。正如隐喻映射有其基础，即喻体与本体的某种"开放的"相似性，类比也建立在同样的基础之上。新的理论和假说是通过与相关

［1］ Max Blck.More aboul metaphor［A］.In Andrew Ortony（ed.）.Metaphor and Thought［C］.Cambridge University Press，1993：30.

［2］ 阎莉.整体论视域中的科学模型观［M］.北京：科学出版社，2008：206-217.

［3］ 郭贵春.隐喻、修辞与科学解释——一种语境论的科学哲学研究视角［M］.北京：科学出版社，2007：48-49.

或具有某种程度相似性的领域进行类比而产生的，这一"相关领域"乃是一个科学类比得以成功的重要保证。正是在这个意义上，我们可以说类比是以隐喻思维为基础的，或者说类比仅仅是对隐喻结果的一种描述，隐喻产生了类比。

模型化推理与类比的关系，具体体现在两个方面：一方面模型是参照相似物猜想出来的，所以是模型与相似物之间的类比；另一方面模型又是对相关经验定律背后的因果机制的表述，所以又是模型与研究对象之间的类比。苏联学者巴托罗夫[1]在其专著《认识中的类比和模型》一书中认为：认识对象与模型之间是一种经验类比的关系，人们通过对客体的经验材料的总结而提炼成模型，而模型与原型的知识之间则是一种模型类比的关系，即模型的知识与原型的知识是一种两极化的过程，它通过类比联系起来。在原型的知识与客体知识之间，则是一种理论类比的关系，即在理想化的客体的基础上来建立有关客体的理论知识。他认为，从经验类比、模型类比到理论类比，这是一个归纳的程序，而从理论类比开始则有演绎的操作。总之，模型化推理与类比推理随着科学方法的发展，它们几乎是同一个问题的两个方面。没有类比就无所谓模型。反之，没有模型，类比就会失去其重要的科学抽象的支柱和中介。

关于隐喻、模型、类比之间的关系，一般认为科学隐喻、类比和模型之间，虽然各具特点、存在差异，但又存在显而

---

[1] 于祺明，汪馥郁.科学发现模型论：科学教育改革探索[M].北京：中央民族大学出版社，2006：184.

易见的家族相似性，科学类比和科学模型均蕴含着隐喻思维，科学隐喻具有更为基础性的地位。美国科学哲学家托马斯·库恩[1]曾指出：模型的类型尽管从启发式到本体论多种多样，却都具有类似的功能。例如，它们供给研究团体以偏爱的或允许的类比和隐喻，从而有助于决定什么能被接受为一个解释和一个谜题的解答；反过来，它们也有助于决定未解决谜题的清单并评估其中每个的重要性。李醒民[2]通过对隐喻、类比和模型的本性和使用以及它们之间的异同加以辨析，认为类比和模型是隐喻的特例，完全可以囊括在隐喻的范畴之内。隐喻、类比和模型的相同之处远远大于它们之间的差异。它们都是基于不同事物或关系的具体的或抽象的相似性，在不同的经验世界或观念世界之间建立对比的或对应的格局，从而在二者之间架起无形的沟通桥梁，以便由已知的、熟悉的存在和境况顺利地向未知的、陌生的存在和境况过渡，借以达到把握和理解后者的目的。类比和模型这种非逻辑的或非严格逻辑的推理工具，不管属于何种类型，也不管出自何时何地，其本质都是比较的、比拟的、比方的、比照的，也是示意的、写意的、寓意的、会意的，一言以蔽之曰"隐喻的"。因此，把类比和模型囊括在隐喻的大口袋里并没有什么不妥，完全可以把二者视为隐喻的特殊表达手法。王东[3]也指出：类比其实就是结构隐喻，是认知隐喻的一个子类。科学实

［1］托马斯·库恩.科学革命的结构［M］.金吾伦、胡新和译.北京：北京大学出版社，2003：165.
［2］李醒民.隐喻：科学概念变革的助产士［J］.自然辩证法通讯,2004,26(1)：22-28, 21.
［3］王东.科学研究中的隐喻［M］.广州：世界图书出版广东有限公司，2016：9-10.

践中科学家和哲学家对隐喻、类比、模型的区分往往是模糊的，更多情况下是混用的。比如水波、声波、光波之间的关系，有的科学家称其为模型，但也常常被科学家和科学哲学家们称为类比和隐喻。所以完全有理由把类比和模型归于认知隐喻。

颜泽贤等[1]认为模型是运用类比逻辑对目标领域对象所做的精确的、系统化的、协调一致的隐喻系统，隐喻与模型的区别是一个程度的问题。安军[2]对科学类比、科学模型与科学隐喻的研究，提出它们之间存在家族相似性，科学隐喻、类比、模型都可以看作一种有策略的科学描述，科学隐喻通常是无意识的直觉达成的洞见，而类比和模型则往往是在此基础上有意识的建构。换言之，科学类比和模型往往是科学隐喻思维的外在表征和最终反映。正是在对于不同层次的特征映射关系进行反映的意义上，科学类比和模型在本质上都具有隐喻性。从科学隐喻到科学类比再到科学模型，体现出从非严格逻辑到严格逻辑的进展，也反映出从无意识的直觉性到意向性突出的主体建构。其中，科学隐喻鲜明地表现出人类思维所本质具有的发散性和创造力，是对于传统归纳逻辑和演绎逻辑的必要补充，构成了科学类比和模型潜在的思维基础。科学隐喻、类比与模型从不同的角度、依据各自具有的特质，在科学理论中存在并发挥作用。

[1] 颜泽贤，范冬萍，张华夏.系统科学导论——复杂性探索［M］.北京：人民出版社，2006：191.
[2] 安军.家族相似：科学类比与科学模型的隐喻思维特征［J］.科学技术哲学研究，2009，26（4）：21-26.

三、模型化推理与象思维

象思维是 10 余年来国内有关思维研究的热点之一，但对有关象、象思维的内涵尚缺乏统一的认识。我们研究认为，象是指客体整体信息及其在人大脑中的反映与创造，贯穿于思维的全过程，涉及思维的客体、主体及认知目的各个方面，总体上可分为自然物象与人工意象，后者包括符号意象与观念意象。象思维是以客观事物自然整体显现于外的现象为依据，以物象或意象（带有感性形象的概念、符号）为工具，运用直觉、比喻、象征、联想、推类等方法，以表达对象世界的抽象意义，把握对象世界的普遍联系乃至本原之象的思维方式。象思维是客观之象与心中之象的转化与互动过程，是将获取客观信息转化为"意象"而产生的关联性思维。象思维本质上是把客体"存在"（世界的本质）看作一个"象"，即自然的整体显示，由于这种客体之象之不可分割，无法借助概念用理性和逻辑把握，只能借助于以"象"组成的符号与文字体系去表征，以对"象"的诠释与解说导出关于世界的本质和规律的认识，即以"象"说"象"。

由上可见，思维的工具之象，类似于科学方法论中的模型，包括自然模型与人工模型。真实世界的复杂性决定了任何人都难以对其进行全面的表述，也决定了实在的显现必须借助模型作为基底才能实现，因此，模型化方法也是科学研究常用的重要方法之一。自然界的太阳，也可看作人体阳气的天然模型。中医学中的气、阴阳、五行等作为关于自然的总体模型，构成了中国传统科学家共同体的信念背景，决定了其科学研究的基本方向、方法、机制和概念。如刘长林[1]提出气的含义之一即为符号－关系模型之气，这样的"气"概念，实际是在现象层面，为认识事物之间的功能信息关系而建立的符号－关系模型。其功用在于避免考察实际过程，只研究事物之间的对应变化关系，寻找其功能信息的相关性规律，并由此认定事物的性质，在此基础上，再逐渐形成事物整体的功能信息模型。而按照阴阳模型，为了理解一个事物呈现的各种属性，我们需要将事物的属性分解为基本的属性——阴、阳，事物的任何属性就是这两种基本属性的组合，只要我们能够了解组成事物的属性的结构，我们就达到了对事物的理解。中医学正是基于这一模型，将人体描述为一个由基本属性组合而成的原型结构——阴阳和谐状态，疾病则是对原型状态的偏离。对疾病的认识不是去把握引致疾病的实体——病原体和因果作用的过程，而是把握疾病证候体现的基本属性的组合方式[2]。

刘长林[3]明确指出："象"是功能模型。利用模型，特别是符号－图像模型来认识世界乃是中华民族的一个传统。在中国古代学术文献中，类比方法的使用极为普遍。而每一个类比推理的实例，在一定意义上都可以看作建立了一次模型。他认为中医藏象经络理论是依照取象比类方法建立起来的，

［1］ 刘长林，张闰洙.中国哲学"气"范畴的现代认识［J］.太原师范学院学报（社会科学版），2005，4（1）：6-11.

［2］ 胡志强，肖显静.科学理性方法［M］.北京：科学出版社，2002：120.

［3］ 刘长林.中国系统思维——文化基因探视［M］.北京：社会科学文献出版社，2008：72-79.

其本身正是关于人之生命的一种功能动态模型。赵中国[1]则根据工具之象的不同，将象思维分为间接象模型思维和直接象模型思维两类。间接象模型思维是以间接象模型为核心的思维运行方法，这里的间接象模型是指依靠普遍意义的象概念而建构的理论体系，比如元气模型、阴阳模型、五行模型或者卦象模型就属于间接象模型。直接象模型思维是以直接象模型为核心的思维运行方法，这里的直接象模型是指依靠对人体观察所获得概念并由之建构而来的理论体系，比如五脏六腑、十二正经、奇经八脉、营卫气血等为对象的思维框架，因为它即从观察人体获得，所以具有直接性。并认为与间接象模型思维相比，直接象模型思维更能够反映人体生理病理的实际状况。通过发展直接象模型思维来推动中医学的发展，是中医学现代化发展的一个路向。

象思维也可隶属于形象思维的范畴，都是在感性认识的基础上，对形象信息进行初步的形象性加工，形成一系列反映一类事物的共同的、一般的特性的形象规定即意象，并以意象为思维的基本单元，进行联想、类比和想象等，思维的过程离不开一定的"象"。只不过形象思维运用想象方法对意象进行进一步的加工，目的在于创造出新的形象，并通过新的形象来反映、认识客观事物的内在本质和规律，在科学技术领域则通过形象把未知的研究对象转化为人们可感知的、可理解的思想和概念。而象思维重在通过具体物象或意象，直接比附推论出一个抽象的事理，它更多的是建立在生活经验及对具体事物的感受而生发出来的一种思维方式，是形象直观与抽象概

[1] 赵中国.论象思维的两种类型以及中医学发展的一个路向[J].中华中医药杂志，2016，31（4）：1323-1325.

括相渗透结合的一种推论方法，其感性、形象之中具有理性、抽象，理性、抽象之中又夹杂着感性、形象，二者相互渗透、相互补充、相互凝融，保持着有机的统一。因此，唐明邦[1]认为象思维是形象思维同逻辑思维相互诱导的特殊思维方法，从思维借助于象而言，富有形象思维的特点；从取象的目的在于比类而言，它有着逻辑思维的特性，包含着归纳与演绎的综合运用。于祺明等[2]认为，形象推理运用的主要是与类比密切结合的模型方法。模型的建构常常需要这种形象推理的帮助。这是因为模型本来是在客观实际中并不存在的，因此模型反映着人的思维的主观能动性，尤其是想象力创造性的品质。建立、理解和掌握新的思想模型需要丰富的想象力，之后才能运用模型。想象和模型的关系突出表现在模型的设计和构思上。如果从心理学的角度来讲，想象是记忆的信息按照一定的要求进行重新组合的结果。通过回忆以往的经验和训练中得到的信息，进行广泛的联想、比较、选择，然后重新组合成一种新的设计和构思，这也就是一种思想模型。它能帮助我们从整体上去把握事物的机制和本质，与此同时抛弃大量不必要的细节。想象本身就包含一种筛选和设计的过程，是模型化推理的一个重要的环节。

另外，模型化推理可以包括形象模型化推理、形式模型

[1] 唐明邦. 象数思维与古代科学技术 [J] // 袁运开，周瀚光. 中国科学思想史论 [M]. 杭州：浙江教育出版社，1992：99-140.
[2] 于祺明，汪馥郁. 科学发现模型论：科学教育改革探索 [M]. 北京：中央民族大学出版社，2006：186-187.

化推理和理想实验模型化推理。形象模型化推理过程，不管是性质相似、结构相似还是功能相似，显然都是以形象思维作为主要思维形态的。比如，卢瑟福的原子行星模型、鲍林的蛋白质 α-螺旋结构模型和哈维的心血运动水泵模型等。理想实验模型化推理过程，要求在思想中把原型及对其实施的"实验"理想化，使之处于纯粹状态下，这更需要广阔的形象思维想象空间。伽利略发现惯性原理，想象的是一个既没有摩擦又没有任何外力作用而永远滚动的小球。爱因斯坦创立相对论，想象的是理想列车和理想升降机等。在这些科学发现中，无不是充分发挥了科学家形象思维的想象功能，而且是一种非常复杂的结合概念推理的思维构想，表现了科学家卓越的创造力。形式思想模型化推理过程中形象思维的成分相对要少一些，因为其推理的中介是模型与原型所遵循的数学关系式。但是，这也并非全是概念思维。比如，德布洛意发现物质波理论时比较了光的运动所遵循的最短路程原理（费尔玛原理）和力学质点运动所遵循的最小作用量原理（莫培督原理），相似的数学关系式起到了推理中介的作用；同时，德布洛意的推理中也包含着丰富的形象思维内容，他曾预言：一束电子穿过非常小的孔，可能会产生衍射现象。

综上所述，象思维及形象思维的工具本身可视为一种模型，而象思维与模型化推理的机制都需要借助联想、想象、类比等，二者之间有着密切的联系。

四、中医模型化推理的提出

中医学以中国传统文化为基础，与中国古代逻辑密切相关。当代对中国古代逻辑的研究，提出推类是中国逻辑的主导推理类型，

中医模型化推理研究·第一章 概论

似乎已成为中国逻辑史界的共识。张晓芒[1]提出援类而推的方法，是中国古代社会特有的并广泛使用的一种思维方法，它是按照两种不同事物、现象在"类"属性或"类"事理上具有某种同一性或相似性，因此可以由此达彼、由言事而论道的一种推理论说方式。刘明明[2]认为推类是建立在对事物类的性质及其相互关系（即"理"）把握基础上的中国古代的典型推理类型。它可以由一般推理个别，也可以由个别推论一般；可以由整体推论部分，也可以由部分推理整体；可以由"显"推论"隐"、由"故"知"新"、由"近"知"远"、由"小"明"大"，等等。

推类、象思维、模型化推理三者之间的区别，主要是对思维要素的选取及认识的不同，本质上又有相通之处。中国古代推类逻辑之"类"，是以事物所表现的功能之象来划分的，而非其本质属性。诚如刘明明[3]所言：中国古人思维的特点就是关注"类"，实则是通过"物象"和符号"象"来把握"类"之"理"，侧重"类"的区分性、功能性，没有提出什么是本质属性、什么是非本质属性的问题，所关心的"类"的问题不是科学分类问题，而是"类"不离"道"或"理"即"类同理同"的问题，不同于古希腊人偏重"类"的属种

[1] 张晓芒.中国古代从"类"范畴到"类"法式的发展演进过程[J].逻辑学研究，2010，3（1）：89-113.
[2] 刘明明.中国古代推类逻辑研究[M].北京：北京师范大学出版社，2012：23-24.
[3] 刘明明.中国古代推类逻辑研究[M].北京：北京师范大学出版社，2012：44，66，114.

关系和"类"的抽象本质。所谓"观物取象",乃是通过观察活动来取一类事物之"象"——"有象皆有理",故而取象乃是对一类事物"理"的把握。刘邦凡[1]在讨论中国推类逻辑对中医学的影响时,指出取象比类是中医思维的核心,认为中医理论框架的组成核心来自推类逻辑的"取象比类"的逻辑思维方法,其主体就是天人同构、心物同构、人神同构的以类推类,实质就是取象比类。于春海[2]则直接指出:取象思维的本质是一种比附推论的逻辑方法。而比附推论是根据一个对象的某种属性,通过主观想象这一媒介,直接推出另一对象也具有这一属性的逻辑方法。高晨阳[3]认为类比推理是意象思维的重要表现形式,其推理原则大体上沿着两个方向进行:由部分到整体和由整体到部分。类比推理作为意象概念或意象符号的联结,它同意象思维元素(概念或符号)的象征功能及其意蕴的多相性有内在的逻辑联系,把类比推理可视作意象思维的一个重要特征和表现形式,说它是"模式型推理"亦未尝不可。由此可见,中国古代思维一方面通过形象性的概念与符号去理解对象世界的抽象意义,另一方面又通过带有直观性的类比推理形式去把握和认识对象世界的联系。从文字学的角度而言,"类""象"都有相似、相像、法式等义,《易传·系辞上》说:"夫象,圣人有以见天下之赜,而拟

[1] 刘邦凡.中国推类逻辑对中国古代科学之影响 [M].长春:吉林人民出版社,2014:193.

[2] 于春海.《易经》与取象思维 [M].北京:中国社会科学出版社,2016:53,62.

[3] 高晨阳.中国传统思维方式研究 [M].济南:山东大学出版社,1994:181-189、201-205.

诸其形容，象其物宜，是故谓之象。"刘长林[1]指出："象"是功能模型。因此，推类、象思维又可称为模型化推理。

这里还需要说明一下模型化推理与模式推理之间的关系问题。模式，是一种认识论意义上的确定思维方式，是解决某一类问题的方法论。当人们从不断重复出现的事件中发现和抽象出规律，把解决某类问题的方法总结归纳到理论高度，那就是模式。每个模式都描述了一个在我们的环境中不断出现的问题，然后描述了该问题的解决方案的核心。模式推理，是从一个基本模式出发，按照一定的原则，把要研究的对象放在这一模式中进行推理，以认识把握客观对象的整体。刘文英[2]较早提出中国传统哲学思维的逻辑特征之一为模式型推理。他认为模式型推理的优点在于便于把握整体的面貌，体现着一种古朴的系统论的思想，同现代科学、现代哲学和现代逻辑的要求在某种程度上可以相通。其缺点是模糊而不严密，基本模式缺乏明确的规范，推理程序没有规范的形式，多用类比进行过渡，牵强附会的现象很多。刘明明[3]也认为，从中国传统文化整体看，模式型推类较为典型。《周易》推类符号系统，就是概括了万事万物的"类"的系统模型，综括了宇宙之"道"、千万"类"事物之"理"，是供推理之用

[1] 刘长林.中国系统思维——文化基因探视[M].北京：社会科学文献出版社，2008：72-79.

[2] 刘文英.论中国传统哲学思维的逻辑特征[J].哲学研究，1988（7）：61-68.

[3] 刘明明.中国古代推类逻辑研究[M].北京：北京师范大学出版社，2012：25，73-77，256-265.

的模式。以《周易》为始端，中国古代思想家们致力于研究"世界模式"。世界的"道"和各类事物的"理"都"盛"在这个模式里，一切问题都可以比照模式中的"理"去寻求答案。其主要推理模式有阴阳五行、天干地支、干支阴阳五行四时方位范畴整体、《太玄》数模式等。任秀玲[1、2]认为古时候中华民族用"模式"推理，在多样性和不确定性中把握了客观事物的运动变化规律。这些成功规范客观事物的"模式"和类推方法，移植、借鉴于医学领域，铸就了中医学借助复杂的生命现象，研究人体多变的生命状态，用"模式"推理，在不确定性中把握生命和疾病运动变化的规律。提出《黄帝内经》类推模式主要有精气类推模式、阴阳类推模式、五行类推模式、四时类推模式、藏象类推模式，阐述了各自的基本概念和推理规则，并探讨了提高中医类推结论有效性的若干方法。由上述各家所论可见，模型化推理与模式推理之间似乎很难说有十分严格的区别，大体上言，模型化推理的范围更为宽泛，而当某种模型上升到人们信仰的层面，成为认识事物的一种惯用模型或趋势时，即可称之为模式，如阴阳模式、三才模式、五行模式等。而针对某一具体客观对象所形成的认识，则多称之为模型，如借助于太阳这一天然模型认识阳气，借助于浑天说这一思想模型认识人体气海、血海、髓海、水谷之海等四海，等等。

通过上述对隐喻、类比、象思维、推类及其与模型化推理研究

---

［1］ 任秀玲.中医学是把握不确定性的理论与方法［J］.中华中医药杂志，2009，24（12）：1541-1544.

［2］ 周山.中国传统类比推理系统研究［M］.上海：上海辞书出版社，2011：71-104.

结果的梳理、分析来看，隐喻、类比、象思维、推类都与模型密切相关（图1-3），模型化推理是其较为集中的体现，也贯穿于中医学的各个方面；同时，采用模型化推理的表述，也容易为当代人所接受。因此，我们拟从模型化推理的角度来研究中医思维方法问题。

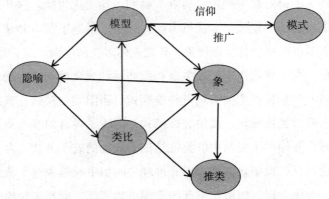

图1-3 隐喻、模型、类比、象、推类关系示意图

　　全面、系统、深入地研究中医推理模式，不仅可以揭示中医理论的科学本质与文化特征，促进中医的多学科研究与学术发展，提高中医的临床思维能力，推动中医逻辑学的学科建设。而且可以充实中国逻辑思想宝库，为中国逻辑史研究的丰富和发展增添新的内容。诚如冯契先生[1]所指出：研究中国逻辑思维的特点，"需要把中国古代的哲学、逻辑学与科学联系起来进行历史的考察，着重研究逻辑范畴和科学方法的历史演变。范畴与方法，是哲学、逻辑学和科学的交接

[1] 冯契.论中国古代的科学方法[J].哲学研究，1984（2）：58-66.

点"。另外，可以加深对中医学术的理解，增强在中西医比较中对中医观念的认可程度，有助于加强中西医科学与文化的交流沟通，促进中医药理论与技术乃至中国传统文化的国际传播与交流。

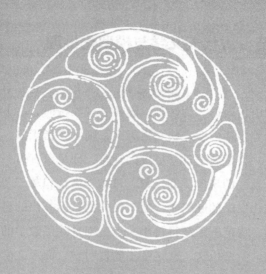

第二章　中医模型化推理

中医学理论的建构与临床思维，在其所处的文化与科学技术条件下，广泛地应用了模型化推理的方法，涉及藏象经络理论的建构、气血循环的认识、病因理论的形成、临床辨证、治则治法的确立以及中药、方剂配伍等各个方面。

第一节　古代天文学与模型化推理

"天文"有广义、狭义之别，广义的天文包括日月星辰等天象和山川地形、物候等，涵盖了观象授时、占卜吉凶、祭祀鬼神等多项内容。狭义之天文，则主要指天象，又可分为两类：一类是关于日月星辰的现象，即星象；另一类是大气层内所发生的现象，即气象。日本学者沟口雄三等[1]认为，中国文化发展的脉络中，处于优先的、第一位的科学是天文历数学，将范围限制得再小一点，则是除了数学的天文学和历法学。所谓历法，就是帝王的授时学，而天文学则指预卜王朝和国家命运的占星术。也就是说古代天文学包含了仰观天象以占知人事吉凶的学问，故有学者将之称为"中国古代天学"[2]。

《汉书·艺文志》说："天文者，序二十八宿，步五星日月，以纪吉凶之象，圣王所以参政也。"由此可见古代天文与

[1]　沟口雄三，小岛毅.中国的思维世界［M］.孙歌，译.南京：江苏人民出版社，2006：103.
[2]　江晓原.天学真原［M］.上海：上海交通大学出版社，2018.

传统文化、政治等之间的内在联系。冯时[1、2]对中国古代天文与人文关系的研究认为："人类观测天文的活动以及他们依据自己的理念建立起的天与地或天与人的关系，实际便构筑了文化的基石。""天文学不仅是古人赖以建立时空体系的重要手段，而且直接促进了传统政治观、宗教观、祭祀观、礼仪制度、哲学观与科学观的形成，这些观念在构建中国传统文化核心内涵的同时，也形成了独具特色的传统宇宙观，体现了古人对于天、地、人相互关系的深刻思考。"中医学理论的建构以中国传统文化为基石，加之对人体的认识必须借助于一定的时空坐标体系，故在理论发生的早期，与中国古代天文学有着千丝万缕的联系，天文学研究将为探索中医理论的起源及其机制提供一个重要途径。

一、中国古代天地结构论与中医理论建构

中国古代天文学是构建时空坐标体系与中国传统文化的基石，因而在中医药理论的构建中也发挥了十分重要的作用。其中有关宇宙结构的认识，作为中医理论建构的前提与模式，影响着中医理论的建构与演变，深入探讨二者之间的关系，对于正确理解与把握中医相关理论的实质，并借助现代科学手段开展研究，都有着十分重要的现实意义。

（一）中国古代天地结构的相关理论

中国古代的天地结构理论主要包括三种学说，即盖天说、浑天

［1］ 冯时 . 天文考古学与上古宇宙观［J］. 濮阳职业技术学院学报,2010,23（4）:
1–11.
［2］ 冯时 . 观象授时与文明的诞生［J］. 南方文物, 2016（1）: 1–6.

说和宣夜说。刘昭《续汉书·天文志注》引蔡邕《表志》云："言天体者有三家，一曰周髀，二曰宣夜，三曰浑天。宣夜之学绝无师法。周髀术数具存，考验天状，多所违失，故史官不用。唯浑天者，近得其情，今史官所用候台铜仪，则其法也。"

1. 盖天说

"周髀"乃盖天说的旧有称谓，"周"是天周，"髀"是表股，天周为规，表股为矩，规矩为方圆的画具，故用"周髀"来描述宇宙的基本模式便是天圆地方。一般认为，盖天说是一切天地结构理论中起源最早的，冯时[1]通过对考古资料的研究认为，至迟在公元前第五千纪的新石器时代。盖天说在自身发展演变的过程中，又形成了不同的流派，梁代祖暅在其《天文录》中就曾指出："盖天之说又有三体：一云天如车盖，游乎八极之中；一云天形如笠，中央高而四边下；一云天如欹车盖，南高北下。"早期的盖天说主张"天圆如张盖，地方如棋局"的天圆地方说，由此引起了诸多争议。如《大戴礼记·曾子天圆》指出："曾子曰：天之所生上首，地之所生下首。上首谓之圆，下首谓之方，如诚天圆而地方，则是四角之不掩也。"第二次盖天说对此加以修正，提出"天象盖笠，地法覆盘"，天和地都是中央隆起而四周低下，并根据圭表测影的结果，利用勾股定理推算出天地之间的距离为八万里，同时天地的中央都比四周高出六万里。他们认为天盖如

---

[1] 冯时.中国古代物质文化史·天文历法[M].北京：开明出版社，2013：301-303，310.

磨盘一样左旋，日月星辰随之而平行运转，不可能表现为东升西降的景象。日月星辰的出没是由于远近所致，太阳绕一个所谓的"七衡六间图"运行，冬至在最外的圆"外衡"上运动，夏至则在最内的圆"内衡"上运动，其他季节则在"中衡"上运动，以此说明日月星辰运行轨迹与四时气候的变化规律。约成书于公元前100年的《周髀算经》对此有所记载。

另外，盖天说还认为天盖像车上的华盖一样，呈现南高北低的倾倚状态。这种对宇宙的描述，同《淮南子·天文训》中所记载的"共工怒触不周之山"的神话故事中的说法一致："昔者共工与颛顼争为帝，怒而触不周之山，天柱折，地维绝。天倾西北，故日月星辰移焉，地不满东南，故水潦尘埃归焉。"说明也是一种十分古老的宇宙结构学说。冯时[1]认为倚盖的认识显然得自在黄河流域的纬度地区，人们看到的天顶和赤道实际很高，而天极的位置则相对很低这一最基本事实，体现了先民对于自然天象的直观认识。

对于盖天说之"地方"也有不同的认识，一般认为所表述的是地的形状为方形，但很显然人们无法通过自然感知获得方形大地的认识，冯时[2]认为方形大地的知识得自古人对方位的认知，而这一知识体系的基础则在于立表测影。叶舒宪[3]则认为是神话思维类比推论的结果，原始人根据从太阳运行所获得的四方方位观念，以为有限的大地在四个方向上均有尽头，因而大地也就被想象成是四

[1] 冯时.中国古代物质文化史·天文历法[M].北京：开明出版社，2013：301-303，310.

[2] 冯时.中国古代物质文化史·天文历法[M].北京：开明出版社，2013：301-303，310.

[3] 叶舒宪.中国神话哲学[M].西安：陕西人民出版社，2005：34.

边形的实体了，并发现神话宇宙观中的所谓"地方"并不是正方形，而是长方形的。如《吕氏春秋·有始》云："凡四海之内，东西二万八千里，南北二万六千里。"

2. 浑天说

"浑天"是指天球，这是一种典型的天球理论。浑天说认为天球像一个鸡蛋，地像蛋黄，独处在当中，天之包地，犹蛋壳包裹着蛋黄，天球的下半部是水，天球靠气支托着，而地则浮在水上。中空的圆球如车毂般旋转，日、月、星辰附着在圆球的内壳上运行。对此，东汉天文学家张衡在《浑天仪注》中描述甚详："浑天如鸡子，天体圆如弹丸，地如鸡中黄，孤居于内，天大而地小。天表里有水，天之包地，犹壳之裹黄。天地各乘气而立，载水而浮。周天三百六十五度又四分度之一……天转如车毂之运，周旋无端，其形浑浑，故曰浑天也。"在当时的科学技术条件下，张衡的理论已相当先进，极富有想象力。

浑天与盖天之争议，古已有之。今人金祖孟[1]通过深入考证认为，浑天说的地是一个平面，其本身是一种与观测者天球有亲缘关系的天圆地平说。人类天球概念的发展，是从观测者天球到地心天球，然后到日心天球；人类对天和地的认识，是从天圆地平说到地心说，然后到日心说。人类认识天和地的逐步深化的过程是浑天说—盖天说—地心说，盖天说处于浑天说到地心说的过渡阶段，从浑天说到盖天说的过

---

[1] 金祖孟.中国古宇宙论［M］.上海：华东师范大学出版社，1991：22-23，100-105，10-11.

渡，主要是从天地相连到天地相离的过渡。作为一种中国特色的天圆地平说，浑天说显然是一种原始的宇宙学说，同盘古开天辟地、八柱和九天、乘槎登天、旸谷和昧谷、夸父追日这样远古神话有着血缘联系。特别是他指出古代的浑天说是全球形的天和圆而平的地的结合，以天圆地平、天地相连和天高不等为特征，"地如鸡子黄"乃是指地的中部是陆地（狭义的地），陆地的四周都是水，即海洋，太阳就是在天地相接处东升和西没的。唐如川[1]也认为"地如鸡中黄"只是出于表述天与地的关系这一简单的目的，而大地的形状却是平直的。但冯时[2]则认为球形大地的观念可以从天球概念中自然地产生出来，汉代以后的浑天理论正是沿着这样的思想发展的。汉代张衡根据浑天说制造了浑天仪，用于测量天体，演示日、月、星辰的视运动，所以浑天说逐渐占主导地位。

3. 宣夜说

宣夜说思想的理论渊源，可上溯到战国时期的庄周。《庄子·逍遥游》说："天之苍苍，其正色邪？其远而无所至极邪？"表达了作者对于宇宙无限的猜测。《列子·天瑞》说："日月星宿，亦积气中之有光耀者。"认为日月星辰是由发光的气所组成的。《晋书·天文志》载："汉秘书郎郗萌记先师相传云：天了无质，仰而瞻之，高远无极，眼瞀精绝，故苍苍然也。譬之旁望远道之黄山而皆青，俯察千仞之深谷而窈黑，夫青非真色，而黑非有体也。日月众星，自然浮生虚

[1] 唐如川. 对"张衡等浑天家天圆地平说"的再认识［J］//中国天文学史文集编辑组. 中国天文学史文集［M］. 第五集. 北京：科学出版社，1989：217-238.
[2] 冯时. 中国古代物质文化史·天文历法[M]. 北京：开明出版社，2013：301-303，310.

空之中，其行其止皆须气焉。是以七曜或逝或往，或顺或逆，伏见无常，进退不同，由乎无所根系，故各异也。故辰极常居其所，而北斗不与众星西没也。摄提、填星皆东行，日行一度，月行十三度，迟疾任情，其无所系著可知矣。若缀附天体，不得尔也。"宣夜说否定了天是一个蛋壳或苍穹的有限性，认为天是虚空的，无边无际的，其间充满气体，日月星辰飘浮在无限的气体中，由气的推动而运动，或是由气的阻碍而停止。这种宇宙无限的理论近乎正确地解释了宇宙无限的现象。但宣夜说对日月星辰的运行只是做了一般的描述，没有提出自己独立的对于天体坐标及其运动的量度方法，所以在古代影响远逊于浑天说。

（二）中国古代天地结构论对中医理论建构的影响

中国古代天地结构的三种理论，在《黄帝内经》理论的建构中均有所体现，而以浑天说的影响较大。

1.盖天说与中医理论建构

由于盖天说天圆地方的宇宙模式最为简单，自秦汉以后广为流行，体现于社会礼俗的多个方面。如《吕氏春秋·圜道》云："天道圜，地道方，圣王法之，所以立上下……主执圜，臣处方，方圆不易，其国乃昌。"在《黄帝内经》中，《灵枢·邪客》基于早期盖天说，从天人合一的角度，提出"天圆地方，人头圆足方以应之"。盖天说之"天如欹车盖，南高北下"，实际也是对我国地理西北高而东南低的一种直观反映，基于对天地自然的这种直观认识，《素问·阴阳应象大论》解释人体左右手足、耳目的功能差异，指出："天不足西北，故西北方阴也，而人右耳目不如左明也；地不满东南，故东南方阳也，而人左手足不如右强也。"《素问·五常政大论》以此解释不同地域人寿命长短的差异，认为"东南方，阳也，阳者其精降于下……西北方，阴也，阴者其精奉于上……阴精所奉其人寿，阳精所奉其人夭"，因为"崇高则阴气治之，污下则阳气治之，阳胜者先天，阴胜者后天，此地理之常，生化之道也"。

盖天说天圆地方的思想在针灸补泻理论中亦有所反映，如《灵枢·官能》说："泻必用员，切而转之，其气乃行，疾而徐出，邪气乃出，伸而迎之，遥大其穴，气出乃疾。补必用方，外引其皮，令当其门，左引其枢，右推其肤，微旋而徐推之，必端以正，安以静，坚心无解，欲微以留，气下而疾出之，推其皮，盖其外门，真气乃存。"对此"泻必用员""补必用方"之义，杨上善《太素·知官能》解释说："员谓之规，法天而动，泻气者也。方谓之矩，法地而静，补气者也。"可谓一语道破真谛。天圆而动，地方而静，针刺补泻法天地之动静，故"泻必用员"，操作要以动为特点；"补必用方"，操作要以静为特点。至于《素问·八正神明论》提出"泻必用方""补必用员"，赵京生[1]考证认为《素问·八正神明论》为《灵枢·官能》的释文，当以《灵枢》文字为准。

2. 浑天说与中医理论的建构

浑天说"地如鸡子黄"的描述，表明陆地的四周都是海洋，由此形成东、南、西、北四海的概念，其中东方的海洋叫作旸谷，西方的海洋叫作濛汜，也是太阳东升和西没之地（图2-1）。对此，《山海经·海外南经》曰："地之所载，六合之间，四海之内，照之

[1] 赵京生.针灸关键概念术语考论［M］.北京：人民卫生出版社，2012：376.

日月，经之以星辰，纪之以四时，要之以太岁。"可见《山海经》中已有了东海、南海、西海、北海的相关描述。同时，四海也成为天下的代称，如《尚书·伊训》说："立爱惟亲，立敬惟长，始于家邦，终于四海。"后世也常说四海之内皆兄弟也。

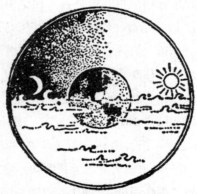

图 2-1　浑天说宇宙结构示意图

《灵枢·海论》基于浑天说自然界有四海，从"人与天地相参也，与日月相应也"(《灵枢·岁露论》)的原理出发，类推出人体也有四海，谓："经水者，皆注于海，海有东西南北，命曰四海。黄帝曰：以人应之奈何？岐伯曰：人有髓海，有血海，有气海，有水谷之海，凡此四者，以应四海也。"杨上善《太素·四海合》言："十二经水者，皆注东海，东海周环，遂为四海。十二经脉皆归胃海，水谷胃气环流，遂为气血髓骨之海故也。"其中胃为水谷之海，冲脉为十二经脉之海（也称为血海），膻中为气海，脑为髓海，并具体阐述了四海的腧穴、有余不足的病症等。人体四海概念的提出，是对人体部位功能的另一种认识，但也反映了人体脏腑部位、水谷、气血、髓之间的关系。如《灵枢·五癃津液别》说："水谷皆入于口，其味有五，各注其海。"杨上善注言："五味走于五脏四海，肝心二脏主血，故酸苦二味走于血海。脾主水谷之气，故甘味走于水谷海。肺主于气，故辛走于膻中气海。肾主脑髓，故咸走髓海也。"（《太素·津液》）赵京生[1]认为直立人体的纵轴，由头、躯干和下肢构成和体现，相比之下，上肢则似附属结构。《海论》对四海的有关腧穴、病症及治则的论述，提示四海之论也是着眼于这种功能与结构的三部划分的。另外《黄帝内经》有关日出、日入的观念，亦与浑天说日出旸谷、日入濛汜的认识有关。

3. 宣夜说与中医理论的建构

虽然蔡邕《表志》言"宣夜之学绝无师法"，但其思想在汉代的一些著作中多有反映，《淮南子·天文训》指出："道始于虚廓，虚廓生宇宙，宇宙生气，气有涯垠。清阳者薄靡而为天，重浊者凝滞而为地。清妙之合专易，重浊之凝竭难，故天先成而地后定。"这里从宇宙本原与演化的角度，提出虚廓即宇宙，宇宙即气，由气而演化出宇宙万物，虽然认为气有一定的边界，但其中也反映了宣夜说的思想。《素问·五运行大论》说："帝曰：地之为下，否乎？岐伯曰：地为人之下，太虚之中者也。帝曰：冯乎？岐伯曰：大气举之也。"认为大地与人一起悬浮于宇宙之中，但不是凭借水的作用托浮，而是依靠大气的力量支撑。这一思想不但超越盖天说的天地相对关系论，而且超越了浑天说的天地相对关系论，既反映了浑天说思想，

---

[1] 赵京生.针灸关键概念术语考论［M］.北京：人民卫生出版社，2012：162-164.

又含有宣夜说的成分。《素问·宝命全形论》说："天覆地载，万物悉备，莫贵于人。人以天地之气生，四时之法成。"也主要强调气的作用，虽有盖天说的成分，但亦含有宣夜说的思想。

《素问·五运行大论》大气说对后世中医也有所影响，王肯堂《灵兰要览》卷上论述泄泻病，曾记载一案例曰："《白云集》云：黄子厚者，江西人也，精医术。邻郡一富翁病泄泻弥年，礼致子厚诊疗，浃旬莫效。子厚曰：予未得其说，求归。一日，读《易》至乾卦天行健，朱子有曰：天之气运转不息，故阁得地在中间，如人弄碗珠，只运动不住，故在空中不坠，少有息则坠矣。因悟向者富翁之病，乃气不能举，为下脱也。又作字，持水滴吸水，初以大指按滴上窍，则水满筒；放其按，则水下溜无余。乃豁悟曰：吾可治翁证矣。即治装往，以艾灸百会穴三四十壮，泄泻止矣。《医说会编》注曰：百会属督脉，居顶巅，为天之中，是主一身之气者。元气下脱，脾胃无凭，所以泄泻，是谓阁不得地。经云下者上之，所以灸百会愈者，使天之气复健行，而脾土得以凭之耳。《铜人经》谓百会灸脱肛，其义一也。"说明宣夜说思想对医者诊治思路形成发挥了重要的启发作用。清代张锡纯提出大气下陷说，创制升陷汤，亦与此有关。

当然，中国古代盖天说、浑天说与宣夜说这三种天地结构理论在其发展过程中，也呈现出相互影响、相互借鉴的局面，如南北朝时期，信都芳和崔灵恩等天文学家都主张将浑、盖两种学说统一起来，并为调和这两种学说付出了很大努力。而《黄帝内经》在中医理论的建构过程中，是将古代天地结构理论作为其前见模式，通过传统天人合一的类比推理形成相关理论，故对三种天地结构理论往往是各取所需，或加以糅合、改造应用。

二、日月五星模型与中医理论建构

古代将日月的视运动作为制定历法的依据，而五星的运动不仅用于制定历法，而且也是星占学的主要观测对象。日月五星在古代天文学和星占学中都是主要角色，恒星天空只不过是衬托它们的背景。因此，日月五星在古人心目中具有重要地位，得到了人类的普遍关注与认识，成为观象以授人时与观象以占吉凶的重要依据。

（一）日月模型与中医理论建构

太阳、月亮是人类最早认识的最明亮的天体。太阳出没方位和高度的变化，形成了昼夜长短交替、季节寒来暑往。它又直接关系到作物的种长收藏和人类的生产、生活和社会活动。月亮光度适中，肉眼可以直接观察。人们早就注意到月亮在恒星间的运行。此外，更会观测到月轮有盈亏。月亮从新月（朏）→上弦→望→下弦→残月，逐日之间有着明显的月相变化，且有一定的循环规律，月亮连续两次满轮的时距就是朔望月。对于太阳、月亮认识的一些知识，在天人合一的思想下，推天道以明人事，从而使太阳、月亮成了中医理论建构的天然模型。

1. 日月与阴阳认知

一般认为，阴阳的本义源自对日光的观察，最初仅仅是对天、地自然景象的客观描述而已。故阴阳学说的起源与太阳的周日、周年视运动关系尤为密切，一方面，太阳在黄道上视运动产生的昼夜、寒暑是阴阳的消长、互根互用、转化的基础之一。另一方面，太阳在黄道上的视运动产生的时空转换是三阴三阳划分的依据之一。由于太阳在天球上运动不同时间、空间光热的变化，其运动轨迹可分为六步（阶段），《素问·天元纪大论》指出："阴阳之气，各有多少，故曰三阴三阳也。"说明三阴三阳的划分是以阴阳之气量的多少而定的。以一日为例，三阳之中，太阳始于平旦，为初生之阳；阳明应于日中，为最盛之阳；少阳应于日西，为衰减之阳。三阴之中，太阴始于合夜，为初生之阴；少阴应于夜半，为最盛之阴；厥阴终于平旦，为将尽之阴。因此，郭仲夫[1]认为三阴三阳上、下、左、右之定位，盛、衰之定性，太、少、厥之定量，均可依据太阳运行时空规律而划分。阴阳概念形成以后，又成为划分日月甚或说明太阳、月亮生成的理论工具。如《易传·系辞上》说："阴阳之义配日月。"《淮南子·天文训》认为："积阳之热气生火，火气之精者为日；积阴之寒气为水，水气之精者为月。"《黄帝内经》也认为"日为阳，月为阴"，并提出了"阴阳系日月"的命题。

　　太阳，由它的名称可知，总是被视为阳气的集积，是阳气的精华所聚，是天地间最明亮、最炽热也是最活跃的天体，确实体现了阳的特征，由此也成为认识人体阳气的最佳天然模型。《素问·生气通天论》说："阳气者，若天与日。失其所则折寿而不彰，故天运当以日光明。"即以太阳作为类比推理的模型，来推论人体阳气的生理功能，一方面从太阳的发

[1]　郭仲夫.中医阴阳五行的天文观 [J].成都中医学院学报,1982(2)：1-4.

光、发热等，推论出阳气具有温煦、蒸化及"阳因而上，卫外者也"等作用；另一方面，可根据日出日落来推论人体内阳气的消长规律。如《素问·生气通天论》说："阳气者，一日而主外，平旦人气生，日中而阳气隆，日西而阳气已虚，气门乃闭。"即阳气的昼夜消长与太阳的昼夜运动周期同步。张介宾并从太阳的唯一性出发，即"天之大宝，只此一丸红日"，而推出"人之大宝，只此一息真阳"的结论。其《类经附翼·大宝论》中说："凡万物之生由乎阳，万物之死亦由乎阳。非阳能死物也，阳来则生，阳去则死矣。试以太阳证之可得其象。夫日行南陆，在时为冬，斯时也，非无日也，第稍远耳，便见严寒难御之若此，万物凋零之若此。然天地之和者，唯此日也；万物之生者，亦唯此日也。设无此日，天地虽大，一寒质耳。人是小乾坤，得阳则生，失阳则死。"但朱丹溪则将日、月相比较，从日常圆推出阳常有余，从月之盈缺推出阴常难成的结论，他在《格致余论·阳有余阴不足论》中言："天地为万物母。天，大也，为阳，而运于地之外；地，居天之中，为阴，天之大气举之。日，实也，亦属阳，而运于月之外；月，缺也，属阴，禀日之光以为明者也。人身之阴气，其消长视月之盈缺。"从同一对象的不同属性或作用出发，联想到不同的事物或现象，由于出发点、推理过程不同，从而产生了不同的结论。

2. 日月与生命节律认知

（1）太阳运动的节律

太阳的周日视运行和周年视运行的规律性使得昼夜变化，万物生长和寒暑变易都体现出有规律、有秩序的递变。由于"人以天地之气生，四时之法成"（《素问·宝命全形论》），因此，人体生命活动也呈现出与之相应的年节律与昼夜节律，具体可分为四种节律：

①一年四时节律。《素问·四气调神大论》阐述了春、夏、秋、冬四时气候变化、物候特征分别与肝、心、肺、肾相对应的四时四脏论，提出了"春夏养阳，秋冬养阴"的养生原则，说明了四时养生的具体方法。《素问·水热穴论》论述四季针刺取穴也采用了四时四脏论，原文指出："春者木始治，肝气始生，肝气急，其风疾，经脉常深，其气少，不能深入，故取络脉分肉间。""夏者火始治，心气始长，脉瘦气弱，阳气留溢，热熏分腠，内至于经，故取盛经分腠，绝肤而病去者，邪居浅也。""秋者金始治，肺将收杀，金将胜火，阳气在合，阴气初胜，湿气及体，阴气未盛，未能深入，故取俞以泻阴邪，取合以虚阳邪。阳气始衰，故取于合。""冬者水始治，肾方闭，阳气衰少，阴气坚盛，巨阳伏沉，阳脉乃去，故取井以下阴逆，取荥以实阳气。"这里虽然使用了五行中木、火、金、水四个名词，但仍然是以四时阴阳太少盛衰为立论的基础。②一日四时节律。《灵枢·顺气一日分为四时》阐述了太阳周日视运动对人体之气的影响说："朝则人气始生，病气衰，故旦慧；日中人气长，长则胜邪，故安；夕则人气始衰，邪气始生，故加；夜半人气入脏，邪气独居于身，故甚也。"即为一种按照异级同构原理而推演形成的一日四时节律。③卫气昼夜运行节律（图2-2）。太阳的东升西落运动导致昼夜的变化，人体的卫气随着太阳的运动而有昼夜表里阴阳运行的不同，《灵枢·卫气行》云："故卫气之行，一日一夜五十周于身，昼日行于阳二十五周，夜行于阴二十五周，周于五脏。"《灵枢·营卫生会》也说："卫气行于阴二十五度，行于阳二十五度，分为昼夜。故气至阳而起，至阴而止。"说

明太阳出入与卫气同步，而卫气昼夜运行与人的睡眠—觉醒节律密切相关。故卓廉士[1]认为古代医家是从睡觉不盖被子容易感冒这样一个非常普通的生活常识出发，静心体验默想，感悟到卫气的存在，并在此基础上运用简单的推理，认识到了卫气昼出夜入，温养体表的功能及其与肺气宣发之间的生理联系，概言之，古人是从睡眠发现卫气。④一岁六季节律。《素问·六节藏象论》说："天以六六之节，以成一岁。"将一回归年分为六气六季，每季时长为 60.875 日，此即五运六气学说中的六气节律。

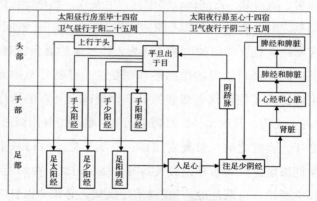

图 2-2　卫气昼夜运行示意图

（2）月相盈亏节律

月亮的运动主要有两种周期，一是朔望月周期，即月相的朔→上弦→望→下弦→晦→朔的周期性变化，约为 29.53 天；二是恒星月周期，是月亮在恒星背景中位置的移动，约为 27.32 天。《黄帝内经》虽然已经论及恒星月，如《素问·六节藏象论》所说："日行一度，

---

[1]　卓廉士.营卫学说与针灸临床［M］.北京：人民卫生出版社，2013：8-12.

月行十三度而有奇焉。"即指恒星月而言。但是，在论述人体生理病理变化的月周期时，则采用月亮的朔望周期作为计时标准。《黄帝内经》将人体、月相和潮汐现象联系起来加以考察，提出人体的气血随着月相的盈亏变化而有盛衰变化节律。《灵枢·岁露论》明确指出："人与天地相参也，与日月相应也。故月满则海水西盛，人血气积，肌肉充，皮肤致，毛发坚，腠理郄（闭），烟垢著。当是之时，虽遇贼风，其入浅不深。至其月郭空，则海水东盛，人气血虚，其卫气去，形独居，肌肉减，皮肤纵，腠理开，毛发残，膲理薄，烟垢落。当是之时，遇贼风则其入深，其病人也卒暴。"《素问·八正神明论》也有类似的论述，认为人体气血的盛衰、对疾病的反应性以及对治疗的敏感性和耐受性，都随月节律而变化，由此提出了根据气血盛衰的月节律来确定补泻的治疗原则："月生无泻，月满无补，月郭空无治，是谓得时而调之。因天之序，盛虚之时，移光定位，正立而待之。故曰月生而泻，是谓脏虚；月满而补，血气扬溢，络有留血，命曰重实；月郭空而治，是谓乱经。"强调治疗疾病，必须"以日之寒温，月之虚盛，四时气之浮沉，参伍相合而调之"。认为日、月、四时节律，对于疾病的治疗具有同等重要的意义。《素问·缪刺论》并具体论述了针刺治疗行痹时，必须以月相的盈亏、人体气血的盛衰为依据来确定针刺取穴的多少。

李时珍在《本草纲目》中指出："女子，阴类也，以血为主。其血上应太阴，下应海潮，月有盈亏，潮有朝夕，月事一月一行，与之相符，故谓之月水，月信，月经。"已经很明确地把月相、海潮与月经联系起来加以认识。

（二）五星模型与中医理论建构

木、火、土、金、水五星，在先秦文献中，根据人的视觉以及五星运行的特点，分别被称为岁星、荧惑、镇星或填星、太白、辰星。刘起釪[1]在对古代星辰历考证的基础上，提出了五行的原始意义是指五星的运行，虽为一家之言，但五行学说形成后，五星与五行系统的其他事项相关联，并根据五行关系进行星占，长沙马王堆汉墓出土的帛书《五星占》可谓其代表作之一。

从行星的视运动来看，五星可分为外行星和内行星两类，在地球轨道以内的金星和水星为内行星，在地球轨道以外的火星、木星、土星等为外行星。五星的运动十分复杂，有顺行、逆行、伏、留、合、冲诸形态，又有迟、疾的变化。自战国迄汉初，古人已认识了五星逆、顺、留的现象，至于"合"的概念，是在东汉四分历中出现的。当时认为行星在天空星座背景上自西往东走，叫"顺行"；反之为"逆行"。在星空背景上不动称为"留"。顺行时间多，逆行时间少。顺行由快而慢而留而逆行，逆行亦由快而慢而留以至于复顺行。本来行星都是自西往东走的，所以发生留逆等运动现象，完全是因为我们所处的地球不在太阳系的中心，而是和其他行星一道沿着近乎圆形的轨道绕太阳运转。由于我们在运动的地球上观察其他运动的行星，因而就发生了太阳、地球和其他行星之间的这种复杂关系。

如果把行星（P）、地球（E）和太阳（S）之间的夹角∠PES叫

---

[1] 刘起釪.五行原始意义及其纷歧蜕变大要[J].// 艾兰，汪涛，范毓周，等.中国古代思维模式与阴阳五行说探源[M].南京：江苏古籍出版社，1998：133-160.

"距角"，即从地球上来看时，行星和太阳之间的角距离（这个距离可以由太阳和行星的黄经差来表示。黄经即从春分点起，沿黄道大圆所量度的角度）。显而易见，对于地球轨道以外的外行星来说，距角可以从0°到180°；但内行星的距角则不能超过这一最大值。这一最大值随行星轨道直径而异，金星为48°，水星为28°。内行星处在这个最远位置时，在太阳之东叫东大距，在西边叫西大距。当距角∠PES=0°，即行星、太阳和地球处在一条直线上，并且行星和太阳又在同一方向时，古天文学称之为"合"。对内行星而言，尚有上合与下合之分，上合时行星距地球最远，显得小一点，但光亮的半面朝着地球，呈现出小而亮的景象。下合时情况正相反，显得大而光亮弱一些。对外行星而言，当距角∠PES=180°时，即行星、地球和太阳在一条直线上，但行星和太阳处在相反的方向时，称之为"冲"，此时外行星离地球最近，显得又大又亮，也最便于肉眼观测。

内行星在上合以后出现于太阳的东边，此时在天空顺行，由快到慢，离太阳越来越远，过了东大距以后不久，经过留转变为逆行，过下合以后再逆行一段，又表现为顺行，由慢到快，过西大距以至上合，周而复始，在星空背景上所走的轨迹呈柳叶状。外行星则在合以后，出现在太阳的西边，因为外行星的速度比太阳的小，虽然它仍是顺行，但被太阳拉得越来越远，结果在星空背景上所走的轨迹呈"之"字形[1]

---

[1] 席泽宗.中国天文学史的一个重要发现[J].中国天文学史文集[M].北京：科学出版社，1978：14.

（图 2-3～图 2-5）。

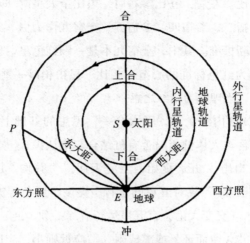

图 2-3　行星的真实运动情况

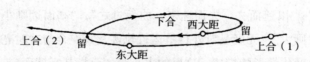

图 2-4　一个会合周期里内行星在星座间的移动情况（柳叶形）

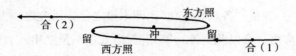

图 2-5　一个会合周期里外行星在星座间的移动情况（"之"字形）

　　五星的亮度、颜色、大小、形态等，古人亦有所认识，如战国时代的甘德、石申等人认为五星"润泽和顺为喜"，"光芒隆谓之怒"。行星本身的颜色虽不会有多大的变化，但因大气层影响，行星透过大气层在人目中呈现出来的颜色，有时会有变化，古人以五颗恒星的颜色为判断标准,《史记·天官书》说:"白比狼,赤比心,黄比参左肩,苍比参右肩,黑比奎大星。"即分别以天狼星、心宿二、参宿四、参宿五、奎宿九作为白、红、黄、青、黑的判断标准。其中,奎宿九本是一颗红色星,也非常明亮,但与选为红色标准的心宿二相比,显得稍暗一些,故这里所言黑色,当理解为暗红之意。

《黄帝内经》在"天人合一"思想的基础上,将天象与岁候,再与人体健康与否有机结合起来认识,《素问·气交变大论》指出:"五运更始,上应天期。""岁候,其不及太过,而上应五星。"故对五星的运行、亮度、颜色等亦有所描述。《素问·气交变大论》言五星运行有徐、顺、逆、留、守,所论五星"久留而环,或离或附","应近则小,应远则大",当指内行星的运行轨迹及其在下合和上合时亮度与大小变化情况;"以道而去,去而速来,曲而过之","高而远则小,下而近则大",无疑是对外行星运行轨迹及其在合与冲时亮度与大小变化情形的描述,这里的大小当主要指其亮度而言。《黄帝内经》并将五星影响地球岁运、岁候的效应和规律总归为:第一,五星"各从其气化",即木星之化,风应之;火星之化,热应之;余以此类推。第二,五运太过不及之年,上应五星情况不同。岁运太过之年,与岁运五行相同的五星光芒明盛;岁运不及之年,则相应的五星减曜,畏星光芒明盛。其三,五星亮度分五等,一般亮度主平气,大于常度主岁运太过,小于常度主岁运不及。第四,岁运太过之年,运星北越,畏星失其本气而兼母色;岁运不及之年,则运星兼其所不胜之色。最后,五星对地球的影响,尚与其运行的多种因素有关,如五星上临的时节，所在二十八宿恒星天空、运行的顺逆、留守时间的多少、距离地球的远近等[1]。

三、二十八宿体系与中医理论建构

二十八宿体系作为中国古代天文学的主要内容之一，在中医理论的建构中发挥了重要作用，明晰二者的关系对准确理解中医理论无疑具有重要价值。

（一）二十八宿体系现代研究概况

近百年来，关于二十八宿体系的研究，涉及其起源的地点、时间、作用以及四象的形成及其与二十八宿的配属关系的演变定型等诸多问题。

1. 二十八宿起源的地点

二十八宿起源的地点与时间，是19世纪以来争议最大的问题。关于二十八宿的起源地，有中国、古印度与巴比伦3种观点，而以中国起源说最为有力[2]。新城新藏[3]、竺可桢[4]、夏鼐[5]先后进行了深入的论证，主要观点可概括为：①中国二十八宿体系，可以从古代文献中追溯它发展的过程。②中国古代以拱极星中的北斗为观测的标准星象，观斗建以定季节。各宿中有些与拱极星拴在一起。

[1] 雷顺群.内经多学科研究 [M].南京：江苏科学技术出版社，1990：224.
[2] 陈美东.中国科学技术史·天文学卷 [M].北京：科学出版社，2003：68.
[3] 新城新藏.东洋天文学史研究 [M].沈璿译.中华学艺社，1933：257-286.
[4] 竺可桢.二十八宿起源之时代与地点 [A].// 竺可桢文集 [C].北京：科学出版社，1979：234-254.
[5] 夏鼐.从宣化辽墓的星图论二十八宿和黄道十二宫 [J].考古学报，1976（2）：35-58.

③所谓"耦合"排列（即在赤道上广度各不相同的二十八宿却是一个个遥遥相对），印度的并不如中国的明显。各宿的分布，印度的也比中国的较为分散。④中国二十八宿依四季划分为四陆。中国一年分为四季是依照黄河流域的气候而定，冬夏长而春秋短，和二十八宿所划分的四陆相同。⑤中国古代天文学的重要贡献，是在观测和记录方面。二十八宿的创立，主要是基于观测。⑥二十八宿是以赤道为准，采用赤道坐标以定天体在天球上的位置，是中国古代天文学的特点之一。⑦中国古人观测星象的注意力主要集中在北斗所在的北天区以及二十八宿分布的黄道带和赤道带，两个区域最终由北斗而相互栓系，其作用是通过建立拱极星与黄道或赤道星座之间的某种有效的联系，从而获得对二十八宿更加完整的观测结果。而中国古代文化中心的黄河中游，纬度较巴比伦、印度为北，加之古代北斗星由于岁差的缘故，离北天极更近，所以终年在地平线上常明不隐，易于观测。

2. 二十八宿起源的时间

关于二十八宿起源的时间论证，现代大致可分为文献学考证与天文学计算两个方面。二十八宿的名称完整地出现于古代文献《吕氏春秋》《逸周书》《礼记》《淮南子》和《史记》中，《周礼》也提到了"二十八星"，文献学考证的结果表明，二十八宿的形成年代是在战国中期（前4世纪）[1、2]。

[1] 钱宝琮.论二十八宿之来历 [J].思想与时代，1947（43）：10-20.
[2] 夏鼐.从宣化辽墓的星图论二十八宿和黄道十二宫 [J].考古学报，1976（2）：35-58.

从二十八宿体系本身反映出来的天文现象来推算其成立年代，由于前提条件认知的差异等，结果差异很大。夏鼐[1]对 20 世纪 80 年代以前国内外相关推算结论研究认为，由可靠的文献上所载的天文现象来推算，二十八宿成为体系可以上推到公元前 7 世纪左右。真正的起源可能稍早，但现下没有可靠的证据。进入 21 世纪，冯时[2]认为中国二十八宿先牛后女的次序符合前 3500 年以前的实际天象，这意味着两宿的确定只可能是在这一时期。同时，前 3500 年至前 3000 年又是中国二十八宿平分黄道、赤道带的理想年代，因此，前 3000 无疑应该视为这一体系建立的时间下限。赵永恒等[3]计算认为在前 6000 年至前 5000 年，无论是二十八宿与赤道和黄道相合的宿数，还是月舍宿数和对偶宿数都达到了局部极大值，确定二十八宿体系的形成年代为前 5670 年左右，则将二十八宿的起源时间大幅提前了。

《中国大百科全书·天文卷》认为计算表明，二十八宿与天球赤道相吻合的年代距今约 5000 年前，这可认为是二十八宿体系创立时代的上限。而依据文献、文物等证实的公元前 5 世纪，则应该看成是二十八宿创立时代的下限[4]。陈美东[5]也认为，二十八宿作为一

[1] 夏鼐.从宣化辽墓的星图论二十八宿和黄道十二宫[J].考古学报,1976(2):35-58.
[2] 冯时.中国天文考古学[M].第 2 版.北京:社会科学文献出版社,2001:370.
[3] 赵永恒,李勇.二十八宿的形成与演变[J].中国科技史杂志,2009,30(1):110-119.
[4] 中国大百科全书编辑委员会《天文学》编辑委员会.中国大百科全书·天文卷[M].北京:中国大百科全书出版社出版,1980:282-283.
[5] 陈美东.中国科学技术史·天文学卷[M].北京:科学出版社,2003:67-72.

个完整系统的建立，大约成于春秋早期。此结果为多数学者
所认同。

二十八宿为什么取数二十八个星官？现代学者研究已有
多种不同的说法[1]：大多数学者认为是按月亮的恒星周期
（27.32 日）取定的；郑文光认为是按土星的恒星周期（古人
早期取作 28 年）取定的；还有人认为是按 1+2+3+4+5+6+7
= 28 的结果取定的；有人则认为是取四七相配的结果，即四
象与每方七宿的乘积。钟守华[2]则认为先秦天文家经由阴阳
五行说形成"天以七纪"之说，然后以此说对五个天区进行
了以"寓其数"而"强缀辑之"的整理：按东、南、西、北
四个天区每方均配"阳数七"，对原先认识到的周天星宿缀辑
调整，从而缀成四七相配的二十八宿数；余下一个"阳数七"
配给中央天区，使原先"上古九星"被缀成北斗七星。故
《史记·律书》谓："七星者，阳数成于七，故曰七星。"

一般认为，二十八宿选取"二十八"这个数字，与恒
星月的长度有关。恒星月的长度为 27.32166 日，介于 27 天
和 28 天之间，在天球上沿东西方向分划为 28 个区间（或者
27 个区间），那么月亮每天进入一个区间，此区间称为"宿"
（或称为"舍"）。诚如王充在《论衡·谈天》所说："二十八宿
为日、月舍，犹地有邮亭，为长吏廨矣。邮亭著地，亦如星

[1] 石云里.中国古代科学技术史纲·天文卷[M].沈阳：辽宁教育
出版社，1996：286.
[2] 钟守华.楚、秦简《日书》中的二十八宿问题探讨[J].中国科技
史杂志，2009，30（4）：420–437.

舍著天也。"由于恒星月的长度在 27 日与 28 日之间,所以古人曾经使用过二十七宿,即将室、壁两宿合为一宿,也显示了恒星月的痕迹。需要指出的是,月亮每天绕地运行是一个常数,即用周天 365 度除以恒星月的长度,为 13 度略多。而二十八宿划分的天区并不是等分的,各宿的距离相差很大,用古度表示,井宿最宽有 33 度,觜宿最窄只有 2 度。因此,月亮在恒星之间的运动实际上并不是每天运行一宿。因此,二十八宿确定的目的应是古人企图通过间接参酌月球在天空中的位置,进而推定太阳的位置,并知道一年的季节[1]。换言之,创立二十八宿,就是为研究日月五星的运动设立一个参照物或标准点,有了这些参照物或标准点,对天体位置就可以做出相应的表示。

4. 四象的起源与演变

二十八宿按方位分成东、南、西、北四组,并将每一个方位的七宿与四种动物形象相联系,称东方为青龙,南方为朱雀,西方为白虎,北方为玄武,是为"四象"(图 2-6)。一般认为四象是早于二十八宿而出现的原始识星传统,二十八宿是建立在四象的基础上,但关于四象的起源,却一直存在争议。陈久金[2, 3]提出中国的二十八宿起源于四象,四象又源于华夏民族的图腾信仰,东方苍龙源于东夷族的龙崇拜,西方白虎源于西羌族的虎崇拜,南方朱雀源于少昊族和南蛮族的鸟图腾崇拜,北方玄武源于夏民族的蛇图腾崇

[1] 陈遵妫.中国天文学史(上)[M].上海:上海人民出版社,2006:206.
[2] 陈久金.斗转星移映神州——中国二十八宿[M].深圳:海天出版社,2012:57-59.
[3] 陈久金.华夏族群的图腾崇拜与四象概念的形成[J].自然科学史研究,1992,11(1):9-22.

拜。四象并不简单地代表龙、蛇、虎、鸟四种动物，而是象征着组成华夏族群的四个民族，即以四个民族所崇拜的图腾作为这些民族的代表给黄道带的四个部分命名，以象征帝王所统治的四方民族和方国。他还认为，《尧典》中的四仲中星，并非二十八宿的四个代表星宿和基本骨干。郑文光[1]认为可能与某些具体的星宿昏中时所代表的季节特征有关，因为四象体系与四季恰好可以相互对应。最流行的说法是四象是四宫中众多星象构成的四组动物形象，冯时[2]对此进行了深入考证，他认为四象是古人对各宫中主宿形象——授时主星——的提升，并不是东、西、南、北四宫中的七个星宿构

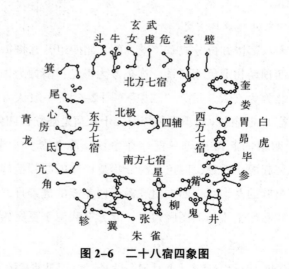

图 2-6　二十八宿四象图

[1]　郑文光.中国天文学源流［M］.北京：科学出版社，1979：91-98.
[2]　冯时.中国天文考古学［M］.2版.北京：中国社会科学出版社，2010：409-434.

成的形象。四象起源的年代应在公元前4000年前，因为当时的实际
天象表明，心宿、参宿、张宿和危宿基本上位于二分点与二至点上，
而这四宿所呈现的龙、虎、鸟、麟四象在西水坡遗迹中都已呈现。
四象与二十八宿配合的完整形式是在前3世纪中叶至前2世纪中叶
的百年时间内完成的。赵继宁[1]则认为四象起源于远古社会的图腾
现象，《尚书·尧典》四仲中星的记载为"四象"的雏形，四象的形
成时代在西周初，而非一般认为的战国初期以前。王小盾[2]也提出
中国的四象——四神的早期形态成立在商代，最终完成于西周初年。

5. 四象与四季配属关系的形成

二十八宿划分四象，本来是对空间方位的一种分割，但基于古
人对时间的认识源于空间的划分以及时空相关的思维方式，四象也
与四季相配属，即春季青龙，夏季朱雀，秋季白虎，冬季玄武，进
而四象也进入五行序列，对此，《淮南子·天文训》已有明确记载。
其实《尚书·尧典》以鸟、心、虚、昴四宿的上中天确定季节的记
载，已确立了四象与四时配属的基础。冯时[3]赞同公元前2400年前
后，上述四宿大概处于二分点和二至点，只不过《尚书·尧典》的
四时本非春夏秋冬四季，而是二分与二至。赵继宁[4]认为这四颗星
在二十八宿四方之七星中均为"中星"，已大致将整个周天星宿划分
为东、西、南、北四个区域，已显现出四象之雏形。如此通过对鸟、

[1] 赵继宁.《史记·天官书》考释[D].武汉：武汉大学，2010.
[2] 王小盾.中国早期四想与符号研究（下）——关于四神的起源及其体系形成[M].上海：上海人民出版社，2008：942-943.
[3] 冯时.中国天文考古学[M].2版.北京：中国社会科学出版社，2010：218-220.
[4] 赵继宁.《史记·天官书》考释[D].武汉：武汉大学，2010.

心、虚、昴四宿上中天的认识，将四方与四时联系在一起。战国时代的《易传》正式提出四象之名，并以春、夏、秋、冬四时称谓四象，所谓"《易》有太极，是生两仪，两仪生四象，四象生八卦"（《易传·系辞上》），虞翻注曰："四象，四时也。《易纬·乾凿度》亦曰：天地有春秋冬夏之节，故生四时。"郑康成《乾凿度》注曰："布六于北方以象水，布八于东方以象木，布九于西方以象金，布七于南方以象火。"由此可见，四象又可以与八卦、河图洛书等相关联。大概正由于此，有学者通过对秦简《天行度》的分析，提出此简文一述以"直"观之，分周天星宿为四象，二述以"取"算之，有五行数中的四个成数。提示四象与此四个不相等成数有内在联系，是古人"寓数分度"思想的一种反映。认为四象分度不均匀的基本特征，来源于先秦天文家对四象配四季划分（以节气与天文观测认识为基础）的"寓数分度"，有着从术度向古度、今度演变的历程[1]。

6. 二十八宿与北斗的关系

时间与空间作为人类生存的坐标体系，也是人类文明诞生的重要前提，而日、月、恒星等天体的运行变化无疑是人类认识时间与空间唯一准确的标志。陈久金[2]曾指出，中国早期不同民族所使用的季节星象不同，大致来说，黄帝系的民族用太阳方位定季节，夏人用北斗定季节，商人以大火和

---

[1] 钟守华.楚、秦简《日书》中的二十八宿问题探讨［J］.中国科技史杂志，2009，30（4）：420-437.

[2] 陈久金，张明昌.中国天文大发现［M］.济南：山东画报出版社，2008：54.

龙星定季节，晋人用参星或伐星定季节。至西周和春秋战国时代，进入使用众多星象确定季节的时代。其实，人类在观象授时的过程中，对不同星体的关注，既有地域的差异，也有时序上的区别，最先引起人类关注的当非太阳莫属，太阳的朝出夕落是人类祖先借以建立时间和空间意识的最重要的基型。冯时[1]研究认为，中国古代最早的历法其实是人们根据太阳的运行周期编制的，因为在史前时期的遗物和传说中，各种明显的太阳崇拜的遗迹随处可见，这些遗迹或许反映了原始太阳历的孑遗。大约8000年前，人们显然已达到了能够测定分至的水平。而两分点的测定是和古人确定方位的做法密切相关的。方位的测定源于日影的变化，测日影不仅是古人辨别方位的需要，而且正是这种需要使他们客观上很容易地认识了两分点。测得两分点的古老做法导致了后来四时八节与方位的结合，以后又有八风、八卦、八音与八节的配合，渐成传统。冯时[2]考证认为圭表作为一种最古老且朴素的天文仪具，其起源年代可上溯到距今8000年前。肖良琼[3]也认为立表测影在我国历史可以上溯到新石器时代中期。陈久金[4]通过对陶寺祭祀遗址的研究认为，尧舜时代人们用以确定四季的方法，并不是如《尧典》所述利用四仲中星，而是观看不同季节的日出方向。观测北斗斗柄指向以确定时间

[1] 冯时.中国天文考古学[M].2版.北京：中国社会科学出版社，2010：196，270，209.
[2] 冯时.奉时圭臬 经纬天人——圭表的作用及对中国文化的影响[J].文史知识，2015，(3)：9-16.
[3] 肖良琼.卜辞中的"立中"与商代的圭表测影[A]//科技史文集，第10辑.上海：上海科学技术出版社，1983：27-44.
[4] 陈久金.试论陶寺祭祀遗址揭示的五行历[J].自然科学史研究，2007，26(3)：324-333.

和季节，是中国古代观象授时的独创，这种做法至少在公元前 7000 年以前就已产生[1]。《夏小正》记载用斗柄指向来标示时令季节谓："正月初昏，斗柄悬在下；六月初昏，斗柄正在上。"《鹖冠子·环流》也有类似的记载："斗柄东指，天下皆春；斗柄南指，天下皆夏；斗柄西指，天下皆秋；斗柄北指，天下皆冬。"中国古人以大火授时，庞朴[2]指出约当大火处于秋分点的公元前 2800 年左右，即传说的所谓尧舜时代。冯时[3]则认为大约起源于大火星和参星分别处于两个分点附近的公元前 5000 年左右。

上述不同方法的综合应用，起源也很早。距今 6500 年前，以北斗与四象星官为代表的五宫体系已构建起雏形[4]。河南濮阳西水坡 45 号墓的斗杓形象特意选用人腿骨来安排，意图正在体现古人斗建授时与测度晷影的综合关系，它是先民创造出利用太阳和北斗决定时间的方法的结果[5]。《夏小正》已采取了多颗恒星或星座和多种形式作为时当某月的标志，关于物候的记述所占篇幅较关于星象的记载还要多，表

[1] 冯时.中国天文考古学[M].2 版.北京：中国社会科学出版社，2010：349.

[2] 庞朴.当代学者自选文库：庞朴卷[M].安徽教育出版社，1999：481.

[3] 冯时.中国天文考古学[M].2 版.北京：中国社会科学出版社，2010：183.

[4] 冯时.天文考古学与上古宇宙观[J].濮阳职业技术学院学报，2010，23（4）：1-11.

[5] 冯时.中国天文考古学[M].2 版.北京：中国社会科学出版社，2010：379-380.

明人们不仅在观象授时方法的多元化和多样性上取得了重要进展，而且与物候授时密切结合。公元前5世纪战国初年的曾侯乙墓漆箱星图中央绘有篆书的斗字，表示北斗，周围环书二十八宿，北斗被特意延长的四条线分别指向二十八宿的四个中心宿，即心、危、觜和张宿，已经将北斗与二十八宿联系为一体。刘信芳等[1]指出箱盖中央的字是"土""斗"二字，而不是由"土""斗"二字构成北斗。这里的"土"应理解为土圭，古人以土圭测日影，据日影之长短确定二分二至，并作为方位、季节的划分依据。那么，该星图则反映了圭表测影、北斗指向与二十八宿的整合。《吕氏春秋·十二纪》《礼记·月令》《淮南子·天文训》可谓多种观象授时与物候授时的大融合，此类"阴阳家月令的历法系统是一种12月太阳历，它以立春等12节气为月首，并给出了每月月初太阳和昏、旦中星所在的二十八宿宿次、每月月中（以至月初）时的招摇指向等星象标志……又在各月内设定90种物候现象，以昭示特定时日的推移，是一种得到充分发展的天文、物候合历"[2]。

古人以北斗为中心，二十八宿、十二次、十二辰环绕北斗，结合物候以定时序的方法，可谓借助大自然构建了一具巨型的天然"仪器"——以斗柄为标志线，以地平圈为度盘，并以物候学知识赋予度盘读数的名称，使其发挥数字序列的作用，并观测和记录了很

———————————

[1] 刘信芳，苏莉.曾侯乙墓衣箱上的宇宙图式［J］.考古与文物，2011，（2）：49-54.

[2] 陈美东.中国科学技术史·天文学卷［M］.北京：科学出版社，2003：85-86.

多有意义的结果[1]。这里斗柄相当于巨型钟的指针，二十八宿以及以十二个地支命名的地平圈十二等份，相当于"钟面"上所刻的数字，由此则可观斗柄指向之"象"，以授太阳在黄道上位置之"时"。正由于北斗为司天中枢的重要性，故司马迁在《史记·天官书》谓："斗为帝车，运于中央，临制四乡，分阴阳，建四时，均五行，移节度，定诸纪，皆系于斗。"但不管北斗在古人心目中有多重要，它仍然只是认识太阳周日、周年视运动的标尺，所得结果仍然隶属于太阳历，而无所谓北斗历之说。

江晓原[2]对古代天文与数术关系的研究认为，"古代数术之学以天学为主干与灵魂"。古代星占学中模拟天地宇宙格局的"式盘"，即是借助于有关二十八宿、北斗指向、十二次、十二辰的天文知识进行星占推演的工具化。陶磊[3]研究指出：早期式盘只是北斗与二十八宿的组合，但斗乘二十八宿式盘无法表示月份，后根据实际需要加入了钩绳图，演变成后世的式盘样式，这种过渡至迟在汉初已完成。安徽阜阳双古堆西汉汝阴侯墓出土的二十八宿圆盘、六壬拭盘、太乙九宫占盘，可谓西汉初期式盘的代表[4]。《灵枢·九宫八风》与太乙

---

[1] 吴守贤，全和钧.中国古代天体测量学及天文仪器[M].北京：中国科学技术出版社，2013：29.

[2] 江晓原.天学真原[M].上海：上海交通大学出版社，2018：44.

[3] 陶磊.《淮南子·天文》研究——从数术史的角度[D].北京：中国社会科学研究院，2002.

[4] 安徽省文物工作队，阜阳地区博物馆，阜阳县文化局.阜阳双古堆西汉汝阴侯墓发掘简报[J].文物，1978（8）：12-33.

九宫占盘关系密切，部分文字可以对读互证，其所论太一九宫式法与式盘式占的操作方法相符，后世所论针刺"人神"禁忌也是以此为基础的一种推演。对此，有关学者已有很深入的研究[1、2、3、4]，此不赘述。需要说明的是，九宫八卦作为星占学一种不可或缺的工具，是星占术精致化和形式化的基础。《灵枢·九宫八风》根据太一行九宫的数术原理，以八方风为占，通过八方气候之异常来卜测病因和预防疾病，很明显是星占学与医学知识结合的产物，如果将其视为《黄帝内经》的预测学专篇，认为通过太一游宫可以预测风雨灾害、疾病流行，无疑是言过其实之谈。

当然，关于二十八宿体系的争议，尚有二十八宿是沿天球赤道还是黄道划分、二十八宿为什么宽窄不等、二十八宿的距星为什么是暗星等诸多问题，但因与中医学的关系不大，故此不赘述。

（二）二十八宿体系在中医理论建构中的作用

虽然对二十八宿体系的认识有诸多争议，但相关问题的时间节点并不晚于《黄帝内经》的成书时代。因此，古代天文学有关二十八宿体系的认识，对中医学理论的哲学观、术数理论模式、方剂命名等多方面都有所影响。

[1] 李学勤.《九宫八风》及九宫式盘 [J] // 李学勤.古文献丛论 [M].上海：上海远东出版社，1996：235-243.

[2] 邢玉瑞.《黄帝内经》中太一行九宫思想研究 [J].江西中医学院学报，2007，19（1）：20-22.

[3] 杜锋，张显成.西汉九宫式盘与《灵枢·九宫八风》太一日游章研究 [J].考古学报，2017，（4）：479-494.

[4] 孙基然.《灵枢·九宫八风》考释 [J].辽宁中医杂志，2012，39（4）：601-606.

1. 建构气血循环理论

当西方医学从公元前 300 年前后，赫罗菲卢斯及他的学生埃拉希斯特拉图斯提出心脏是产生脉搏的动力源泉，古罗马时期医学家盖伦（129—199）最早提出心搏肌原性学说，并用实验证实了动脉搏动，塞尔韦斯（1511—1553）提出肺循环的假说，一直到 17 世纪哈维（1578—1657）提出血液循环学说，1661 年，意大利学者马尔皮基借助改进后的显微镜发现毛细血管网，对哈维血液循环学说缺环进行补充，前后历经千余年，通过实验、数学、逻辑方法形成了血液循环理论时，中医学对人体气血循环的认识则采用了截然不同的方法与路径。

二十八宿作为日月五星运行的轨道，形成了一个闭合的循环圈，故《吕氏春秋·圜道》曰："月躔二十八宿，轸与角属，圜道也。"《黄帝内经》以天道环周的观念为依据，基于"人与天地相参也，与日月相应也"（《灵枢·岁露论》）的哲学理念，从天道以推论人道，提出"气之不得无行也，如水之流，如日月之行不休，故阴脉荣其脏，阳脉荣其腑，如环之无端，莫知其纪，终而复始"（《灵枢·脉度》），如《素问·举痛论》所说："经脉流行不止，环周不休。"由此可见，中医学对气血循环的认识，是在没有经过完备的实验、数学计算与逻辑推理的情况下，通过天人合一的思维方式，借助于取象类推而提出的。正由于此，故在具体论述经脉气血循环时，也必须与其推论的天道前提相符，因此又产生了有关二十八脉计数的问题。诚如《灵枢·痈疽》所言："经脉留（流）行不止，与天同度，与地合纪……夫血脉营卫，周流不休，上应星宿，下应经数。"这里的"经数"即常数，也就是天地之数。天上日月运行的区域、轨道与度数有一定的规律性，脉在人体环周运行也有一定的区域、轨道与节奏。由此可见，经脉化的过程也就是术数化、模式化的过程。因此，李建民[1]认为脉学的体系化主要的动源，不直接来自技术的突破、工具的精进，而是人与天关系的重新调整的过程，称之为数术化。也就是人的身体气化、数字化的结果。在此过程中，经脉的走向也从马王堆帛书所记载的以树为隐喻，从本至末的向心性循行，演变为《灵枢经》所记载的以水为隐喻，阳降阴升、阴阳表里经脉衔接的环路循环，包括十二经脉（加上任督二脉为十四经脉）和二十八脉两种循环模式，只是后世主要传承了十二经脉循环流注模式，而二十八脉循环模式几乎被人遗忘。

2. 计算人体经脉长度

为了计算一昼夜营卫之气在人体循环运行的周次，《灵枢·五十营》给出了人身经脉长 16.2 丈、一息气行 0.6 尺、一昼夜呼吸 13500 息三个数据，以此即可推算出营卫之气一昼夜运行五十周次。而人体经脉 16.2 丈，乃是总计二十八脉的长度所得。之所以计算二十八脉之长度，乃是根据"天人相参"之理，从日、月、五星的天周循环运行有二十八个住宿地或标准点，类推人体气血循环也应该有二十八个标准点，即二十八脉，《灵枢·玉版》称谓"经脉二十八会，尽有周纪"。诚如《灵枢·五十营》指出："黄帝曰：余愿闻五十营奈何？岐伯答曰：天周二十八宿，宿三十六分；人气行一

[1] 李建民.发现古脉——中国古典医学与数术身体观［M］.北京：社会科学文献出版社，2007：272.

周，千八分，日行二十八宿。人经脉上下左右前后二十八脉，周身十六丈二尺，以应二十八宿，漏水下百刻，以分昼夜。"但自《黄帝内经》以来，有关人体经脉如果只算十二正经，则只有24条，若加上奇经八脉，则多达36条，均不符合二十八脉之数。为此，《灵枢·脉度》在计算经脉长度时，只计算十二经脉及督脉、任脉、跷脉之数，同时由于跷脉有阴跷、阳跷之分，均为左右对称循行，全部加入则为30条经脉，因此产生了"跷脉有阴阳，何脉当其数"的问题。为解决这一问题，《黄帝内经》采取了"男子数其阳，女子数其阴，当数者为经，其不当数者为络也"的策略。同一条跷脉，在男子为经脉，在女子为络脉，反之亦然。其目的无非是凑足二十八脉之数，以应天道二十八宿。

有趣的是《素问·气府论》将任、督二脉"脉气所发者"分别定为二十八穴，大概是因为任督二脉相交形成气血循环的小环路，在此环路上，亦上应天周二十八宿，而将腧穴数分别确定为二十八个。诚如张介宾《类经·经络类》言："其在人者，故有气穴、气府及孙络、溪谷、骨度之分，亦无往而不相应，此正天人气数之合也。"

3. 推演营卫之气运行

《素问·生气通天论》言："阳气者，若天与日。"《黄帝内经》以太阳作为认识人体气的生理功能以及时间节律变化的天然模型，十二次、十二辰、二十八宿等均是推算营卫之气运行的时间标尺。《灵枢·五十营》提供了营卫之气昼夜运行与二十八宿关系的相关数据，指出："天周二十八宿，宿三十六分；人气行一周，千八分。日行二十八宿，人经脉上下、左右、前后二十八脉，周身十六丈二尺，以应二十八宿，漏水下百刻，以分昼夜。故人一呼，脉再动，气行三寸，一吸，脉亦再动，气行三寸，呼吸定息，气行六寸。十息，气行六尺，日行二分。二百七十息，气行十六丈二尺，气行交通于中，一周于身，下水二刻，日行二十分有奇。五百四十息，气行再周于身，下水四刻，日行四十分。二千七百息，气行十周于身，下水二十刻，日行五宿二十分。一万三千五百息，气行五十营于身，水下百刻，日行二十八宿，漏水皆尽，脉终矣。"黄龙祥[1]认为，此篇原文从《脉经·诊损至脉第五》所载扁鹊医书"气血循环"的文字改编而来，耐人寻味的改动一是将扁鹊原文"十二辰"改作"二十八宿"，为"二十八脉"的出场拱出一条道；二是将"五十度"改作"五十营"，为营气的出场埋下伏笔。此外，还增加了营卫之气循环与日行二十八宿分度的内容。如此引导出二十八宿与营卫之气运行的两个主要数据：一是天周二十八宿，宿三十六分。根据现有的研究结果显示，大约从战国时期起，中国古代对二十八宿各宿标准星即距星的距离有过多次测定，陈遵妫[2]《中国天文学史》曾列出了相关测定数据，从所列汉太初测定（公元前104年）来看，不仅各宿的距度相差很大，二十八宿划分的天区并非等分，而且四象之间的宿度也不相等，其中东方75度，北方98度13分，西方80度，南方112度，合计为365度13分，反映的是太阳岁行周天365.25度。但《灵枢·五十营》却视二十八宿各宿的距度相等，并引入每宿36分，周

[1] 黄龙祥.经脉理论还原与重构大纲［M］.北京：人民卫生出版社，2016：15-16.
[2] 陈遵妫.中国天文学史（上）［M］.上海：上海人民出版社，2006：210.

天 1008 分的数据，已完全脱离了二十八宿的实际观测，犹如《黄帝内经》所述二十八脉总长度为 16.2 丈，各脉的长度不是根据"实际测量"，而是基于"精密计算"[1]。每宿 36 分，大概也是源于"天以六六为节"的推演。二是呼吸次数、气行长度与二十八宿分度的关系。关于人一呼一吸气各行三寸，呼吸定息，气行六寸，卓廉士[2]已指出："三是生命的基数，而气血运行是人体中最具有生气的部分，故以三为始，然后以三的倍数递增。"因为"三"作为中国古代集体意识中的模式数字，形成了对世界进行宏观三分的宇宙观，诚如《说文解字》所说："三，天地人之道也。"至于呼吸次数、气行长度与二十八宿分度的数据，原文明显有误，张介宾《类经·经络类》已明确指出："其日行之数，当以每日千八分之数为实，以一万三千五百息为法除之，则每十息日行止七厘四毫六丝六忽不尽。此云日行二分者，传久之误也。""故二百七十息，气行于身一周，水下当二刻，日行当得二十分一厘六毫为正……气行二周，脉行三十二丈四尺，日行当得四十分三厘二毫为正。上文言二十五分者太多，本节言四十分者太少，此其所以有误也……气行十周，脉行一百六十二丈，日行当得五宿二十一分六厘为正。"

另外，《灵枢·卫气行》还论述了卫气昼夜运行与日行二十八宿的关系，指出："是故日行一舍，人气行一周与十

[1] 廖育群.重构秦汉医学图像［M］.上海：上海交通大学出版社，2012：177.

[2] 卓廉士.中医感应、术数理论钩沉［M］.北京：人民卫生出版社，2015：212.

分身之八；日行二舍，人气行三周于身与十分身之六……日行十四舍，人气二十五周于身有奇分与十分身之二……是故夜行一舍，人气行于阴脏一周与十分身之八，亦如阳行之二十五周。"此即以日行二十八宿，卫气行身 50 周为基数，则日行一舍的卫气行度为：$50 \div 28 \approx 1.7857$，约 1.8 周。由于卫气昼、夜各行二十五周，以应太阳周天二十八宿，按实际计算，二十五周并非整数，尚有因小数四舍五入带来的余数，如张介宾《类经·经络类》言："前日行十四舍，人气行二十五周为半日，凡得奇分者十分身之二；故此一昼一夜日行二十八舍，人气行五十周合有奇分者，在身得十分身之四，在脏得十分脏之二。"《灵枢·卫气行》将此视为人之所以卧起之时有早晚不同的原因。

《黄帝内经》有关二十八宿与人体营卫之气运行的论述，不管采用何种计算方法，均已脱离了古人二十八宿观测的实际情况，仅仅是论述人体营卫之气循环运行的一种模式，一种缺乏科学依据的人为演绎。故以此为理论形成的治疗方法，无疑都是一种空中楼阁，缺乏实践以及科学价值。

4. 星宿经纬的划分

《灵枢·卫气行》在论述卫气的运行时，曾谈到二十八宿的经纬分布问题说："岁有十二月，日有十二辰，子午为经，卯酉为纬。天周二十八宿，而一面七星，四七二十八星，房昴为纬，虚张为经。"由于干支符号的时空多义性，这里的"子午卯酉"也有不同的解释。张介宾《类经·经络类》从空间的角度加以解释："天象定者为经，动者为纬。子午当南北二极，居其所而不移，故为经；卯酉常东升西降，列宿周旋无已，故为纬。"马莳《灵枢注证发微》则从时间的角度予以诠释："一岁之内有十二月，一日之中有十二时，其夜之子时，昼之午时，当为南北之经，经者，自纵而言之也。且之卯时，夕之酉时，当为东西之纬，纬者，自横而言之也。"从《灵枢·卫气行》讨论卫气一昼夜在人体运行五十度而言，马莳的解释为佳。赵永恒等[1]则认为子午卯酉指的是月份，子月是冬至所在的月份，午月是夏至所在的月份，卯月是春分所在的月份，酉月是秋分所在的月份。由此推出这段话表明冬至点在虚宿、夏至点在张宿、春分点在昴宿、秋分点在房宿。进而按照宿度的定义，计算出二分二至太阳所在宿的年代（表2-1）。

表2-1 二分二至太阳所在宿及其年度范围

分至	太阳所在赤经	太阳所在宿	年代范围
春分	0°	昴	前2664—前2176年
夏至	90°	张	前3854—前2561年
		星	前2560—前2025年
秋分	180°	房	前2803—前2315年
冬至	270°	虚	前2494—前1853年

从表2-1可知，夏至点在张宿的年代与其他三宿的年代不合，而夏至点在星宿是合适的。在历代《黄帝内经》的注家中，唯唐代杨上善在《太素·营卫气》中说："经云虚张为经者错矣，南方七宿星为中矣。"明确指出了这一问题。李零[2]对汉代出土式盘的研究显示，也是以虚（或丘）与星宿

[1] 赵永恒，李勇.二十八宿的形成与演变[J].中国科技史杂志，2009，30（1）：110-119.
[2] 李零.中国方术考[M].北京：东方出版社，2000：119-121.

对应子午。由此可见，"虚张为经"当校勘为"虚星为经"。

5. 命名中医方剂

竺可桢[1]指出四象二十八宿原为定日月躔舍以计算四季之用，在中国黄河流域的四季中，冬夏两季天数特长，春秋两季天数特短，与四象中冬夏长而春秋短相暗合。钟守华[2]认为这种"暗合"是四象配四季的逻辑延伸，为先秦天文家对四季天数与四象分度关系的数术化，提供了节气与天文观测的基础。当四象与四季相配属而进入五行序列后，借助于四象所代表的时空特性，取象比类以说明方剂的功效特点，进而可以成为方剂命名的依据，《辅行诀五脏用药法要》就有以青龙、白虎、朱鸟、玄武命名的方剂，在《伤寒论》中亦能够看到青龙汤、白虎汤、真武（即玄武）汤这样的方剂名称，却没有"朱雀汤"。李崇超[3]研究认为《伤寒论》中的黄连阿胶汤就是朱鸟汤，并指出在《辅行诀五脏用药法要》中，青龙宣发，白虎收重，朱鸟清滋，玄武温渗，其中青龙汤、白虎汤的命名体现了其对应的方位、季节以及五行特点，而朱鸟汤与玄武汤文化含义与方剂功效的相反，体现了中医阴阳互含、水火既济的思想。其实后世以四象命名方剂，多倾向于所对应的方位、季节以及五行特点，如《本草纲目》收录《奇效方》中的朱雀汤，治心气劳伤，因变诸疾，"用雄雀一只（取肉炙），赤小豆一合，人参、赤茯苓、大枣肉、紫

［1］竺可桢．二十八宿起源之时代与地点［A］．竺可桢文集［C］．北京：科学出版社，1979：243．

［2］钟守华．楚、秦简《日书》中的二十八宿问题探讨［J］．中国科技史杂志，2009，30（4）：420–437．

［3］李崇超．《辅行诀五脏用药法要》中治"天行"方剂命名研究［J］．长春中医药大学学报，2014，30（6）：1158–1160．

石英、小麦各一两，紫菀、远志肉、丹参各半两，甘草（炙）二钱半，细锉拌匀"[1]，显然是与心、火相关的补火养心方剂。

关于以四象命名方剂的意蕴，历代医家多有阐发。清代医家钱潢[2]在《伤寒溯源集·长沙无朱雀汤说》中的论述甚为精辟，他指出："夫青龙者，东方之神，属木而主疏泄，犹天地之阳气郁伏，至春木行令，则阳气上腾而为风，阳气鼓动，雷雨满盈，而郁结之气得伸矣。白虎者，西方之神，属金而主清肃。天地之暑热郁蒸，至秋金行令，则天气下降，凉风荐爽，玉露沛零，而郁热之邪解矣。真武者，北方之神，属水与火，故玄武之中，螣蛇附焉，即坎卦一阳居于二阴之象也。坎本坤体，以坤体之中，乾阳居焉，所以专主闭藏其阳气于寒水之中，而为龙蛇之蛰，故曰潜龙勿用。若夫失精泄汗，阳气外泄，真火虚衰，无根失守，亢害上炎，下焦虚冷，厥逆瞤惕，故以真武汤救之，导使归源，令龙火潜渊，然后波恬浪息，是北方治水之中，已具南方治火之法，不必朱雀汤也。"但又认为"天地万物，无火不成，无往而不为用，故重于用而略于体也""是仲景虽不立朱雀汤，而朱雀已无往而不用之""朱雀之用，能泻后天，能补先天，可寒可热，所以能泻能补，随其所在"，只是没有固定的方名而已。

[1]　明·李时珍.本草纲目[M].太原：山西科学技术出版社，2014：1164.

[2]　钱潢.伤寒溯源集[M].北京：学苑出版社，2009：425-427.

需要注意的是王胜利[1]研究指出，中国古代可能是根据春秋时期春天黄昏时二十八宿排列在空中的地平方位，把二十八宿划分为四象，而不是根据四季天象。大约东汉时期以四象定季节还符合当时的实际天象，到了隋唐时代，由于岁差的缘故，二十八宿的四象就不再适于作为定季节的标志了。由此可见，四象与季节的配属关系，也仅仅成了一种五行模式的关联了。

6.二十八宿纪日与生子吉凶占测

根据古代时空异级同构的思维原理，二十八宿在古代也被用于纪日，《医心方》中即有以二十八宿纪日占测生子吉凶的文字，与《日书》的二十八宿纪日法和二十八宿占文很接近。《医心方·治无子部·为生子求月宿法第十三》讲到了如何推算各月、日的星宿，指出："《产经》云：《湛余经》曰：正月朔一日营室，二月朔一日奎，三月朔一日胃，四月朔一日毕，五月朔一日井，六月朔一日柳，七月朔一日翼，八月朔一日角，九月朔一日氐，十月朔一日心，十一月朔一日斗，十二月朔一日女。上件十二月，各从月朔起数，至月尽三十日止，视其日数则命月宿，假令正月七日所生人者，正月一日为室，二日为壁，三日为奎，四日为娄，五日为胃，六日为昴，七日为毕，正月七日月宿为在毕星也。又假令六月三日所生儿者，六月朔一日为柳，二日为星，三日为张，张即是其宿也。他皆仿此。"《医心方·治无子部·相子生属月宿法第十一》则详细罗列了从角宿至轸宿等二十八宿生子的占文，指出："《产经》云：角生子，宜兵，善腹，不为人下，身长，好隐潜，至二千石。一云：可以

[1] 王胜利.二十八宿的四象划分与四季天象无关 [J].天文学报,1984,25(3): 304—307.

远行拜吏，生于卿相，祠祀皆吉，不可登埋屋。亢生子，善心，外出道死，不归。一云：生子为卿，徙移贾市，作门户，大吉。氐生子，贞信，良腹，好田蚕，男至二千石，吉。一云：入官，移徙远行，造举百事，大吉。房生子，反急，腹无治伲切。一云：富贵，乘车马出入，皆大吉。心生子，忠信，良腹，圣教贤明，二千石。一云：纳财，见贵人，通言语，学书，使行，通水，除道，大吉。尾生子，僇辱不祥，即任远之他邦。一云：可以纳财，不可祠祀，造举百事，皆大吉。箕生子，多口舌，不祥，不死其故乡。一云：不可移徙，嫁娶、入官，皆不可纳财，奴婢逃亡也。斗生子，屡被悬官，多疾病，破亡。一云：生贵子，不可内财，奴婢亦多死，凶。牛生子，质保不祥，盖亡行。一云：吉，可纳财物，入官，不可纳牛。女生子，宜田蚕，忠孝，良腹，吉昌。一云：可以入室，姑市，不可嫁娶，子必贾。虚生子，家盖亡，惊走他乡，不宜六畜。一云：不可以移徙，入官、嫁娶，皆不吉也，造举百事，大凶。危生子，贫，远行，不宜财，死亡。一云：不可入官，移徙嫁娶，皆不吉也。室生子，富贵，子孙番昌。一云：百事小吉，久不可为室舍，凶，出行必死亡也。壁生子，良腹，工巧，不死，挟贫。一云：可以移徙，入官、盖屋、出行，皆吉，不可祠祀，凶也。奎生子，为奴婢，善辱不祥，妇女犇犇，男可凶。一云：出行筑室，不可嫁娶，生子为奴婢也。娄生子，备守家居，富贵吉昌。一云：可以起土贾市，纳六畜，鱼獭，吉。胃生子，长怅腹，八月以后多忧，不祥，信贞。一云：可以出行，作利合众，入新舍，纳奴婢、财物，作仓，吉也。昴生子，工巧，先贫后富，大吉。一云：可以武事断狱决事，饮无所宜，入官有狱事，凶。毕生子，煞佐奸，副鱼獦。一云：不可嫁娶，病死亡也。觜生子，喜夜行，不祥，盗贼。一云：可以出室，财分异，不可嫁娶，凶也。参生子，好盗，持后相伤，轻裸，死亡，保首市。一云：可以追捕，代政入官亲事，吉，纳奴婢、教公子，生子市死，凶。井生子，必掠死，溺水死，他身不葬。一云：不可移徙，入官行作，凶，生子逢残病也。鬼生子，好事神明，至奸，狼鬼守腹，死亡。一云：可以立神祠为主，吉，生子为鬼所著也。柳生子，簪，远行他游则死亡。一云：贾市百事吉，不可壅水渎，凶。星生子，偏泄汗伤，好喜远行，善禄，乐及后世。一云：可以移徙、入官、市贾，富三世。葬埋六人死也。张生子，吉昌，身体无咎，富贵。一云：可以移徙、嫁娶、贾市，百事皆吉。翼生子，一南一北，身在他邦，心中困困，腹如刺棘。一云：造举百事，皆吉。轸生子，男女富贵，宜子孙，位至侯王，二千石。一云：入官，祠祀，乘车，吉也。"[1]

综上所述，中国古代天文学二十八宿体系的知识，在建构气血循环理论、计算人体经脉长度、推演营卫之气运行、解决经典诠释之疑、正确理解九宫八风理论以及方剂命名等诸多方面，都发挥着重要作用，古代天文知识作为构建时空坐标体系与中国传统文化的基石，影响着中医药理论的建构，研究二十八宿体系等古代天文学与中医学的关系，对于正确理解传统中医理论，促进中医理论的正确发展，无疑具有重要价值。

---

[1]（日）丹波康赖. 医心方［M］. 上海：上海科学技术出版社，1998：971–973.

第二节 经脉理论与模型化推理

美国著名汉学家艾兰[1]指出："由于中国早期哲人认定自然界与人类社会有着共同的原则，所以，中国早期哲学思想中最有意义的概念都以源于自然界的本喻（root metaphor）为模型。"中医经脉理论是在脉诊、针灸治疗、导引行气等实践活动的基础上，借助了天学背景下的圜道观以及气、阴阳（三阴三阳）、天六地五、十二月等模式，同时又以树、水、门等作为天然模型而建构的。关于推理模式将在下一章专门讨论，这里仅就几种天然模型与经脉理论的关系予以探讨。

一、树模型与经脉标本

在第一章关于模型与隐喻的关系中，我们已经指出模型本质上就是隐喻，各种不同类型的科学模型都可视为其说明对象的隐喻，它们反映了不同层次上的特征映射关系。而从隐喻认知的角度来看，人是认知世界的重要参照，语言普遍利用人类概念域去隐喻表征非人体概念域而形成身体认知，同时语言也在用非人体概念域来表征人的外在特征、内部构造、心理状态等，其中"人是植物"就是隐喻模式之一。张喆[2]对"人是树"本体概念隐喻的研究认为，"树"的理想化认知模式至少包括3种具体模式：生长模式，主要指人们视

---

[1] （美）艾兰.水之道与德之端：中国早期哲学思想的本喻[M].增
订版.张海晏译.北京：商务印书馆，2010：4.

[2] 张喆."人是树"本体概念隐喻研究[J].解放军外国语学院学报，
2018，41（2）：104–111.

觉感知到的树木自然生长过程与各阶段的典型特征；功能模式，主要指人们认识过程中所感悟到的树木组成部分之间的相互关系及作用；评价模式，指在人与树互动过程中受特定的自然、历史、文化、宗教等影响，人们对树木生存环境、质地特性等所产生的独特情感好恶。在经脉理论中主要应用了功能模式，而在中医治法中也涉及了生长模式的问题。

（一）标本根结之源

《易传·系辞传》说："近取诸身，远取诸物……以类万物之情。"树木与人类生活密切相关，为人类提供了食物等生活必需品和活动场地，况且人类早期尚有对树木花草的崇拜，故人们可以参照树的生长规律、结构组织关系、构成部分的功能作用、所负载的文化价值等"直观化"特点，为认知人类自身提供有利"抓手"，通过直观形象实现对人的认知和表征。

树根、树干、树枝、枝叶等是树原型不可或缺的构成部分，古人称之为"根""本""枝""标""末""叶"，如《说文》曰："木下曰本""木上曰末""标，木杪末也"。各部分对树木所起的作用不同，但一棵树的各个部分之间又是有机联系，本末相应的，如《淮南子·缪称训》言："辟若伐树而引其本，千枝万叶，则莫得弗从也。"从树木的生长而言，通常经历生根、发芽、泛枝、开花、结果等阶段，而树根为基础、起始，具有逻辑的先在性。

在对树木上述直观经验的基础上，中国古人抽象出"本末""标本""根结"等概念，并上升到科学、哲学的层面。其中"本末"概念多用于哲学领域，具有根本与末节、主与次、轻与重、先与后等意义，《礼记·大学》较早使用了本末概念，指出："物有本末，事有终始，知所先后，则近道矣。"《庄子·天下》云："明于本数，系于末度。"《汉书·文帝纪》曰："农，天下之大本也，民所恃以生也，而民或不务本而事末，故生不遂。"《荀子·礼论》则云："本末相顺，终始相应……若夫断之继之，博之浅之，益之损之，类之尽之，盛之美之，使本末终始，莫不顺比纯备，足以为万世则。"《易传·系辞下》云："其初难知，其上易知，本末也。"故《文子·微明》说："见本而知末，执一而应万，谓之术。"可见本末之说已是古人发表议论的一个基本思想套路了。

本末一词在《黄帝内经》中共见 10 次，其含义可概括为五个方面：①草木的根、茎和枝叶；②经脉之气循行的起止处；③脏腑精气和肌体；④疾病的发生与演变、病机与病症等标本；⑤胸腹与四肢。相对而言，标本概念在中医学中的应用更为广泛，《黄帝内经》中共见 20 次，后世大多也用标本而少用本末。根结言脉之起始与终结，仅见于经脉理论中。

（二）标本根结之用

1. 经脉标本的分布

黄龙祥[1] 提出脉有经脉与血脉之分，经脉理论以树为隐喻，由此建构了经脉标本理论。《灵枢·卫气》记载了卫气在经脉标本上下的分布以及卫气之街的生理状态。在《黄帝内经》中，卫气是解释针灸现象与疗效的重要概念，《素问·痹论》言："卫者，水谷之悍气也，其气慓疾滑利，不能入于脉也，故循皮肤之中，分肉之间，熏于肓膜，散于胸腹。"所

---

[1] 黄龙祥. 经脉理论还原与重构大纲 [M]. 北京：人民卫生出版社，2016：43-44.

以，针具刺入肌肤组织产生效应等的表达，多与卫气相关，如《素问·五脏生成》说："人有大谷十二分，小溪三百五十四名，少十二俞，此皆卫气之所留止，邪气之所客也，针石缘而去之。"而临床针刺四肢肘膝关节以下的腧穴，容易得气，气感较强，且有较好的远治作用，说明其处的卫气聚集较多，气行范围较大；标部的腧穴针刺效应较弱，且主要用于治疗腧穴附近组织和器官的病症，说明其处卫气分布较少，或较为分散。卓廉士[1]认为，大约正是基于这种现象，使古人认识到十二经脉因卫气的聚于下而散于上，"皆有标本虚实所离之处"，于是在此基础上产生了卫气标本的理论，即卫气沿着经脉的上下呈纵向的聚散，聚者积于四肢肘膝以下，散者布于胸腹头面，聚于四肢者为本，散于头面胸腹者为标。卫气经脉标本分布情况见表2-2。

表2-2　卫气经脉标本分布表

经脉		本		标	
		部位	相应穴	部位	相应穴
足	足太阳经	跟以上五寸中	跗阳	两络命门（目）	睛明
	足少阳经	窍阴之间	足窍阴	窗笼之前	听宫
	足阳明经	厉兑	厉兑	人迎颊下挟颃颡	人迎
	足少阴经	内踝下上三寸中	复溜、交信	背俞、舌下两脉	肾俞、廉泉
	足厥阴经	行间上五寸	行间、太冲	背俞	肝俞
	足太阴经	中封前上四寸中	三阴交	背俞与舌本	脾俞、廉泉

[1]　卓廉士.营卫学说与针灸临床[M].北京:人民卫生出版社,2013:65-66.

续表

经脉		本		标	
		部位	相应穴	部位	相应穴
手	手太阳经	外踝之后	养老、阳谷	命门上一寸	攒竹、鱼腰
	手少阳经	小指次指之间上二寸	中渚、液门	耳后上角下外眦	角孙、丝竹空
	手阳明经	肘骨中上至别阳	曲池、臂臑	颜下合钳上	人迎
	手太阴经	寸口之中	经渠、太渊	腋内动脉	天府
	手少阴经	锐骨之端	神门	背俞	心俞
	手厥阴经	掌后两筋之间二寸中	内关、大陵	腋下三寸	天池

2. 经脉标本理论的发生

关于经脉标本理论的发生与演变，黄龙祥[1]的考证甚为精详，他认为十二经标本原本是脉诊部位，古人在"天人相应"说的启示下，通过长期的医疗实践，发现人体头面颈部及四肢腕踝部某些脉动或脉象变化可以诊察疾病。随着经验的不断积累，又进一步发现手足腕踝部的脉不仅可以诊断局部病变，而且可以诊断远隔部位的病变。受此诊脉实践的启发，古人发现了人体上下特定的部位之间存在某种联系。而根据针灸"诊疗一体"的理念，某处所诊之病即于该处针灸以治疗，通过针灸治疗可进一步验证下部本脉与上部标脉之间存在着内在联系，由此推论出上下标、本脉皆出于同一条脉，进而形成了"两点连一线"的最初的经脉循行线。将

---

[1] 黄龙祥. 中国针灸学术史大纲[M]. 北京：华夏出版社，2001：186–203.

十二标本相连，并参照连线上的其他脉动处，就可以描绘出一幅与马王堆出土帛书经脉文献记载酷似的经脉循行图。当然，不同时期，或不同医家对于腕踝部脉、穴诊疗远隔部位病症的认识不可能完全相同，故"标"脉的部位也会因此有所不同。同时，标本既是诊脉部位，自然会有一定的长度，由此造成标本部位多不是一个固定的点，而是给出一个大致范围。而《卫气》篇所载四脉之标中均有"背俞"，已不具有脉诊本义，可能是后人新增之文。赵京生[1]则从腧穴主治的角度探讨经脉标本所表达的意义，认为阳脉主外经病，其四肢腧穴主治头颈部病症，以经脉循行表达其规律，即阳脉由四肢至头颈，故其本在四肢，其标在头颈部。阴脉主内脏病，其四肢腧穴主治内脏及舌部病症，以经脉循行表达其规律，即阴脉由四肢循行至内脏，部分经脉循行至舌或腋，故其本在四肢，部分经脉的标在舌部或腋部，而背部亦有主治内脏病症的腧穴，故阴脉的标多在背部。早期经脉标本部位虽是一个大致的范围，但其后则演变为固定的点，即本输穴。

早在孙思邈《备急千金要方》中，对经脉标本本义已有较为清晰的认识，该书卷十一、十三、十五、十七、十九之五脏脉论，将经脉的标与本表达为"本在某""应在某"，还特别在六脉标本下都指明"同会于手太阴"，以"肝脏脉论"为例，指出足"厥阴之本在行间上五寸，应在背俞，同会于手太阴"。明确表达出经脉标本是诊脉部位，是从"脉"而言上下关系问题，其"本"动于下则"标"应于上。

[1] 赵京生.针灸关键概念术语考论[M].北京：人民卫生出版社，2012：151.

3. 经脉根结理论

从经脉的角度而言，马莳云："脉气所起为根，所归为结。"即"根"指四肢末端井穴部位，为经气所发起；"结"指头面躯干的有关部位或器官，为经气所结聚。赵京生[1]认为，"根"与"结"对举，其意义不仅为两端，还隐含上下两端的内在关联，比喻上部乃下部之腧穴作用的体现之处。根结的指向性很强，二者区别表达上下两端，清楚地限定了二者关系的单向性，即下对上的决定作用、主导意义，这与早期经脉走向的认识是一致的。

《灵枢·根结》具体论述了三阴三阳根结的具体部位（表2-3）。其中"结"之所指为有关部位，如太阳结于目，少阳结于耳，阳明结于额两侧至额角的部位（一说为颊下挟咽），太阴结于胃（《灵枢·胀论》"胃者，太仓也"），少阴结于舌（《素问·刺疟》"舌下两脉者，廉泉也"），唯厥阴之结有两处，一为前阴，一为膻中，与其他经脉所述体例不符。丹波元简指出："络于膻中"，"厥阴特多此一句"。赵京生[2]认为此膻中指胸中，无论简帛脉书还是《灵枢·经脉》，前胸部皆非足厥阴脉的特定循行分布之处；《甲乙经》之胸部玉堂、膻中二穴，明确属任脉，没有与其他经脉交会。而玉英曾为玉堂穴的别名，至迟已见于《明堂》，由此将本篇之玉英误解为玉

---

[1] 赵京生.针灸关键概念术语考论［M］.北京：人民卫生出版社，2012：155-156.

[2] 赵京生.针灸关键概念术语考论［M］.北京：人民卫生出版社，2012：154-155.

堂，而膻中则似系玉英之旁注，误入正文。黄龙祥[1]则认为，本篇所论三阴三阳之根结实际已经涵盖了手足六经，由于除厥阴之外的手与足经脉所"结"部位相同或相合，无须分别叙述。而足厥阴经脉出现较晚，无法预先共"结"一处，故以前阴为足厥阴之"结"，以"膻中"为手厥阴之"结"。另外，太阴之"结"为胃，也并非当时尚未发现太阴脉至"舌本"，主要是为使手、足太阴所"结"相合，如此也为经脉连环中之手太阴脉必须起于"中焦循胃口"铺设了前提。此说似有一定道理，而后世医家将三阴三阳之"结"多解释为穴位，多为一种误解。

表 2-3　三阴三阳根结部位表

经脉	根	结
太阳	至阴	命门（目）
阳明	厉兑	颡大（额角入发际）
少阳	窍阴	窗笼（耳中）
太阴	隐白	太仓（胃）
少阴	涌泉	廉泉（舌下）
厥阴	大敦	玉英（前阴）、膻中（胸中）

（三）标本与根结的关系

《灵枢·根结》《素问·阴阳离合论》所论三阴三阳六经根结，与《灵枢·卫气》所论十二经脉标本都是以树为隐喻的经络树学说，经脉的"根"或"本"均在四肢末端，"结"或"标"则皆位于头、

[1]　黄龙祥.经脉理论还原与重构大纲［M］.北京：人民卫生出版社，2016：116-117.

胸、腹部位，突出了四肢穴位的重要性，且经脉的路线，依然保持着帛书《足臂十一脉》向心性循行的方向。王玉川[1]认为，"根结"和"标本"，是取象于树木的两种说法，故用词略有差异，而实质基本相同。但更多的学者则认为二者之间有所区别，然其认识也不完全一致。如黄龙祥[2]认为根结与标本的部位有相同或相近之处，实则有本质差异：首先，"本"可以包含"根"，而"根"不能统括"本"；其次，"标本"用于诊法，其部位乃诊病部位，具有一定的范围区域，且有一个扩展的动态过程，而"根结"则多为局限的、固定的位置，特别是"根"更是一个局限的点；最后，最根本的区别在于"标本"的概念渗透到经脉理论、经脉之穴、诊断、治疗的每一个环节，而"根结"的概念则没有体现出对实践的直接指导作用。"根结"更多受到了当时"终始论"的影响，言脉之终始，其构建的手足同名经脉"所根相应、所结相同或相邻"的理论预设，为《经脉》篇构建十二"经脉连环"铺平了道路，此其最大的意义所在。李鼎[3]在肯定二者部位上有广狭外，认为从具体含义看，根结是表示经脉循行两极相连的关系，"根"是经脉在四肢循行会合的根源，"结"是经脉在头胸腹部循行流注的归结。标本是说明经气集中与扩散的关系，即"本"是经气汇聚的中心，"标"是经气扩散

[1] 王玉川.运气探秘 [M].北京：华夏出版社，1993：62.

[2] 黄龙祥.经脉理论还原与重构大纲 [M].北京：人民卫生出版社，2016：118.

[3] 李鼎.中医针灸基础论丛 [M].北京：北京：人民卫生出版社，2009：217.

的区域。彭荣琛[1]则认为,根结主要是用以阐述经气的起始部位和出入情况,即经脉之气起于根部而止于结部,出于根部而入于结部。根结既是该经经气流向、流量的标志,又是约束经气的两扇门户。标本概念主要是用以阐述经脉(运行气血的通道)的起止部,经气汇聚后进入经脉的部位称为本部,经气从经脉中游散出来和进入人体内的部位称为标部。从二者的形成时间而言,根结理论的形成晚于标本理论。

另外,树模型还与五行中木的认知、肝的生理及特性以及发病理论、标本治则有关,将在第四、第五节中讨论。

二、水模型与血脉气血循环

水与人类生活密切相关,被誉为生命之源,而有水生万物之说。水这一概念深深植根于人类的认知、思维和概念系统中,在东、西方文明中皆扮演了重要角色,西方的"四元素说"、佛教中的"四大说"、中国的"五行说"无一没有水。因此,水也就成了人类认识事物乃至人体生命活动的最为普遍的天然模型,如老子以水喻道:"上善若水。水善利万物而不争,处众人之所恶,故几于道。"(《老子·第八章》)《荀子·宥坐》则有更为精辟的阐述:"夫水,大遍与诸生而无为也,似德;其流也埤下,裾拘必循其理,似义;其洸洸乎不淈尽,似道;若有决行之,其应佚若声响,其赴百仞之谷不惧,似勇;主量以平,似法;盈不求概,似正;淖约微达,似察;以出以入,以就鲜洁,似善化;其万折也必东,似志。"所以"君子见大

---

[1] 彭荣琛.灵枢解难[M].北京:人民卫生出版社,2013:67.

水必观焉"。美国著名汉学家艾兰[1]明确指出：水，滋养生命，从地下汩汩涌上，自然流淌，静止时变得水平如仪，沉淀杂质，澄清自我，忍受外在的强力而最终消磨坚石，可以坚硬如冰亦可以散为蒸汽，是有关宇宙本质的哲学观念的模型。中国早期哲学思想中最有意义的概念都以源于自然界尤其是水与植物的本喻为模型。"道"的原始意象是通道或水道，利万物的水与河系，永不枯竭的溪流，沉淀杂质自我澄清的池水。作为水之所为的"无为"，是"道"最完美的表达。"气"以水蒸气为模型，但它的扩展的意义也涉及水的各种形态，从坚冰到流水，到蒸发的水蒸气。"气"与"道"在概念上相关联，反映出它们系依之于水的物象的共同根基。

《管子·水地》云："人，水也。"以水为模型去认知人体的生命活动，涉及对藏象、经脉、精气血津液等生理的认识，也涉及对病因病机、疾病诊疗的阐释，贾春华[2]从隐喻认知的角度探讨了古代中医学家是如何通过对自然之水的认识来认识人体之水的，认为中医传统理论对人体之水及人体"水家族"的认识是以对自然界之水的认识为根基的。具体总结为：①自然之水可以滋养大地的万物，人体之水可以滋养脏腑、筋脉、皮肉、筋骨；②自然之水是流动不息的，人体之水是周流不休的；③自然之水可有太过、不及，人体之水亦可匮乏、泛滥；④自然之水太过则出现水灾，人体之水太过

[1] （美）艾兰.水之道与德之端——中国早期哲学思想的本喻［M］.增订版.张海晏，译.北京：商务印书馆，2010：13，93，99，147.
[2] 贾春华.一个以水为始源域的中医概念隐喻认知系统［J］.北京中医药大学学报，2012，35（3）：164-168.

则出现水病；⑤自然之水不及则出现干旱，人体之水匮乏则产生燥病；⑥自然之水太过时要加高堤坝或泄洪，人体之水太过时要补土制水或发汗、利小便；⑦自然之水不及时要求雨掘井，人体之水匮乏时要补液生津；⑧自然之水可调节气候，人体之水亦可调节体温；⑨自然之水可以荡涤污垢，人体之水也可驱逐体内邪毒；⑩自然发生火灾时可以水灭火，人体发生热证时可以滋阴降火；⑪自然之水其行向下，人体之水下输膀胱；⑫自然之水可以运载船只，人体之水可以运送营养物质；⑬河道干涸则舟船不行，津液亏虚则大便坚硬难出。这里仅就水与经脉气血循环予以讨论。

（一）水模型与血脉循环

古人对水的循环性早就有所认识，《吕氏春秋·圜道》云："云气西行，云云然，冬夏不辍；水泉东流，日夜不休。上不竭，下不满，小为大，重为轻，圜道也。"雨云从东往西，冬夏不停地运动。雨云西行变为雨，降至地面，再顺着地势（西北高，东南低）自西向东日夜不停地流入大海，海水蒸发再变为雨云。雨云永远不会枯竭（上不竭），海洋也永远不会满溢（下不满），这种小水源变为大海洋（小为大），重水变为轻云（重为轻）的运动，循环往复，永远也不会停止。这就是水的循环之道。《素问·阴阳应象大论》也给出了"地气上为云，天气下为雨。雨出地气，云出天气"的描述。

人体就是一个小天地，那么以天道推人道，则人体血脉气血自然也具有流动性与循环性。如《灵枢·脉度》说："气之不得无行也，如水之流，如日月之行不休，故阴脉荣其脏，阳脉荣其腑，如环之无端，莫知其纪，终而复始。"《素问·阴阳应象大论》云："六经为川，肠胃为海，九窍为水注之气。"《灵枢·痈疽》也指出："夫血脉营卫，周流不休，上应星宿，下应经数。"故日本学者加纳喜光[1]认为与经验性的医疗实践并行，同时，作为生理构造设想了流体通行的经络，这样才演绎成经络概念的。经水是纵贯流通到海之川，落渠是横着与经水连络的沟渠。不单从预防医学方面，而且治水、排水等水利工程用语和经络体系中某种用语的一致性，也超过了单纯的比喻。由此看来，人体中的经脉和络脉从水利工程的思想中产生出来的可能性，是很可能存在的。

在以树为模型建构的经脉理论中，经脉的走向呈现出向心性、各自独立无关系的循行。这种模型难以满足人体气血循环理论建构的需要，为此，古人在循环观念的指导下，对原有的经脉理论加以改造，与固有的血脉观念融合，发展到《灵枢·经脉》手足三阴三阳各有六条经脉，分别离心性与向心性循行，构成了十二经脉首尾相连的循环体系。王玉川[2]对《黄帝内经》气血循环理论的发生研究认为，古代血脉气血循环理论演变可分为三个发展阶段、四种学说。第一阶段为经络树学说的阴阳表里循环论与经水云雨式的循环学说，前者以《灵枢·根结》和《素问·阴阳离合论》所说的三阴三阳六经根结、开合枢，以及《灵枢·卫气》所论十二经标本、气街为主要内容。这种学说中经脉的循行仍然为向心性，营卫气血是以阴出于阳、阳入于阴和里出于表、表入于里的

[1] 小野泽精一.气的思想——中国自然观和人的观念的发展 [M].
上海：上海人民出版社，1990：281-286.
[2] 王玉川.试论经脉气血循环理论的发展演变 [J].北京中医学院学报，14，（2）：6-9.

方式，在阴阳经脉之间和形体表里之间出入循环流动着，并受自然变化的影响，而有白天充盛于肌表，夜晚充盛于内脏的昼夜盛衰规律。经水云雨式的循环理论见于《灵枢》的《九针十二原》《本输》《经水》《玉版》《邪客》等，它是在人身一小天地即小宇宙观念指导下产生的，以大地上的"经水"即大江大河比喻人身的经脉，以地气上腾为云，下降为雨，水流汇集归于河海的过程，比拟气血循环，经脉气血也是以同一方向循行。第二阶段为阴出阳入循环学说，即阳经中的气血，源始于四肢末端，流向六腑而终于五脏；阴经中的血气，源始于五脏，流向躯干而终于四肢末端与阳经交接。此即《灵枢·终始》所言："阴者主脏，阳者主腑。阳受气于四末，阴受气于五脏。"《灵枢·根结》所述手足六阳经脉的根、溜、注、入，也属于阴入阳出的循环理论。第三阶段即十二经首尾衔接的循环学说，《灵枢·逆顺肥瘦》概括为："手之三阴，从脏走手；手之三阳，从手走头；足之三阳，从头走足；足之三阴，从足走腹。"这是经脉气血循环理论发展过程最后阶段的学说。从经脉的走行方向而言，《黄帝内经》中存在着全向心与首尾相接循环两种模式。《灵枢》的《九针十二原》与《本输》所论五输穴之出、溜、注、行、入，《卫气》篇所论之标本，《根结》篇所论之根结，以及《经别》《经筋》篇之经别、经筋的走向，都是向心性的。以《灵枢·经脉》对经脉循行描述部分为代表，包括《灵枢》的《营气》《营卫生会》《卫气行》《逆顺肥瘦》《五十营》等篇，所述经脉走向则均为循环模式。由此可见，经脉走行方向的循环模式，是来源于对气血循环的认识。

（二）水模型与气血运行

《吕氏春秋·尽数》曰："流水不腐，户枢不蠹，动也。形气亦然，形不动则精不流，精不流则气郁，郁处头则为肿为风，处耳则为损为聋。"不仅明确阐述了水的流动性，而且以此类推人体精气乃至生命必须以运动为前提。所以水的流动状态，也是中医学认识气血运行的基本模型。

1. 水之源流与五输穴

《灵枢·九针十二原》提出了五输穴的理论，指出："五脏五腧，五五二十五腧；六腑六腧，六六三十六腧……所出为井，所溜为荥，所注为腧，所行为经，所入为合。"杨上善注言："井者，古者以泉源出水之处为井也，掘地得水之后，仍以本为名，故曰井也。人之血气出于四肢，故脉出处以为井也……如水出井以至海为合，脉出指井至此合于本脏之气，故名为合。"其中人体经气所出，脉气浅小，如水之源头，称为"井"，穴位多位于四肢末端爪甲旁；经气由源头流出后，脉气稍大，如刚出的泉水，称为"荥"，穴位在掌指、跖趾关节之前；经气所注，脉气较盛，如水流由浅入深，称为"输"，穴位在掌指、跖趾关节之后；经气畅行，如水在通畅的河中流过，称为"经"，穴位在腕、踝关节以上的臂、胫部；经气充盛，由此深入，像百川汇合入海，称为"合"，穴位在肘、膝关节附近。由此可见，井、荥、输、经、合五输穴是五脏六腑经脉之气发出与转输的重要径路，脉气自指（趾）端的井穴发出后，由微渐盛，最后汇入本脏大经。这里五输穴正是借用自然界水的流动汇聚，来阐释人体气血在经脉中的运行以及特殊部位的传统医学意义。

2. 泉水雨雾与营卫之气

《灵枢·营卫生会》论营卫之气曰："营在脉中，卫在脉外。"张介宾《类经·经络类》阐释曰："盖营气者，犹源泉之混混，循行地中，周流不息者也，故曰营行脉中。卫气者，犹雨雾之郁蒸，透彻上下，遍及万物者也，故曰卫行脉外。是以雨雾之出于地，必先入百川而后归河海；卫气之出于胃，必先充络脉而后达诸经……经即大地之江河，络犹原野之百川也，此经络营卫之辨。"即以自然界水的不同状态，推论营卫之气的区别及其不同运行状况。

3. 水之流动与气血运行状态

水的流动无外正常、淤阻、外溢三种情况，其中淤阻又可以导致外溢。由此类推出人体血液、津液等的运行输布也有正常、阻滞、外溢三种情况，故气血、津液的通与塞也成为区分生理与病理的标志。《金匮要略·脏腑经络先后病脉证并治》云："若五脏元真通畅，人即安和。"而很多疾病的发生，则与气血、津液等阻塞或外溢有关。《吕氏春秋·达郁》云："凡人三百六十节，九窍五脏六腑。肌肤欲其比也，血脉欲其通也……精气欲其行也，若此则病无所居，而恶无由生矣。病之留、恶之生也，精气郁也。故水郁则为污，树郁则为蠹，草郁则为菁。"认为精气郁结、血脉不通乃病之根源。朱丹溪《丹溪心法·六郁》曰："气血冲和，万病不生，一有怫郁，诸病生矣。故人身诸病，多生于郁。"强调了气血郁滞在发病学上的重要地位。故治疗当"疏其血气，令其条达，而致和平"（《素问·至真要大论》）。王孟英《王氏医案三编》则云："身中之气有愆有不愆，愆则留着而为病，不愆则气默运而潜消，调其愆而使之不愆，治外感内伤诸病无余蕴矣。"中医养生之要在于维持人体气血的通畅，提倡导引行气，以促进精气在人体的升降出入运行，如李时珍《奇经八脉考》言："任督两脉，人身之子午也，乃丹家阳火阴符升降之道，坎水离火交媾之乡……人能通此两脉，则百脉皆通。"任督二脉首尾相接，其气如能贯通，则心肾二脏相交，全身阴阳各脉皆通，故能长寿。内丹术小周天就是推进任督二脉通畅的功法。其他如五禽戏、八段锦、太极拳等，以及针灸推拿、药浴足浴诸多方法，究其主要作用原理，无非是疏通脏腑经络气血，以保持机体旺盛的生命力，达到强身健体、却病延年的目的。

河水的流动速度与水量的大小成正比，以此类推，人体气血的运行亦与气血量的多少密切相关。韦协梦《医论三十篇·气不虚不阻》用河水的运动以说明气的运动曰："气不虚不阻……譬如江河之水，浩浩荡荡，岂能阻塞？惟沟浍溪谷水浅泥淤，遂至壅遏。不思导源江河，资灌输以冀流通，惟日事疏凿，水日涸而淤如故。古方金匮肾气汤乃胀满之圣药，方中桂、附补火，地、薯补水，水火交媾，得生气之源，而肉桂又化气舟楫，加苓、泻、车、膝为利水消胀之佐使，故发皆中节，应手取效。"其对气虚的病机、治法及金匮肾气汤的组方原理做了形象而微妙的阐述。血、津液等人体液态物质的运行更是如此，如血虚往往伴随着血液流动不畅的血瘀病理变化，中医补血的代表方四物汤，由静补的熟地、芍药，加上活血的川芎与补血活血的当归组成，其药物组成属性的动静数之比为 2.5∶1.5，正好反映了这一认知模式。

（三）水系与十二经脉

古人认为，中国境内有清、渭、海、湖、汝、渑、淮、漯、江、河、济、漳十二条河流，各条河流的水文情况各不相同，如《管子·度地》曰："水有大小，又有远近。水之出于山而流入于海者，命曰经水；水别于他水，入于大水及海者，命曰枝水。"以天道推人道，则"地有十二经水，人有十二经脉"（《灵枢·邪客》），《太素·十二水》指出："一州之内凡有十二水，自外小山小水不可胜数。人身亦尔，大脉总有十二，以外大络小络亦不可数。"《灵枢·经水》则有具体的类比，指出："足太阳外合清水，内属膀胱，而通水道焉。足少阳外合于渭水，内属于胆。足阳明外合于海水，内属于胃。足太阴外合于湖水，内属于脾。足少阴外合于汝水，内属于肾。足厥阴外合于渑水，内属于肝。手太阳外合淮水，内属小肠，而水道出焉。手少阳外合于漯水，内属于三焦。手阳明外合于江水，内属于大肠。手太阴外合于河水，内属于肺。手少阴外合于济水，内属于心。手心主外合于漳水，内属于心包。凡此五脏六腑十二经水者，外有源泉而内有所禀，此皆内外相贯，如环无端，人经亦然。"杨上善注曰："十二经水，如江出岷山，河出昆仑，即外有源也。流入于海，即内有所禀也。水至于海已，上为天河，复从源出，流入于海，即为外内相贯，如环无端也。人经亦尔，足三阴脉从足指起，即外有源也。上行络腑属脏，比之入海，即内有所禀也。以为手三阴脉，从胸至手，变为手三阳脉，从手而起，即外有源也。上行络脏属腑，即内有所禀也。上头以为足三阳脉，从头之下足，复变为足三阴脉，即外内相贯，如环无端也。"《灵枢·经水》并根据"经脉十二者，外合于十二经水，而内属于五脏六腑。夫十二经水者，其有大小深浅广狭远近各不同，五脏六腑之高下小大、受谷之多少亦不等"的原理，推论"十二经之多血少气，与其少血多气，与其皆多血气，与其皆少血气，皆有大数"。在临床应用时，根据"其源流远近固自不同"，"而刺之浅深，灸之壮数，亦当有所辨也"（《类经·经络类》）。另外，《难经·二十七难》论奇经八脉说："圣人图设沟渠，通利水道，以备不然。天雨降下，沟渠溢满，当此之时，霶霈妄行，圣人不能复图也。此络脉满溢，诸经不能复拘也。"认为沟渠是通利诸水的路径，人体

大小、深浅、长短不一的经络，在正常情况下，就如同水道
之间彼此产生调节作用。

三、门与经脉关、阖、枢

　　建筑物的特点是具
体直观，为一般人所熟
悉，故可以用作认识人体
生理、病理的模型，比较
典型的如《灵枢·五色》
即以明堂的建筑结构命
名人体面部的不同区域，
有阙、庭、王宫等（图
2-7）。在房屋的局部结构
中，以"门"最为重要。
故门的整体及其构件，在
中医学也常常被作为描
述人体生命活动的自然

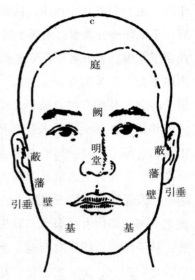

图2-7　面部望诊区域图

模型。就其整体而言，门是人进出房屋的必由之路，中医学
以"门"之形象和功能来类比人体的各种通道，将其命名为
各种"门"，如《难经·四十四难》即有"七冲门"之说，所
谓唇为飞门，齿为户门，会厌为吸门，胃为贲门，太仓下口
为幽门，大肠小肠会为阑门，下极为魄门。就门的构件而言，
主要有门扇（阖）、门轴（枢）与门关，《黄帝内经》即以此
构件的功能阐述三阴三阳经脉在人体的不同作用，在此予以
讨论。

（一）六经关、阖、枢之含义

六经关、阖、枢理论，初见于《灵枢·根结》："太阳为开，阳明为阖，少阳为枢……太阴为开，厥阴为阖，少阴为枢。"该篇与《素问·阴阳离合论》均误为开、阖、枢，王冰注说："开、阖、枢者，言三阳之气，多少不等，动用殊也。夫开者所以司动静之基，阖者所以执禁固之权，枢者所以主动转之微。由斯殊气之用，故此三变之也。"分析王冰原注，则《素问·阴阳离合论》及其注文中的"开"字本当作"关"。"关者所以司动静之基"，意指门闩起着开启和关闭的作用，只有"关"方有此作用，写作"开"就不可能有司开启和关闭两方面的作用。《素问·水热穴论》"肾者，胃之关也"下王冰注："关者，所以司出入也。"可谓其佐证。门户出则开启，入则关闭，正是由门闩所控制。《新校正》亦云："按《九墟》太阳为关，阳明为阖，少阳为枢。"明清乃至现代医家多从"开、阖、枢"加以发挥，都是对原文的误读。

六经关、阖、枢是用门户的各个部件来比拟三阴三阳的气机变化，杨上善认为三阳在人体好比外门，三阴好比内门，各有关、阖、枢。关，即门闩；阖，即门扉；枢，即门轴。以此说明三阴三阳经脉各自的作用及其相互关系，若关、阖、枢损坏则为病态，所谓"折关、败枢、开阖而走"。明代医家汪机在《读素问抄》中阐述甚为得当，他指出："太阳为关……盖言太阳居表，在于人身如门之关，使荣卫流于外者固；阳明居里，在于人身如门之阖，使荣卫守于内者固。少阳居中，在于人身如门之枢，转动由之，使荣卫出入内外也。常三经干系如此，是以不得相失也……后三阴仿此。"

（二）六经关、阖、枢失常的病症及治法

三阳经脉之中太阳为关，也是对卫气在太阳分布及其卫外御邪

功能的一种表述，若邪气侵入太阳，卫气卫外功能失常，则发生急性病症，治疗取之太阳。阳明为阖，又为多气多血之经，主润宗筋，若气血不足，宗筋失养，则易发生痿病，"故痿疾者取之阳明"。少阳为枢，犹如门轴下插于地，且太阳主皮肤，阳明主肉，少阳主骨，《新校正》引全元起注云："少阳者，肝之表，肝候筋，筋会于骨，是少阳之气所荣，故言主于骨。"故少阳"枢折即骨繇而不安于地"，治疗当取之少阳。

三阴经脉之中太阴为关，脾主运化犹如门闩之司开启与关闭，若运化功能失常，仓廪无所转输，则发饮食入而还出，或飧泄食不化的病症，治疗当取之太阴。厥阴为阖，足厥阴肝气损伤则善悲伤，治疗当取之厥阴，《灵枢·厥病》云："厥头痛，头脉痛，心悲善泣，视头动脉反盛者，刺尽去血，后调足厥阴。"可谓其佐证。少阴为枢，足少阴肾经是卫气从表入里、从阳转阴之转枢，卫气入阴后，从"肾注于心"，循行于五脏，故"枢折则脉有所结而不通"，可以出现血脉瘀阻之病症，治疗当取之少阴。

另外，从疾病表里、寒热、虚实的角度而言，李鼎[1]认为阳证和阴证的初起称为"关"（太阳、太阴），阳证极盛或阴证极衰称为"阖"（阳明、厥阴），阳证和阴证的寒热交作称为"枢"（少阳、少阴）。

[1] 李鼎.中医针灸基础论丛[M].北京：人民卫生出版社，2009：87.

第三节　藏象理论与模型化推理

中医学术史上最怪诞的事情，大概莫过于西医学开始传入中国时，我们用中医学人体术语进行翻译，而当西医学在近现代科学技术支撑下快速发展，其话语权超越中医时，中医有关人体脏腑的术语反而不被现代人所能理解，陷入说不清的境地了。从民国时期中西医汇通开始到现代，中医学界一项十分重要的工作，就是试图说清楚中医学脏腑到底是什么，换句话说，就是中医学的科学诠释研究。其中恽铁樵可谓代表性人物之一，他面对人们对中医脏腑认识的质疑，在《群经见智录》卷一中明确指出："故《内经》之五脏，非血肉的五脏，乃四时的五脏。不明此理，则触处荆棘。"又在《生理新语》中说："治医之最要者，非脏腑之形状与位置，乃各脏器交互之关系与功用。明其交互，明其功用，则能知内部之组织，若何便能致病，若何便能健康。继此而推究之，则能知内部患病，则其著于外者当为何状，更验之实验而征信。"由此可见，恽铁樵可谓较早认识到中医脏腑的特征为一种功能模型。中医脏腑是一种思维模型，已经成为当代学者的共识。如杨学鹏[1]明确指出脏腑实际上是古人创造的一个思维模型，古人凭借临床观察对大量病例的体征和症状进行归纳、概括，把人体各个脏器的功用高度浓缩于藏府这个集合。杨洪军等[2]认为，中医藏象思维模式以解剖学为基础，逐渐向功能模拟演化，五行与医学的结合是中医藏象思维模型确立的

[1]　杨学鹏.藏府辨析[J].中国中医基础医学杂志，1995，1(1)：20-22.
[2]　杨洪军，黄璐琦，吕冬梅.论中医"藏象"思维模型及其对系统复杂性研究的意义[J].中国中医基础医学杂志，2003，9(5)：15-17.

标志。

关于模式推理与藏象理论的建构将在第三章中详论，此不赘述。这里仅就藏象理论的演变及其理论建构涉及的较为典型的模型进行讨论。

一、从实体到模型的演变

一般认为，藏象学说是古代医家在长期生活医疗实践中，以古代解剖知识为基础，受中国古代哲学的精气、阴阳、五行理论及其思维方法的影响，运用整体观察、察外知内、取象比类等方法建构的理论体系，是古人将客观所见的形态与主观推理所得的认识结合在一起的产物。这一认识的形成，则经历了从实体到模型的演变过程[1]。

（一）对实体脏器的认识

早在春秋战国时期，古人对脏腑的形态已有了一定的认识。如《史记·扁鹊仓公列传》记载上古俞跗治疗疾病云："乃割皮解肌，决脉结筋，搦脑髓，揲荒爪幕，湔浣肠胃，漱涤五脏。"此案例因系传说，似乎不足为凭，但若着眼于其所论述的解剖程序，则不难发现这一传说背后翔实的解剖知识底蕴，说明当时已积累了一定的解剖学知识。《灵枢·经水》说："若夫八尺之士，皮肉在此，外可度量切循而得之，其死，可解剖而视之。其脏之坚脆，腑之大小，谷之多少，脉之长短，血之清浊……皆有大数。"说明在当时解剖学方法是

---

[1] 李如辉.发生藏象学[M].北京：中国中医药出版社，2003：27-70.

认识人体结构的基本方法。故《灵枢·胀论》有"脏腑之在胸胁腹里之内也，若匣匮之藏禁器也，各有次舍，异名而同处"之论。《灵枢·肠胃》及《难经·四十二难》则详细描述了人体脏腑的解剖形态、重量、色泽、容积等。其中《灵枢·肠胃》记载人体食管长 1.6 尺，大肠与小肠的总长度为 56.8 尺，两者之比为 1∶35.5，与现代解剖学所载长度比 1∶37 基本吻合，可见其记载是符合客观实际的。《难经·四十四难》所论的飞门、户门、吸门、贲门、幽门、阑门、魄门，由上而下顺序介绍了饮食进入人体必经的解剖部位和名称。

文字与概念，是人类对客观事物认识结果的反映，同时也体现了相应的认识方法。汉字造字法有象形、指事、会意、形声 4 种。中医脏腑"心"为象形字，尽管甲骨文 ♡、金文 ♡ 和篆文 ♡ 的字形各不相同，但都是对于实体心脏外部形状不同角度的描摹。中医脏腑中的肝、脾、肺、肾、胆、膀胱、肠皆为形声字，其意符从"月"即肉，强调这些脏腑皆为肉体的组成部分，最初表征的似乎应是实体脏器。《黄帝内经》将脏腑划分为五脏、六腑、奇恒之腑三类，虽然着眼于功能划分，但也是以形态学为基础的，如果古代没有初步的形态解剖知识，中医学就不会有奇恒之腑的名称。

解剖方法在藏象学说形成中的意义，首先是通过解剖观察建立了脏腑器官的概念，尽管最终建立起来的藏象学说不以脏腑器官的解剖形态为指归，但其理论构建却以这些初始解剖概念为起点。其次是解剖实践促进了人们对脏腑生理功能的认识，如心主血脉、肺主呼吸、肾主水液、胃主受纳腐熟、大肠主传化糟粕、胆藏精汁等，都是以解剖知识为基础的。

（二）向功能模型的演变

1.解剖基础上的想象

廖育群[1]指出："脏腑学说是建立在形态与功能两方面认识的基础之上。认识形态依靠解剖，认识功能则依靠想象性的思维。"由于古代医学水平的限制，虽然人们能通过解剖实践直观地看到一些脏器及其通道，但不可能准确认识其功能，故当时的医学家大多只能依靠主观想象去推论其功能。如古人对三焦的认识，即与解剖知识密切相关。在《灵枢》《脉经》《甲乙经》等书中三焦又作"三膲"，"膲"字的意思是肉空或不实，高诱注《淮南子·天文训》膲字为"肉不满"。《素问·灵兰秘典论》说："三焦者，决渎之官，水道出焉。"《灵枢·本输》说："三焦者，中渎之腑也，水道出焉，属膀胱，是孤之腑也，是六腑之所与合者。"渎，《说文·水部》："渎，沟也。"段注："凡水所行之孔曰渎，大小皆得称渎。"在《灵枢·根结》中还能找到一个自注："渎者，皮肉宛膲而弱也。"这里以膲释渎，又以"中渎之腑"释"三膲"，两字互训，可知三膲实乃腹腔中的腹膜脏层包裹脏器外组织所形成的各个部分。由于腹膜脏层不仅包裹许多管道、淋巴结等，而且脂肪丰富，形成了许多中空的"不实之肉"，并因其覆盖在各脏器表面，将其连为一体，所以《灵枢》才说其"是六腑之所与合者"。设想古代医家在察看腹腔内的构造时，除胃、大肠、小肠、肝、脾、肾、膀胱、子宫外，还看

---

[1] 廖育群.重构秦汉医学图像［M］.上海：上海交通大学出版社，2012：246-248.

到了大量的"膲"，故《灵枢·经脉》在论述三焦手少阳之脉的循行部位为"布膻中，散落心包，下膈，循属三焦"；论述心主手厥阴心包络之脉的循行部位为"出属心包络，下膈，历络三焦"。可见三焦腑的所在部位是居于膈下，与膈上毫无关系，此也与腹腔内大量的"膲"的实际分布情况正相一致。故张效霞[1]认为三焦就是指现代解剖学的小网膜、大网膜和肠系膜。从上述三焦的记载来看，古人除通过解剖实践对人体内脏形态进行直接观察外，不可能对六腑三焦做出如此形象的描述。但对于三焦为水液运行通道这一功能的认识，则明显是基于上述解剖认识的推理。《难经》引入元气学说，提出"三焦者，原气之别使也，主通行三气，经历于五脏六腑"（《难经·六十六难》）之说，则是三焦理论脱离具体形态，演变为纯粹的功能描述。

另外，在中医学中常有一类貌似从具体的生理结构出发，用结构说明功能的论述，如孙思邈《备急千金要方·少小婴孺方上》对小儿发育的阐述曰："凡生后，六十日瞳子成，能咳笑应和人；百日任脉成，能自反复；百八十日尻骨成，能独坐；二百一十日掌骨成，能匍匐；三百日髌骨成，能独立；三百六十日膝骨成，能行。此其定法，若不能依期者，必有不平之处。"这里孙氏记载的婴儿各个阶段的发育状况及其时间与实际情况基本符合，其论述中也呈现出结构在前，功能在后的模式，似乎体现了结构决定功能的思想。但究其实质，则并非从实际解剖结构根据出发，其对结构的描述，是在对功能发育的经验认识的基础上做出的思维推论，只是求得一种理

[1] 张效霞.回归中医——对中医基础理论的重新认识[M].青岛：青岛出版社，2006：149.

解和解释。从现代解剖和生理学的角度看，在人体内确实存在着瞳子、髌骨等结构，但这些结构与论述中的功能之间不存在孙氏描述的一一对应关系。由此也说明中医理论具有非结构的模型特点。

2.哲学思想的影响

藏象学说的构建，经历了从实体向功能态演化的过程。在此转化过程中，气、太极、阴阳、三才、四时、五行等模式起了至关重要的作用。它们不仅决定了藏象学说的理论形态，而且也决定了其分析问题的基本思路和方法。李如辉等[1]研究认为，脏腑概念从实体到功能态的演化是在前贤自觉意识中发生的，藏象学说演进过程中研究方法的重大转折——放弃解剖转而采用"以表知里"方法所赋予的功能内涵与初始的解剖概念并非机械的"叠加"组合，而是在气一元论中达成严密的逻辑统一。气的凝聚与弥散运动，即阴与阳之间的相互转化，使解剖概念与功能内涵统一于气这一整体之中，达成了严密的逻辑统一性。从气一元论哲学及中医学的基本特点考虑，当予脏腑概念以功能的界定。此外，如气模式与脏腑之气及其气机升降的气论藏象；太极模式与命门学说的太极阴阳藏象；阴阳模式与脏腑阴阳的划分以及肾阴、肾阳等本体阴阳的认知，形成阴阳藏象；四时模式与时脏相关理论的建构，形成四时五脏藏象；五行模式与五脏体

[1] 李如辉，郭淑芳，刘琪.论气一元论对初始脏腑解剖概念的改造 [J].中华中医药杂志，2014，29（4）：1016-1018.

系及其生克制化关系的确立，建构了五行藏象。张宇鹏[1]对藏象理论框架的研究认为，传统藏象理论体系包括两个子系统，即五行藏象体系与太极阴阳藏象体系。五行藏象体系以《黄帝内经》《难经》所阐述的藏象理论为代表，两汉经学是其最主要的哲学基础，其理论范式为"藏府五行"理论模型，主要内容包括：①以五行理论来规范脏腑，即五脏六腑均分属五行，甚至五脏的数目也是依据五行原则来确定；②五脏平等，循环无端，处于完美和谐状态，并无任何一脏突出；③受"天人相应"学说理论影响，五脏六腑的运动变化规律与天地五行、四时变化同步；④五脏之间也有生克乘侮规律，影响到病机学、治则学等多方面。

太极阴阳藏象体系以明代温补派命门学说为代表，宋明理学是其哲学基础，其理论范式为"命门阴阳"理论模型，主要内容包括：①太极阴阳学说在理论构架中占有主导地位，人体中的阴精与阳气受到充分的重视，同一脏腑内部划分阴阳。②打破了五脏间的平衡关系，建立某一脏腑的主导地位，其他脏腑围绕其重新定位。③命门学说的发展成熟，完成了对五行藏象体系的根本性超越。其研究结果即反映了模式化推理与中医藏象学说演变的关系。

由上可见，医学发展水平的局限以及哲学方法论的引入，导致对解剖学方法的抑制效应以及对初始解剖概念的改造，使脏腑从实体性概念逐渐演变为功能模型性概念。

[1] 张宇鹏.藏象新论——中医藏象学的核心观念与理论范式研究[M].北京：中国中医药出版社，2014：11-13.

二、社会结构模型

社会组织结构是人类较为熟悉的现象，《素问·灵兰秘典论》即以古代中国社会组织结构系统为模型，比拟人体脏腑系统，阐述了人体十二脏腑的功能及其相互之间的协调关系，强调了心在生命活动中的主导地位。

（一）十二脏腑的主要功能

十二脏腑作为人体的有机构成部分，发挥着不同的作用。其中心主宰人体精神意识思维活动，协调各脏腑的生理功能，张介宾说：心"禀虚灵而含造化，具一理以应万几，脏腑百骸，唯所是命，聪明智慧，莫不由之"，故比喻为"君主之官"。肺主气而朝百脉，辅助心脏调畅全身气血和气机，气血的有序运行与之相关，故比喻为"相傅之官"。肺主气，司呼吸，通过宗气控制着人体呼吸、心跳、脉搏等表现出节律性运动，故称"治节出焉"。治节，即正常的节奏、节律。肝主升发条达，藏血而舍魂，既能防御外侮，又能产生智谋，犹如将军，运筹帷幄，智勇兼备，故比喻为"将军之官"。肝与胆相互为用，肝主谋虑，胆主决断，以做出正确的判断，故称胆为"中正之官"。心包犹如内臣，代君行令，主情志喜乐，故称为"臣使之官"。脾胃共同受纳腐熟水谷，化生水谷精微输送全身，滋养形体，犹如贮藏粮食的府库供人类生活之需，故称为"仓廪之官"。肾藏精生髓，以充脑养骨，使人运动强劲，动作精巧，神强聪慧，诚如唐容川所说："盖髓者，肾精所生，精足则髓足，髓在骨内，髓足则骨强，所以能作强，而才力过人也。精以生神……精足神强，自多伎巧。髓不足者力不强，精不足者智不多。"(《中西汇通医经精义·脏腑之官》) 故称为"作强之官"。小肠受纳胃初步消化的食物，进一步分清别浊，精微在脾的转输作用下被吸收而运送至五脏，水液经下焦而转输于膀胱，残渣向下进入大肠，故称为"化物出焉"。大肠将食物残渣化为粪便，排出体外，故称为"传道之官"。三焦具有疏通水道，运行水液的功能，如张介宾谓："上焦不治则水泛高原，中焦不治则水留中脘，下焦不治则水乱二便。三焦气治，则脉络通而水道利，故曰决渎之官。"膀胱贮藏人体代谢后的水液，在肾的气化作用下，变为尿液排出体外，故称为"州都之官"。

君主、相傅、将军、中正、臣使、州都之官建立了一种思维模型，使具体事物某一方面的特征在脏腑上得到凸显；古代虽然没有仓廪、传道、受盛、作强、决渎之官位，但作为一种思维创造的模型，同样可用来阐释脏腑抽象的生理特点。

（二）十二脏腑的相互关系

十二脏腑各因其不同的生理功能，而在整体关系中具有不同的主次地位。但十二脏腑的功能活动不是孤立的，既分工明确，又相互合作，各脏腑之间"相使"协调，是一个统一的整体，共同维持人体的生命活动。故原文强调指出："凡此十二官者，不得相失也。"充分体现了藏象学说的整体观。

在十二脏腑的整体协调关系中，心神主宰着人体整体的生命活动和精神意识思维活动，为五脏六腑之大主，发挥着主导作用。故《素问·灵兰秘典论》篇将心比喻为"君主之官"，能调节各脏腑的功能活动，"主明则下安"，十二官协调，"以此养生则寿"；否则，"主不明则十二官危，使道闭塞而不通，形乃大伤，以此养生则殃"。除该篇外，这一思想在《黄帝内经》其他篇章亦有体现，如

《素问·六节藏象论》云："心者，生之本，神之变也。"《灵枢·邪客》云："心者，五脏六腑之大主也，精神之所舍也。"《灵枢·口问》云："心者，五脏六腑之主也……悲哀忧愁则心动，心动则五脏六腑皆摇。"均强调心在五脏六腑中的主宰作用。

三、方位结构模型

人类对时空的认识，往往成为人类认识其他事物的模型或前见而发挥着基础性作用。而对时间的认识又以空间来分割，故空间方位结构就成了人类认识的最基本模型之一，这种模型化推理也反映在中医藏象理论之中。

（一）四方/中心结构观的形成

人类对方位的认识，大致经历了二方位→四方位→五方位的认识演变过程。王爱和[1]对中国古代宇宙观的研究认为，商代宇宙观是一个四方/中心三维时空结构观，它起到了文化总体结构的作用。氏族群体间的相互政治作用，人类与神灵间的祭祀沟通，都是在此结构中进行。此结构的中心是政治、宇宙观的关键所在，占有中心位置，就意味着获得神界的认可和统治的权力。周继承了商的宇宙观，强化了中心对四方的政治统治，并发展出一套更为有效的君权和管理系统。作为一个文化总体，四方–中心宇宙观涵盖了生活的许多层面，拥有多层意义，称为后世关联宇宙观的核心和基础。由此形

---

[1] 王爱和.中国古代宇宙观与政治文化［M］.金蕾，徐峰译.上海：上海古籍出版社，2011：94-95.

成了中国传统文化尚中的思想，"中"字的字形即来源于立表测影定时与聚众建旗的特殊活动，而立表与建旗都体现着四方之中央的空间思想。葛兆光[1]研究也认为，由天地四方的神秘感觉和思想出发的运思与想象，是中国古代思想的一个原初起点，换句话说，是古代中国人推理和联想中不证自明的基础和依据。它通过一系列的隐喻，在思维中由此推彼，人们会产生在空间关系上中央统辖四方、时间顺序上中央早于四方、价值等级上中央优先于四方的想法……当这种观念延伸到社会领域，就会成为中央帝王统领四方藩臣的政治结构的神圣性与合理性依据。《周易》即具有明显的尚中思想，据黄沛荣《易学乾坤》统计，在《周易》中，二、五两爻吉辞最多，合计占 47.06%，几达总数之半；其凶辞最少，合计仅占 13.94%。这是尚中思想的一种早期表现。《易传》进一步发挥了尚中的思想，除提倡"时中"外，多次称赞"正中""中正""中道""中行"，如《象传》释临卦六五爻辞说："大君之宜，行中之谓也。"六五居中位，象征大君按照中正之道行事，故占吉。

（二）空间结构与五脏的配属关系

五脏与时空配属关系的定型，见于《礼记·月令》《吕氏春秋·十二纪》等有关论述时令、月令的著作中，说明五脏的五行化是根据时令、月令里的时空方位一体化原理比拟而来。《礼记·月令》指出：春"祭先脾"，夏"祭先肺"，中央"祭先心"，秋"祭先肝"，冬"祭先肾"。五脏与时空的对应关系是脾应春、肺应夏、心应中央、肝应秋、肾应冬。其配属原理是根据《礼记·礼运》"死者北首，生者南乡"的原则，人面南而立，按照古人的时空方位观念，

---

[1]　葛兆光.中国思想史［M］.第一卷.上海：复旦大学出版社，2001：19.

肺在上，配南方属夏、火；脾在左，配东方属春、木；肝在右，配西方属秋、金；心居中央以配土；肾在下，配北方属冬、水。对此，东汉郑玄解释说："《月令》祭四时之位，乃其五脏上下次耳。冬位在后而肾在下，夏位在前而肺在上，春位小前，故祭先脾，秋位小却，故祭先肝。肾也，脾也，俱在鬲下，肺也，心也，肝也，俱在鬲上，祭者必三，故有先后焉，不得同五行之气。"郑玄明确指出《月令》里五脏安排是按"上下次耳"来的，却不清楚《月令》正是战国时正宗五行体系，到东汉时五脏与五行的对应关系，有过一次重大变化，因而说"不得同五行之气"。唐·孔颖达对五脏与时空的配属原理，则从畜牲的三牢（牛、羊、猪）祭礼，以动物的头首向南，摆于祭礼上的方位而论："所以春位当脾者，牲立南首，肺祭在前，而当夏也；肾最在后，而当冬也；从冬稍前而当春，从肾稍前而当脾，故春位当脾；从肺稍却而当心，故中央主心；从心稍却而当肝，故秋位主肝。此据牲之五脏所在而当春、夏、秋、冬之位也。"虽然郑玄、孔颖达注疏有人、牲之别，但两者的共同点在于用实体脏器对应时空方位以祭祀。郭瑨等[1]从隐喻认知的角度研究人体水代谢时，认为土壤与胃、植被与脾、天空与肺、河流湖泊与膀胱形成了类比映射关系。而在论述选择脾、肺的原因，则借用了上述五脏时空配属关系，认为肺在南方居于上，可以据此将肺与天空相对应；脾属木，而植物在水循环中具有重要作用，

[1] 郭瑨，贾春华，赵勇.基于隐喻结构理论的中医水代谢分析[J].世界中医药，2016，11（11）：2240-2247.

植被茂盛的地方水气较重，那么脾与自然物相对应的应当是地表植物。很明显有将五脏实体－时空配属与五脏功能－五行配属混为一谈的嫌疑。

（三）中央－脾土配属模式的形成

中央－脾土的配属关系，可以说是人的社会、自然经验与生命体验的完美结合，而不仅仅是五行学说的内容。虽然在 1 世纪前后，五脏与五行的配属关系，从实体脏器的五行方位配属，发展到了五脏功能的五行特性配属[1]，形成了现在流行的肝木、心火、脾土、肺金、肾水模式，但在五行模式中，五脏的地位平等，不可能推演出重视脾土的思想。从中国古代社会经验的角度而言，尚中思想无疑与四方／中心结构观有关，已如上述。从自然经验的角度而言，则与中国传统的农业生产有关，农耕社会的食物主要来源于土地，土地是最重要的生产资料。"土"作为农耕时代物质生活资料生产的基本物质条件，是人们生于斯、长于斯、作息居止于斯而不可须臾分离的生存的自然根基，由此也孕育了人们对万物生长的土地的崇拜，集中表现在古时就流行于皇家和民间的祀地、祭土地神的仪式。从人的生命体验的角度而言，古代在缺乏其他途径供给人体营养的情况下，饮食水谷就成为人体营养物质供给的唯一来源，况且疾病情况下口服作为治疗用药的主要途径，也要经过脾胃而发挥作用。因此，脾胃的功能正常与否，对人体生命活动而言就成为决定性因素。如《素问·平人气象论》云："平人之常气禀于胃，胃者平人之常气也。人无胃气曰逆，逆者死。"李中梓《医宗必读》卷一说："盖

---

[1] 邢玉瑞.《黄帝内经》研究十六讲［M］.北京：人民卫生出版社，2018：187-193.

婴儿既生，一日不再食则饥，七日不食则肠胃涸绝而死。《经》云：安谷则昌，绝谷则亡。犹兵家之饷道也，饷道一绝，万众立散，胃气一败，百药难施。一有此身，必资谷气，谷入于胃，洒陈于六腑而气至，和调于五脏而血生，而人资之以为生者也。"《黄帝内经》及后世医家也正是从这一角度，来强调胃在人体的重要性。

　　正是基于上述三点认识，古代医家建构了中央–脾土模式，《素问·太阴阳明论》最早做了完整的表述："脾者土也，治中央，常以四时长四脏，各十八日寄治，不得独主于时也。脾脏者，常著胃土之精也。土者，生万物而法天地，故上下至头足，不得主时也。"《素问·玉机真脏论》则云："脾为孤脏，中央土以灌四傍。"这种思想，早在《管子·四时》已有所述："中央曰土，土德实辅四时入出。"一方面，由于土养万物，故不独主一个时令，而旺于四季；另一方面，土配方位之中央，中央以统驭四方；此外，五行要与一年时令固定相配，一年三百六十天要以五平均分配，则每一行各主七十二日。此说虽然将四个十八日即七十二日分配于脾土，似有固定时日相配，但其实质则在于强调脾土的重要性。由于土能生养万物，春、夏、秋、冬四时皆靠土养，故四时之中皆有土气；而脾主运化，转输水谷精微以营养全身脏腑组织，故五脏中皆有脾胃之气。因此，周慎斋《慎斋遗书》中提出"心之脾胃，肝之脾胃，肺之脾胃，肾之脾胃，脾胃之脾胃"的说法，并指出："诸病不愈，必寻到脾胃之中，方无一失。何以言之？脾胃一伤，四脏皆无生气，故疾病日多矣。万物从土而生，亦从土而归。补肾不若补脾，此之谓也。"张介宾着眼于临床正确处理脾胃与其他脏腑的关系，指出："故善治脾者，能调五脏，即所以治脾胃也。能治脾胃，而使食进胃强，即所以安五脏也。"（《景岳全书·杂证谟》）清·王三尊《医权初编》亦说："凡饮食先入于胃，俟脾胃运化……若脾胃有病，或虚或实，一切饮食药饵，皆不运化，安望精微输肺而布各脏耶？是知治病当以脾胃为先。"均强调了调理脾胃在临床疾病诊治中的重要作用。

另外，杨晓媛[1]从隐喻认知的角度，研究了"土"作为始源域对中医脾胃理论及其相关治法建构的影响：从"土"类推脾胃的功能，主要有土生万物——脾胃化生气血营养四肢百骸、土化万物——脾胃化水谷、土输养分——脾运水湿散精微、土调节水体——脾统血；从"土"类推脾胃的病机，主要有土壤贫瘠不用——脾胃虚弱、土壤壅滞——胃强脾弱、土受水害——湿困脾胃；从"土"类推脾胃病证的治法，主要有土壤施肥灌水——补养脾胃气阴、天阳升腾土气——升发脾阳、疏松土壤——和降胃气、利土壤之水涝——化脾胃之湿、休耕及去除土壤杂草——"损谷则愈"。对理解和运用中医脾胃理论虽多有启发，但亦不乏牵强附会之处。

第四节　病因病机学与模型化推理

中医病因病机学主要研究疾病发生、演变的原因、机制与规律。由于历史的局限以及思维方式的影响，传统中医学对病因、病

[1] 杨晓媛.一个以"土"为始源域的中医概念隐喻认知系统的研究[D].北京：北京中医药大学，2013.

机的认识主要以临床表现为依据，通过分析病证的症状、体征来推求病因、病机，这种方法称为"辨证求因"或"审证定机"，类似于现代所谓溯因推理，即寻求解释性假说的过程，是一种生成一个新假说的推论性的创造过程。在此过程中，气、阴阳、四时、五行等中医学常用推理模式也贯穿始终，将专门在第三章讨论，这里主要就病因病机学中所涉及的主要推理模型进行讨论。

一、六淫病因模型的创建

《素问·至真要大论》说："夫百病之生也，皆生于风寒暑湿燥火，以之化之变也。"明确了六淫的范畴，成为后世论述六淫病因的基准。然人类对于六淫病因的认识，大致经历了从实体到模型的演变。

（一）六淫实体病因

人类对于外界事物的认知与身体经验体验有着密不可分的关系，在古代缺乏对病因认识的现代科学手段的情况下，凭借直观经验人们会发现季节气候、地理条件等生活环境与发病密切相关，自然就从疾病与生活环境的直接联系上去认识病因。如《素问·金匮真言论》曰："故春善病鼽衄，仲夏善病胸胁，长夏善病洞泄寒中，秋善病风疟，冬善病痹厥。"即阐述了季节气候变化与人体发病的关系。《素问·异法方宜论》指出：东方地区的居民，由于濒临大海，食鱼盐较多，因而多患痈疡；西方地势高风多，水土刚强，因而居民身体强健，其病多从饮食情志不调而生；北方地高风大寒冷，居民游牧，脏寒多生胀满等病；南方炎热阳盛，地势低，水土弱，居民多生挛痹；中原地势平坦，湿气盛，居民多患痿厥寒热等病症。

季节气候和地理条件对发病的影响，启发人们从自然环境中寻找病因的物质因素，如"冬善病痹厥"，而冬天的最大特点是气候寒冷，人们很自然地认为"寒"是痹、厥的病因。由于感冒发热最明显的体验是受凉，古人即认为感受寒邪是发热的病因，故《素问·热论》言："人之伤于寒者，则为病热""今夫热病者，皆伤寒之类也"。张仲景根据此说，认为所伤之寒为病因，发热则是因寒所致的症状，于是按其病因对疾病命名，用伤寒概称所有的外感发热病证，将其著作命名曰《伤寒论》。再如人们若长期生活在潮湿的地方，或在水中作业，常会出现头重如裹，四肢酸沉，胸闷体困等症，于是人们就联想到湿气是这些症状的原因。经过长期的观察总结，人们将自然环境因素归纳为风、寒、暑、湿、燥、火六类，并建立起六类病因与若干病症的联系，即形成了具有实体性质的六淫病因。

（二）六淫病因模型

六淫实体病因虽然对指导疾病的预防有一定的价值，但难以全面解释发病现象（如气候正常情况下的发病），不能深入说明病因的性质，不能满足控制疾病的需要。在此情况下，古人采用了模拟或者说隐喻的方法，以自然界风、寒、暑、湿、燥、火六类气候变化为模型或始源域，将人类通过对"六气"的身体体验获得的普遍常识，投射到人体疾病状态下六组病因的目标域之上，从而建立起六种病因模型[1、2、3、4、5]。如自然界的风有利于水分的蒸发、风越往高处风速越大、风动不居、风吹物动、变化多端；故当人体疾病状态下出现腠理开泄汗出、头面症状、病位游移不定、变化迅速无常、症状动摇不定等现象时，与自然界风的特征相似，即认为乃风邪致病。再如自然界的气候寒冷，可使水体冰冻、物体收缩、土地冻裂等，故当人体疾病状态下出现寒冷现象，腠理、肌肉、筋脉、血脉等收缩挛急，血脉运行不畅，不通则痛等现象，与自然界寒的特征相似，即认为乃寒邪致病。又如自然界湿气过度，可使温度下降、重浊、黏滞、趋下，甚至发霉腐烂，让人有秽浊不净之感，故当人体疾病状态下出现阻气伤阳的头昏、胸闷、脘痞腹胀，或肢体沉重、头重如裹，排泄物黏滞不爽，舌苔黏腻不洁，下肢水肿、带下、泄泻、小便浑浊等下部症状时，与自然界湿的

[1] 贾春华.一种以身体经验感知为基础形成的理论——以"六淫"中的风为例分析中医病因的隐喻特征[J].世界科学技术——中医药现代化，2011，13（1）：47-51.

[2] 谷浩荣，贾春华.基于原型范畴理论的中医"六淫"概念隐喻研究[J].世界科学技术——中医药现代化，2011，13（6）：1091-1094.

[3] 谢菁，谷浩荣，贾春华.从认知语言学角度探讨中医六淫概念隐喻——以湿邪概念为例[J].中医药学报，2012，40（3）：3-6.

[4] 刘惠金，贾春华.从隐喻认知角度探究中医之"火"的概念内涵[J].世界科学技术——中医药现代化，2012，14（5）：2087-2091.

[5] 杨晓媛，贾春华."寒""热"在温度感觉与中医学之间的概念隐喻[J].世界科学技术——中医药现代化，2015，17（12）：2497-2401.

特征相似，即认为乃湿邪致病。

由上可见，古代医家经过长期观察环境因素对症状变量的影响，发现反映在人体可辨状态中，具有约束性的变化趋势主要有六种，并采用模拟方法建立了它们的模型，这就是风、寒、暑、湿、燥、火六淫。故六淫概念的确立，究其实质，是采用把致病因素与机体反应结合起来研究病因的方法，是以自然界风、寒、暑、湿、燥、火六种气候变化的不同特征，与人体疾病情况下的临床表现相类比，寻找二者之间的相似关系，以确立病因的名称，虽然仍然包含着六种气候因素的意义，但从主要方面来看，它是标示能够使人体产生六类证候的病因符号，是依据人体证候特点对多种实体病因的六种综合归纳，是以机体整体反应性为基准的关于外界病因的综合性功能模型。从临床实践看，六淫致病除气候因素外，还包含了生物（如细菌、病毒等）、物理、化学等多种致病因素作用于机体所引起的病理反应。

二、树模型与病因病机

《灵枢·五变》以斧斤伐木为喻，论述体质与发病的关系，指出："一时遇风，同时得病，其病各异，愿闻其故。少俞曰：善乎哉问！请论以比匠人。匠人磨斧斤，砺刀削，斫材木。木之阴阳，尚有坚脆，坚者不入，脆者皮弛，至其交节，而缺斧斤焉。夫一木之中，坚脆不同，坚者则刚，脆者易伤，况其材木之不同，皮之厚薄，汁之多少，而各异耶。夫木之早花先生叶者，遇春霜烈风，则花落而叶萎；久曝大旱，则脆木薄皮者，枝条汁少而叶萎；久阴淫雨，则薄皮多汁者，皮溃而漉；卒风暴起，则刚脆之木，枝折杌伤；秋霜疾风，则刚脆之木，根摇而叶落。凡此五者，各有所伤，况于人乎！黄帝曰：以人应木奈何？少俞答曰：木之所伤也，皆伤其枝，枝之刚脆而坚，未成伤也。人之有常病也，亦因其骨节皮肤腠理之不坚固者，邪之所舍也，故常为病也。"这里以树木作为模型，类推人体发病情况，指出同一棵树，其阴面阳面的坚脆程度不同，所以同样用刀砍伐，受伤的程度各不相同。如果砍到树杈交节的地方，反而会损坏刀刃。而不同的树木，由于木质各异，因而遭受同样的灾害，受伤的情况也不一样。树木如此，人亦如此。由于人体质的差异，决定了不同的人虽然一同感受邪气，他们所患疾病的种类和轻重都有所不同。清·吴德汉《医理辑要·锦囊觉后篇》说："要知易风为病者，表气素虚；易寒为病者，阳气素弱；易热为病者，阴气素衰；易伤食者，脾胃必亏；易劳伤者，中气必损。须知发病之日，即正气不足之时。"明确指出体质类型决定发病的倾向性。《医宗金鉴》进一步发挥说："六气之邪，感人虽同，人受之而生病各异者，何也？盖以人之形有厚薄，气有盛衰，脏有寒热，所受之邪，每从其人之脏气而化，故生病各异也。是以或从虚化，或从实化，或从寒化，或从热化。"

三、水模型与病因病机

（一）六淫对经脉气血运行的影响

《素问·离合真邪论》曰："夫圣人之起度数，必应于天地，故天有宿度，地有经水，人有经脉。天地温和，则经水安静；天寒地冻，则经水凝泣；天暑地热，则经水沸溢；卒风暴起，则经水波涌而陇起。夫邪之入于脉也，寒则血凝泣，暑则气淖泽，虚邪因而入客，亦如经水之得风也，经之动脉，其至也亦时陇起。"这里首先指出人身是小宇宙，与天地宿度经水相应，故可以通过天之星宿、地之河水运行的类比，以得知人身气血的流动规律及其状态。其次，自然界水的流动会受到气候变化的影响，那么人体气血的运行也会受到风、寒、暑热等邪气的影响。所谓"经之动脉"者，张志聪云："谓经血之动于脉也。言虚风之邪，因而入客于经，亦如经水之得风，其至于所在之处，亦波涌而陇起。"故可以通过切脉得以了解。《灵枢·刺节真邪论》则从"人参天地"的角度阐述了寒热对人身气血的影响，所谓"阴阳者，寒暑也，热则滋雨而在上，根荄少汁。人气在外，皮肤缓，腠理开，血气减，汁大泄，皮淖泽。寒则地冻水冰，人气在中，皮肤致，腠理闭，汗不出，血气强，肉坚涩"。

（二）水模型与津液病机

自然界水的异常变化，大致可以概括为缺少导致干旱、降雨过多的洪涝灾害以及水道阻塞不通三种情况。①自然界的水能够滋润万物，干旱则花草树木失去水的滋润而枯萎。人体的津液能够滋养脏腑经络肢体关节，如《灵枢·决气》言："谷入气满，淖泽注于骨，骨属屈伸，泄泽，补益脑髓，皮肤润泽，是谓液。"津液不足则可导致皮肤、口、鼻、舌、咽干燥，小便减少，大便干燥，甚或形瘦肉脱，皮肤毛发枯槁等燥证。②洪水泛滥可导致花草树木不能生长，长期浸渍甚或腐烂死亡。人体水液泛溢则会导致水肿，如《素问·水热穴》言："肾者，胃之关也，关门不利，故聚水而从其类也。上下溢于皮肤，故为附肿，附肿者，聚水而生病也。"③水道不通则水液淤积、腐败变质，甚或泛滥成灾。三焦为人体水液运行的通道，其实质则是由肺、脾、肾等脏的协同作用来完成。人体水液输布、排泄之道不通畅，则会产生水湿、痰饮等病理产物，也可水湿泛溢而发生水肿。故张介宾《类经·藏象类》说："上焦不治则水泛高原，中焦不治则水留中脘，下焦不治则水乱二便。"人体精、血的病机也可以此类推。

另外，刘惠金等[1]从隐喻认知的角度阐述了自然之火与人体之火的生理、病理联系，指出：自然之火的光，明亮灵动，驱逐黑暗、指引前进；人之心神，灵动机敏，引导生命活动正常运行。自然之火色赤而润泽；人体气色红润为健康之色。自然之火温煦大地以养育万物；人体之火温煦脏腑以生养命根。自然之火加热作用可烹饪食物，腐熟转化；人体之火助脾胃腐熟运化，消化吸收。自然之火参与植物生化以肥沃土壤；人体"益火补土"使后天脾胃强健。自然之火促进生产或运动的产生和运行；人体之火推动气血，是生命的动力之源。自然之火不及则昏暗不明，或潮湿不干；人体之火不及则色泽黯淡，或水邪泛滥。自然界风火相因；人体病理上风火互患。自然之火不及则运化不足，水汽不蒸，煮食不化；人体之火不足则运化无力，下利清谷，手足不温。自然之火太过则江湖干涸，土焦木枯；人体之火太过则津液耗损，肠道不润，舌燥口干。自然之火太过则汁液蒸腾，空气燥热；人体之火太过则大汗出，举身蒸热。自然之火不及则天寒地冻，河流冰封；人体之火不足则虚寒不温，脉象沉迟。究其实质，也可以说大多是以自然之"火"为模型，来认识

[1] 刘惠金，贾春华.一个以"火"为始源域的中医概念隐喻认知系统[J].中华中医药杂志，2013，28（11）：3158-3162.

人体阳气的生理与病机变化。

第五节 临床诊治与模型化推理

基于气、阴阳、三才、四时、五行等模式建构的中医藏象、经脉理论，以自然界六种气候变化为模型建构的六淫病因理论等，决定了中医临床诊治疾病不可能探寻人体器官的实体病理变化，其对疾病的诊断、治疗只能采用模型化推理的方法。

一、证与模型化推理

一般认为辨证论治是中医学的诊疗特点，其中证是病机的概括，病机是证的内在本质，证候是证的外候。证具有个体差异性、时相性、空间性和动态性特征。从模型化推理的角度而言，证可谓是古人所建构的辨识疾病的模型，它是古人在无数实践经验的基础上，基于外观的生命现象的不同，从整体上把握人体内外各部分的联系，对收集到的各种病象进行思维推理而产生的一种思维模型，是从整体的、动态的与功能的角度，揭示人体病理变化的综合性动态病理模型。如国医大师陆广莘[1]所言：辨证求本，是对证的出入信息的"中介主体"的模型识别。外感病历代有六经、三焦、卫气营血和病邪传变等模型；内伤病历代有阴阳辨证、脏腑辨证、气血津液辨证和经络辨证。这不同于以"识病求本"的、以病因病理病位为基础

---

[1] 陆广莘.中医学之道——国医大师陆广莘论医集［M］.增订版.北京：人民卫生出版社，2014：401.

的疾病分类学的疾病本源论。邱鸿钟[1]认为中医之证是基于中医藏象学说语境下以症状和体征为知觉要素的一种意指结构，而非一种疾病的实体。因此，关于检验中医之证为真的标准不可能在现代医学那里找到。由此可见，中医传统的八纲证、六经证、卫气营血证、三焦证、脏腑证、经络证、气血津液证、病因证等，均属于思维模型的范畴。

王志康[2]从人类自然的认知机制出发，对中医诊断的模型化推理有较为深入的研究，他认为中医的理论，实际上就是一大堆相互之间具有一定关联的模型，这些模型是被哲理化了的直观的思维事物（层次不同的哲学模型）。在中医这个复杂的模型系统中，大大小小的模型之间相互交错甚至重叠，具有一定层次结构，不同模型的要素之间有特定的对应关系。中医诊断所需的推理过程就完全凭借这样一个模型系统来完成。中医模型系统第一个层次上的模型有"阴阳""五行"和"气"等，它们是中医模型系统中的基本组成部分，具有统率其他模型的作用和地位。第二个层次是关于人体局部的组成和局部变化的模型。通常这些模型不是固定的，它们可能是因人而异事先储存在医师头脑中的一些直观的思维事物，也可能是医师们即时通过联想而构建起来的思维事物。第三个层次是一些更加具体的模型，针对具体的现象。例如，气血、汗液、脉象变化及各个部位的痛痒，发冷、发热等，这些可

[1] 邱鸿钟.中西医比较的现象学解释 [J].医学与哲学,2016,37(6A):9-11.
[2] 王志康.回归自然的认知策略——中医诊断的模型化推理及其方法论启示 [J].自然辩证法通讯, 2009, 31 (3): 26-31, 25.

133

凭直觉和观察把握的现象，对其做出解释或判断就往往依据同类的现实事物，在现代科学方法论中我们称这种推理方式为模拟。

中医诊断就是寻找或构建一个（些）能够表明病人身体状况的模型，然后依据模型推断导致病人身体状况的原因，以及确定施用的药物和治疗的方法。对于中医，特别是古老的中医来说，人体的内部结构及机制基本上是黑箱，对于人体内部的变化往往用对体外事物观察的结果去解释。中医以自然、社会事物之间的联系为模板对黑箱模型进行"思维操作"。中医诊断思维是一个溯因推理的过程，先以现实中的直观事物为原型，事先在头脑中为推理准备好许多备用的思维模型，其中，归纳、演绎、类比、隐喻、猜测等各种方法均可能被应用。然后，通过反复的搜索（思维模型的直观转换）确定那些符合解释结果（现象）的模型，于是建立起一系列可供进一步选择的假说。因为存在着许多在逻辑值上等价，有同等解释力的假说，所以，真正有创造力的推理发生在最后，即对一个假说的锁定。中医的策略是将锁定假说的任务交由另一个（些）直观模型来解决。通过有限步骤的倒退的选择，假说被逐级锁定，直到有了满意的结果。实际上，这是一种被颠倒过来、倒着进行的三段论演绎推理，直观模型的转换使这种推理的有效性具有了保证。中医诊断的推理过程可示意如下（图2-8）。

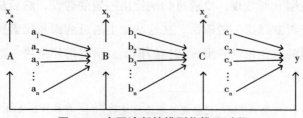

图2-8　中医诊断的模型化推理过程

y 表示四诊的结果，即病人身体的外部显现状态（已知）；x_c、x_b、x_a 表示病人身体内部不同层次的状态（未知）。C、B、A 等表示来自综合性事物的较大的直观思维模型。c_n、b_n、a_n 等为来自特殊的具体事物的较小的直观思维模型。通过 C、B、A 锁定 c_n、b_n、a_n，一旦 c_n、b_n、a_n 被锁定，c_n 转化为 C；b_n 转化为 B；a_n 转化为 A。

中医依据直观的模型规定各种药物的属性和功效，如此药物也被模型化。对中医来说，所谓治疗就是使得病人身体内外由原来失衡、不和谐的状态恢复和调整到平衡与和谐的状态。施药和治疗的思维或推理过程，实际上就是中医对自己头脑中通过诊断所得到的关于病人身体状态的那个隐喻的事物或模型所进行的一种主观操作。操作的依据是原型所提供的直观事理。但是，由于用作推理的直观事物（模型）与药物的物理化学性质之间的关系处于未知状态，所以中医施药与治疗往往要与经验的结果相结合，部分依赖于经验的结果，有时甚至要跳过思维诊断过程直接将病症与药物联系在一起。

陈来成[1] 研究认为，科学发现的认识首先开始于观察材料，其表现为黑箱，人们不了解其内在机制，为了对这内在机制有所发现，要通过归纳提出一定的假设，然后从假设出发再演绎出一般解法。在这基础上通过溯因来探索所观察现象的内在机制并形成相应的模型，所得的模型再与观察事实

[1] 陈来成. 模型化推理与理论的建构 [J]. 自然辩证法研究，2005，21（12）：18-21.

反复比较，由此发现模型中的错误，进而导致假设的修改和对模型可信任程度的认识。这样反复多次，通过最优化过程就可建立一个能解释观察现象并与原型具有确定的语义联系的模型。模型化推理是在分析和综合的基础上运用归纳、演绎、溯因和比较等逻辑方法实现的。此虽然是对模型化推理与理论建构关系的揭示，但同样也说明了中医临床诊断思维中模型化推理的过程与机制。

二、树模型与临床诊治

在"经脉理论与模型化推理"一节，我们已经提到树模型与标本、本末概念的关系，这些概念除与经脉理论建构有关外，亦涉及中医对疾病的诊治问题。

（一）经脉标本与疾病诊治

在树模型与经脉理论形成的讨论中，已经提到经脉标本与卫气的分布有关。掌握卫气经脉标本的分布与活动规律，对于指导疾病诊治有着重要的价值，所谓"能知六经标本者，可以无惑于天下"。标本之说不仅能使医生了解"得病之高下"，病患的部位在于何处，而且还能借以了解病证的虚实，以"知补泻之所在"，利用卫气的聚散，或取标，或取本，或标本兼施加以治疗等。如《灵枢·经脉》曰："脉之卒然动者，皆邪气居之，留于本末。不动则热，不坚则陷且空，不与众同，是以知何脉之动也。"这里"不动则热"应作"不寒则热"，原文意为按循上下标本脉，若见脉处皮肤或寒或热，或脉之坚盛或虚陷等与其他脉不同的脉象，则知此脉变动，即为"有过之脉"。具体而言，下部"本"脉虚（陷下，或细小，或不动）则寒，下部"本"脉实而满则热；上部"标"脉虚则眩晕，上部"标"脉实而满则热痛。治疗当分别取其"本"与"标"脉动之处施以针灸、按跷等补泻措施。如《灵枢·厥病》云:"厥头痛,头痛甚,耳前后脉涌有热(一本云有动脉),泻出其血,后取足少阳。"《灵枢·卫气》论足少阳脉标本云:"足少阳之本,在窍阴之间,标在窗笼之前。窗笼者,耳也。"《备急千金要方·肝脏脉论》曰:"窗笼者,耳前上下脉,以手按之动者是也。"可见"耳前上下动脉"乃足少阳之标脉。故《灵枢·厥病》所论针刺方法为:头痛而足少阳标脉盛,标脉处皮肤热者,则先刺标脉,后刺本脉——足少阳脉口。又如《素问·缪刺论》曰:"耳聋,刺手阳明,不已,刺其通脉出耳前者。齿龋,刺手阳明,不已,刺其脉入齿中,立已。"此则先取本脉之手阳明脉口,不愈再刺手阳明之标脉,为先本而后标之例。

(二)标本概念泛化与临床诊治

源于树模型的标本概念,从最初的经脉标本含义,被引申为针对复杂多变的病证中诸因素区分主次、本末、轻重、缓急,并分析其关系之演变,以确定治疗措施的一种治则。所以,标与本作为相对的概念,在不同场合,可以有不同的具体含义。就疾病过程中的正与邪而言,则正气为本,邪气为标;就病因与症状而言,则病因为本,症状为标;就发病之先后而言,则先病、原发病为本,后病、继发病为标;从病变部位来说,则内部脏腑为本,外部体表是标;就医患关系而言,则病人为本,医生为标。在复杂的病证中,运用标本理论找出主要矛盾或矛盾的主要方面,分清主次关系,区别轻重缓急,从容施治,有纲举目张的指导性作用。故《素问·标本病传论》说:"知标本者,万举万当;不知标本,是谓妄行。"标本治则的具体运用，可分为以下几种情况。

1. 病症急重时标本治则的运用

（1）标急则先治其标。《素问·标本病传论》言："先病而后生中满者，治其标。"又说："小大不利，治其标。"认为中满胀闷、二便不利是腑气不通，如此，则水谷难入，药食难纳，邪无去路，为比较急重之标病，应先治之。又如旧疾复添新病，新病较急，就当先治其新病，除去枝蔓，为其治本创造有利条件。如《金匮要略·脏腑经络先后病脉证治》说："夫病痼疾，加以卒病，当先治其卒病，后乃治其痼疾也。"

（2）本急宜先治其本。《伤寒论》93 条说："伤寒医下之，续得下利清谷不止，身疼痛者，急当救里；后身疼痛，清便自调者，急当救表。救里宜四逆汤，救表宜桂枝汤。"就表里同病而言，表病为标，里病为本，伤寒身痛不治其表而先治其里，是因误下伤及脾肾阳气，本急于标，本当急治；待阳复里和，与邪抗争于外，再顺势解表，标从缓治。

（3）标本俱急应标本同治。《伤寒论》168 条说："太阳病，外证未除，而数下之，遂协热下利，利下不止，心下痞硬，表里不解者，桂枝人参汤主之。"此太阳表邪未解，复因数下虚其脾胃，痞利兼作，此时治表则遗里，治里则遗表，故当标本兼治。又如热病过程中，大便燥热不解，热结阴亏，实热内结为邪盛标急，阴液已伤为正虚本急，因此治疗应当用增液承气汤以泻热攻下与滋阴养液标本同治。

2. 病症缓和时标本治则的运用

临床许多疾病的慢性迁延阶段，或一旦起病就表现为慢性经过，或在急性病的恢复期，或处于后遗症阶段，病势多较缓和，其标本治则的运用，应视具体情况而分别对待。如肺痨咳嗽，痨虫感染致机体肺肾阴虚或气阴两虚为本，咳嗽、低热、痰中带血等症为标，在治疗上，除施用抗结核药外，多采用滋补肺肾之阴，或气阴双补以治其本，则其标病可随之消失，此亦被称为缓则治其本。脾虚失运，导致食滞，可先予理气消导，然后调补脾气，此为先治其标。中风恢复期或后遗症期，如属气虚血瘀，本虚标实者，治当补气以治本，活血化瘀以治标，标本兼顾。

由于疾病的复杂性与演变性，标本所标示的矛盾主次关系常可转化。明·盛启东《医经秘旨》说："治病当知标本矣。然犹不可不知标中之标、本中之本。如脾胃虚而生湿热，是虚为本，湿热为标也。至湿热下流，膀胱之气化不利，是湿热为标，气化不利为标中之标。至气化不利，逆而上行，嗌塞喘逆，又标中之标也。推此逆求之，则本中之本亦可得矣。"所以，治标与治本，当掌握病机立体网络的标本层次及纵横关系，理清因果关系、病机与症状的相互关系等，分清主次缓急，灵活运用标本治则，以提高治疗的主动性和灵活性。

另外，《黄帝内经》还提出医患标本的问题，认为病在先，医在后，医生采用的治疗方法都要通过病人起作用，故《素问·汤液醪醴论》言："病为本，工为标，标本不得，邪气不服。"杨上善云："风寒暑湿所生之病以为本也，工之所用针石汤药以为标也。"

三、水模型与中医治法

针对水模型与病因病机的联系，结合人类治水的经验以及日常生活涉及的水的体验，就可以推演出一系列相关的治疗方法。如阴液不足的燥证治以滋补阴液，水液泛溢的水肿治以发汗、利尿或泻下利水，痰湿阻滞者治以化痰利湿等。岳美中[1]解释一味茯苓饮治发秃取效的机理，认为发秃的形成，多因水气上泛巅顶，侵蚀发根，使发根腐而枯落。茯苓能上行渗水湿，而导饮下降，湿去则发生。很明显就是基于有关水的日常生活经验的推演。下面再列举几例相关治法。

（一）寒热变化与气血调治

《灵枢·刺节真邪论》从人脉亦如水流的角度，阐述疾病治疗曰："善行水者，不能往冰；善穿地者，不能凿冻；善用针者，亦不能取四厥；血脉凝结，坚搏不往来者，亦未可即柔。故行水者，必待天温冰释冻解，而水可行，地可穿也。人脉犹是也，治厥者，必先熨调和其经，掌与腋、肘与脚、项与脊以调之，火气已通，血脉乃行，然后视其病，脉淖泽者，刺而平之；坚紧者，破而散之，气下乃止，此所谓以解结者也。"杨上善注言："若行水穿地者，必待春夏也。冬月用针者，须姜、椒、桂、酒之巾，熨令经脉淖泽调适，然后可行针。凡两掌、两腋、两肘、两脚、腘膝、项之与脊、□之□□经脉所行要处，熨通脉道也。"这里不仅从气候变化对水流的影响，推演出寒热变化对人体气血的影响，还进一步推论出因时制宜的调治原则，以及创造条件以调通气血的方法。

[1] 中医研究院.岳美中医案集[M].北京：人民卫生出版社，1978：149.

（二）病痰饮者以温药和之

在自然界，水不能流动最常见者莫过于水结成冰，水结成冰是因为气候严寒；那么人体之水会因何凝聚，其解释只能是"阳气虚衰"，因阳气者若天与日。当人体阳气亏虚，不能推动、蒸化水液，则水液代谢障碍，积水成饮，饮凝成痰。故张仲景在《金匮要略·痰饮咳嗽病脉证并治》篇中提出"病痰饮者，当以温药和之"。温药可助机体阳气振奋，阳气旺则阴霾消，确实是一种治本之法。如痰饮在肠胃，当以苓桂术甘汤之类温药和之；溢饮在肌表，可用大、小青龙汤之类温药和之；支饮在胸膈停聚，悬饮在胁下伏留，用小青龙汤、十枣汤、苓甘五味姜辛汤之类温药以和之；另如用五苓散利小便，肾气丸温肾气，皆属温药和之的方法。

（三）增水行舟法

从日常生活经验而言，舟船的行速与水量的大小有关，河道水量过少，船舶无法正常行驶，只有水量充足到一定高度，船才能行驶顺畅。人体在疾病状态下，由于温病高热，或吐泻、大汗、烧伤等因素导致津液大量亏耗，一方面使肠失濡润，燥屎不行，大便燥结不通，此即吴鞠通所谓"无水舟停"；另一方面使血容量减少，血液循行滞涩不畅，而发生血瘀之病变，诚如周学海[1]言："津液为火灼竭，则血行瘀滞……夫血犹舟也，津液水也。医者于此，当知增水行舟之意。叶天士所谓救阴不在补血，而在养津，即此义也。"治疗

---

[1] 周学海.读医随笔[M].北京：中国中医药出版社，2007：101-102.

自当滋阴增液，使水涨舟行，增液通便或养血活血，代表方如增液承气汤、桃红四物汤等。

（四）提壶揭盖法

提壶揭盖，原指要想使水从壶盖很紧的茶壶中顺利倒出，就需在壶盖上打孔或把壶盖揭开，水才可顺利流出。中医认为，肺位最高，为"华盖"，主宣发、肃降、通调水道，为"水之上源"。肺主宣发，不但将津液和水谷精微宣发至全身，而且主司腠理的开合，调节汗液的排泄；肺气肃降，不但将吸入之清气下纳于肾，而且也将体内的水液不断向下输送，而成为尿液生成之源，经肾与膀胱的气化作用，生成尿液而排出体外。《丹溪心法》曰："肺为上焦，而膀胱为下焦，上焦闭则下焦塞，譬如滴水之器，必上窍通而下窍之水出焉。"后世医家据此提出了"提壶揭盖"之说，是指利用开宣肺气的方法治疗小便不通，一般采用发汗、宣肺之品，透发皮肤毛孔，使上焦水道通调，停留之水自可按正常循环途径输送到膀胱而排出体外。提壶揭盖法除用于治疗小便癃闭、淋浊等疾病外，也用于治疗肺气闭郁，水道不利，水湿流溢肌肤的水肿、腹水等，代表方如越婢加术汤。

（五）逆流挽舟法

痢疾初起，兼有外感，或正气不足，表邪内陷，症见痢下脓血，里急后重，兼见恶寒、发热、头痛、身痛、无汗、脉浮等。选用羌活、独活、柴胡等疏解表邪，使邪从肌表出，辅以川芎、枳壳调血、行气。桔梗宣肺，加人参匡扶正气，疏表除湿，寓散于通，使表解而里滞也除，犹如逆水挽舟上行之意，故称为逆流挽舟法。方如人参败毒散、仓廪汤。此法为清代名医喻昌《医门法律·痢疾门》所创，以《素问·至真要大论》"从外之内者，治其外；从外之内而盛于内者，先治其外而后调其内"为理论基础。他认为痢疾乃夏秋炎暑季节，湿热相火外感致病，外邪入里，引起少阳之气不升，清气下陷而为利，阳邪陷于阴分，当提邪出表，急流挽舟，扭转趋下之势。本法适应于两类下痢病证：一是外感性下痢，其病机主要为邪气下陷，治疗机理为提邪出表；二是内伤性下痢，其病机主要为阳气下陷，治疗机理为升阳和解。此法亦可用于疟疾、胃肠性感冒等病症的治疗。

（六）因势利导法

《灵枢·逆顺肥瘦》曰："黄帝曰：愿闻自然奈何？岐伯曰：临深决水，不用功力，而水可竭也；循掘决冲，而经可通也。"从治水当顺其自然之势加以疏通，推演出人体生命活动当顺性而通，治疗疾病亦当顺从自然地生活着的人所固有的正常的气化过程，因势利导，综合考虑诸种因素，顺应病势及阴阳消长、脏腑经络气血运行的规律，把握最佳时机，以最小的成本达到最佳的疗效。如《素问·阴阳应象大论》曰："故因其轻而扬之，因其重而减之，因其衰而彰之……其高者，因而越之；其下者，引而竭之；中满者，泻之于内。"分别阐明了疾病初、中、末三期及病位上、中、下不同的顺势治疗措施。张仲景很擅长运用此因势利导，就近宣郁夺邪之法。伤寒初期，机体抗邪于表，表实用麻黄汤发汗解表，表虚用桂枝汤解肌调和营卫，使邪从汗解；邪深入里，化热化燥，肠内积滞，正气尚盛，用承气汤通里攻下，排毒泻热；痰浊留滞胸膈，脘痞气冲，愠愠欲吐，用瓜蒂散涌吐痰涎；太阳经邪传腑，膀胱蓄水，用五苓散化气行水；若下焦蓄血，用抵当汤（丸）攻决瘀血。诸病水者，腰以上肿，多兼风邪，邪水在表，宜发汗泄越水湿；腰以下肿，水湿重浊凝聚，宜渗利导水下行。

四、社会等级结构模型与方剂配伍

《素问·至真要大论》曰："主病之谓君，佐君之谓臣，应臣之谓使。"明确提出了以君臣佐使论述方制君臣的配伍原则，认为组方配伍，犹如社会等级结构一样，各种药物之间的关系，犹如社会结构中的君主、臣子、僚佐、使者的关系，有主次之别，各自发挥着不同的作用，但又相互合作，形成整体的效应。所谓"药有个性之专长，方有合群之妙用"。

关于君臣佐使的含义，张介宾《类经·论治类》解释说："主病者，对证之要药也，故谓之君。君者，味数少而分两重，赖之以为主也。佐君者谓之臣，味数稍多而分两稍轻，所以匡君之不迨也。应臣者谓之使，数可出入而分两更轻，所以备通行向导之使也。此则君臣佐使之义。"一般而言，君药又称主药，是在方剂中针对主病或主证起主要治疗作用的药物。其药力居方中之首，用量较作为臣、佐药应用时要大。在一个方剂中，君药是首要的、不可缺少的药物。臣药亦称辅药，有两种意义：一是辅助君药加强治疗主病或主证的药物；二是针对兼病或兼证起治疗作用的药物。它的药力小于君药。佐药有三种意义：一是佐助药，即协助君、臣药以加强治疗作用，或直接治疗次要的兼证；二是佐制药，即用以消除或减缓君、臣药的毒性与烈性；三是反佐药，即根据病情需要，用与君药性味相反而又能在治疗中起相成作用的药物。佐药的药力小于臣药，一般用量较轻。使药有两种意义：一是引经药，即能引方中诸药以达病所的药物；二是调和药，即具有调和诸药作用的药物。使药的药力较小，用量亦轻。

方剂的君、臣、佐、使划分主要以药物在方中所起作用为依据。在临床遣药组方时，除君药外，臣药、佐药、使药不一定要全部具备，而且一味药在方上可同时兼几种职责。每一方剂的具体药味多少，以及君、臣、佐、使是否齐备，要视具体病情及治疗要求的不同，以及所选药物的功能来决定。

当然，方剂配伍的社会等级结构模型只是其中较为重要的配伍方法之一，是一种多元式的主辅结构。此外，中医组方配伍还有一元式结构，即组成方剂的所有药物具有相同或相似的作用，这些药物互相配合，协同取效，如二至丸、失笑散、黄连解毒汤、五味消毒饮等；或组成方剂的药物只有一味，即单方。

五、战争模式与临床治略

《左传·成公十三年》云："国之大事，在祀与戎。"《孙子兵法》开宗明义地讲："兵者，国之大事，死生之地，存亡之道，不可不察也。"战争的地位在古代如此重要，相比较而言，医学则在相当长的时间内被视为是小道而已，因此，古代人对战争规律的认识和兵法的建立先于对人体生理、病理规律的认识和治则的确定，而这种优先发达的或占主导地位的文化总是引导着社会其他文化形式的演化与人的认识方式、价值观的选择，起着某种范式的作用。

（一）战争决策与治疗决策

古代兵法思想与方法之所以能够用以阐释医理治法，其内在的机制在于战略决策与治疗决策的一致性，即运筹谋划之理可以相互借鉴，医家的治则治法，恰如兵家的战略战术。决策是指人们为了实现特定的目标，运用科学的理论和方法，系统地分析主客观条件，在掌握大量有关信息的基础上，提出若干预选方案，并选择出最佳方案与准备方案实施的活动。信息是决策的前提和基础，决策过程实际上就是收集信息、分析信息、利用信息，根据信息进行评价、判断并做出选择的过程。《孙子兵法·谋攻》云："知彼知己，百战不殆；不知彼而知己，一胜一负；不知彼不知己，每战必殆。"即充分肯定了信息活动在战略决策中的关乎生死的地位。孙子将决定战争胜负的敌我双方的诸多因素归纳为"一曰道，二曰天，三曰地，四曰将，五曰法"（《计篇》）五个基本方面，强调战略决策是整个战争过程中最关键的一环，其在《计篇》中指出："夫未战而庙算胜者，得算多也；未战而庙算不胜者，得算少也。多算胜，少算不胜，而况无算乎！吾以此观之，胜负见矣。"这里"庙算"即战略决策，即以"道、天、地、将、法"五方面的信息为决策的基础和前提，然后深思苦虑，运筹谋略，制定具体的作战计划，发挥自己的优势，寻找对方的弱点，变不利为有利，从而达到制胜对方的目的。《黄帝内经》对疾病的诊治强调要"圣人之为道者，上合于天，下合于地，中合于人事，必有明法，以起度数"（《灵枢·逆顺肥瘦》），注意天、地、人的差异性对疾病及各种证候的影响，提出望闻问切全面收集病史信息，"以此参伍，决死生之分"（《素问·脉要精微论》），从分析邪正双方的力量对比关系，以判断病位之表里、病性之寒热虚实等，进而确定相应的治则治法。可见兵家与医家在决策过程中有着诸多共通之处。

算决胜负、力争速胜和上兵伐谋，是孙子战略决策的三条基本原则，其《谋攻篇》指出："故上兵伐谋，其次伐交，其次伐兵，其下攻城。攻城之法，为不得已……故善用兵者，屈人之兵而非战也，拔人之城而非攻也，毁人之国而非久也。必以全争于天下，故兵不顿而利可全，此谋攻之法也。"上兵伐谋的决策原则，在《黄帝内经》中也有所反映。如《素问·八正神明论》说："上工救其萌芽，必先见三部九候之气尽调不败而救之，故曰上工。下工救其已成，救其已败。"《素问·阴阳应象大论》则云："邪风之至，疾如风雨。故善治者治皮毛，其次治肌肤，其次治筋脉，其次治六腑，其次治五脏。治五脏者，半死半生也。"《灵枢·玉版》论痈疽的治疗说："夫痈疽之生，脓血之成也，不从天下，不从地出，积微之所生也。故圣人自治于未有形也，愚者遭其已成也。"《素问·四气调神大论》则明确提出了"治未病"的原则，指出："圣人不治已病治未病，不治已乱治未乱。夫病已成而后药之，乱已成而后治之，譬犹渴而穿井，斗而铸锥，不亦晚乎！"这种上工治未病的思想，与兵家有备无患的战略思想可谓异曲同工，如《孙子兵法·九变篇》说："故用兵之法，无恃其不来，恃吾有以待也；无恃其不攻，恃吾有所不可攻也。"

另外，《孙子兵法·计篇》"经之以五事"的"道、天、地、将、法"与中医理论及临床之间也多相通之处。"道者，令民与上同意也"，在中医临床治疗上，则强调医患之间的配合，《素问·汤液醪醴论》所谓"形弊血尽而功不立"，乃"神不使也"，既是其反面的写照。"天者，阴阳、寒暑、时制也"，反映于中医学如运气理论、有关时间医学的思想和因时制宜的治则等。"地者，高下、远近、险易、广狭，死生也"，中医学之"异法方宜"、因地制宜等与此相关。"将者，智、信、仁、勇、严也"，中医师同样也要具备良好的素质，所谓"博极医源，精勤不倦""凡大医治病，必当安神定志，无欲无求，先发大慈恻隐之心，誓愿普救含灵之苦""若有疾厄来求救者……亦不得瞻前顾后，自虑吉凶，护惜身命""夫大医之体，欲得澄神内视，望之俨然……省病诊疾，至意深心，详察形候，纤毫勿失，处判针药，无得参差"（《备急千金要方·大医精诚》）。《医门法律·先哲格言》亦云："夫医者，非仁爱之士不可托也，非聪明达理不可任也，非廉洁淳良不可信也。""法者，曲制、官道、主用也"，意指军队的制度、规范等问题，可比照为中医临证中的辨证规范、诊断标准、组方原则、药物剂量、八法运用、十八反、十九畏、妊娠禁忌等多种临床准则，而正确地运用这些规范准则，乃是解决病证的主要途径。

（二）战争模式与具体治略

对战争模式与具体治略的阐述，最著名的莫过于徐大椿的《医学源流论·用药如用兵论》。徐氏认为医理与兵法之间具有同构关系，都要辨析对立双方的构成要素及其错综复杂的关系，所谓"故病之为患也，小则耗精，大则伤命，隐然一敌国也"，由此推论出"孙武子十三篇，治病之法尽之矣"。具体而言，可分为以下几个方面。

1. 慎战与慎药

《老子·三十一章》云："兵者不祥之器，非君子之器，不得已而用之。"战争当以胜利为目的，也以获利为目的，所谓"非利不动，非得不用，非危不战"，"合于利而动，不合于利而止"（《孙子兵法·火攻》）。由此出发，中国古代兵家普遍主张"慎战"，如《司马法·仁本》所说："国虽大，好战必亡；天下虽安，妄战必危。"《孙子兵法·火攻》也指出："亡国不可以复存，死者不可以复生。故明君慎之，良将警之，此安国全军之道也。"

这种慎战的思想表明了古代兵家对于战争的严肃态度，同时亦是对人生命的珍惜爱护，与医家治病救人的根本目的是相一致的。"是故兵之设也以除暴，不得已而后兴；药之设也以攻疾，亦不得已而后用，其道同也"（《医学源流论·用药如用兵论》）。因为"凡药皆有毒"，药物的作用同样亦是双刃的，既有有利的一面，亦有有害的一面，所以应该慎重用药，不可滥补妄攻，所谓"圣人之所以全民生也，五谷为养，五果为助，五畜为益，五菜为充，而毒药则以之攻邪。故虽甘草、人参，误用致害，皆毒药之类也。古人好服食者，必生奇疾，犹之好战胜者，必有奇殃"（《医学源流论·用药如用兵论》）。作战和治病涉及的对象都是人，生命至重，贵于千金，兵家的慎战和医家的慎药，两者思想都体现了中国古代以人为本的传统观念。

2. 先机制敌与攻邪宜速

先机制敌是指在"先知""先谋"的基础上，在军事行动方面先人一步，步步争先，把握最佳时机从而达到陷敌于被动之苦境与克敌制胜之目的。《六韬·军势》说："善战者，见利不失，遇时不移。失利后时，民受其殃。"《兵经百篇·速篇》也说，机事之来，急击勿疑，不然，"有智而迟，人将先计；见而不决，人将先发；发而不敏，人将先收。难得者时，易失者机，迅而行之，速哉"。《孙子兵法·作战篇》也指出"故兵闻拙速，未睹巧之久也。夫兵久而国利者，未之有也"，

"故兵贵胜，不贵久"。可见中国古代兵家都十分重视把握先机和速战速决，因为战争对国家人力、物力、财力的消耗巨大，持久作战于国不利。

先机制敌和兵贵神速的军事思想，影响于中医治则治法，则为攻邪宜速，以截断扭转病势，即采用果断措施和有特殊功效的方药，直捣病所，迅速祛除病原，杜绝疾病的自然发展和迁延；若不能迅速祛除病因，也要断然救危截变，防止病邪深入，尽可能遏制疾病恶化。诚如徐大椿《医学源流论·用药如用兵论》所说："传经之邪，先夺其未至，则所以断敌之要道也。横暴之疾，而急保其未病，则所以守我之岩疆也。挟宿食而病者，先除其食，则敌之资粮已焚。合旧疾而发者，必防其并，则敌之内应既绝。"故对于外感病，一般应根据其传变规律及特点，做到"客邪贵乎早逐"（《温疫论》），如吴鞠通《温病条辨》所云："治外感如将，兵贵神速，机圆法活，去邪务尽，善后务细。盖早平一日，则人少受一日之害。"现代温病学家则将卫气营血辨证和截断病原、辨病用药有机结合起来，提出温病治疗中早用苦寒攻下，重用清热解毒，及时凉血化瘀，迅速祛除病因，救危截传，扭转病势。这种"先证而治"，是在征象尚未表露时，预先使用下一阶段的药物，遏止病情的发展，而收祛邪退热，保阴生津之效，对于传变迅速的温病，尤有特殊的应用价值。在伤寒六经病证的治疗中，张仲景亦常用截传之法，如《伤寒论》第8条言："太阳病，头痛至七日以上自愈者，以行其经尽故也；若欲再经者，针足阳明，令经不传则愈。"另外，根据疾病传变规律，先安未受邪之地，扶助正气，也是杜绝疾病发展和传变的有效途径和方法。如《难经·七十七难》说："上工治未病，中工治已病者，何谓也？然，所谓治未病者，见肝之病，则知肝当传之于脾，故先实其脾气，无令得肝之邪，故曰治未病焉。中工者，见肝之病，不晓相传，但一心治肝，故曰治已病也。"即根据五行生克的病传规律，肝有病，其进一步发展必然要乘脾，所以在肝病未乘脾时，先安其脾土，可以预防肝病传脾，达到阻止病情发展变化的目的。又如清代温病学家叶天士根据温邪灼伤胃津后必劫烁肾液，主张在甘寒益胃中加入咸寒滋肾之品，并提出治疗疾病，"务在先安未受邪之地"，否则正虚一分，邪陷一分。这种截断病传的法则，是将辨证与辨病相结合，从病因病机角度对治疗规律认识的深化，是融合防治理论的主动性治疗模式。这种发于机先的超前治疗，弥补了宏观表象认识落后于实质病理变化所造成的缺陷，也是对辨证论治理论的补充与发展。

3. 知彼知己与辨证论治

《留香馆医话》云："善用兵者，能审敌情，知己知彼，百战百胜；善治病者，能识病情，辨证投剂，百药百效。"说明中医辨证论治与兵法之相敌用兵之间在战略战术方面有许多相通之处。中医辨证论治的方法源于《黄帝内经》，确立于张仲景的《伤寒杂病论》，清代著名伤寒家柯琴在《伤寒论翼·六经正义》中，即以兵法阐释仲景之六经辨证论治，认为兵法之要，在明地形，必先明六经之路，才知贼寇所从来，知某方是某府来路，某方是某郡去路。如伤寒犹大寇，病从外来；中风犹流寇，病因旁及；杂病犹乱民，病由中起。那么，"既认为何等之贼，又知为何地所起，发于其境，便御之本境，移祸邻郡，即两路夹攻。如邪入太阳地面，即汗而散之，犹陈利兵于要害，乘其未定而击之也。邪之轻者在卫，重者在营，尤重者在胸膈，犹寇之浅者在关外，深者在关上，尤深者在关内也。麻黄为关外之师，桂枝、葛根为关上之师，大小青龙为关内之师矣。凡外寇不靖，内地盗贼必起而应之，因立两解法，故有大小青龙及桂枝、麻黄加减诸方。如前军无纪，致内乱蜂起，当重内轻外，因有五苓、十枣、陷胸、泻心、抵当等汤也。邪入少阳地位，宜杂用表里寒热攻补之品，为防御、解利之法，如偏僻小路，利于短兵，不利于矛戟；利于守备，不利于战争也。邪之轻者入腠理，重者入募原，尤重者入脾胃。小柴胡腠理之剂也，大柴胡募原之剂也，小建中、半夏泻心、黄芩、黄连四汤，少阳之脾剂也，柴胡加芒硝加龙蛎二方，少阳之胃剂也。如太阳、少阳有合并病，是一军犯太阳，一军犯少阳矣，用柴胡桂枝汤，是两路分击之师也。甚至三阳合病，是三面受敌矣，法在独取阳明，阳明之地肃清，则太少两路之阳邪，不攻自解，但得内寇宁而外患自息，此白虎之所由奏捷耳。若阳邪不戢于内地，用大承气以急下之，是攻贼以护主；若阴邪直入于中宫，用四逆汤以急救其里，是强主以逐寇也。阳明为内地，阳明界上，即太阳、少阳地面，邪入阳明之界，近太阳地面，虽不犯太阳，太阳之师不得坐视而不救，故阳明之营卫病，即假麻黄、桂枝等方以汗之。邪近少阳地面，虽不入少阳，少阳之师不得高垒而无战，故阳明之腠理病，即借柴胡以解之。是阳明之失守，非太阳之不固，即少阳之无备，所以每每两阳相合而为病也。若邪已在阳明地面，必出师奋击，以大逐其邪，不使少留，故用栀豉瓜蒂之吐法，以迅扫之。若深入内地，不可复驱，则当清野千里，使无所剽掠，是又白虎得力处也。若邪在内廷，又当清宫除盗，此三承气所由取胜。如茵陈、猪苓辈，又为失纪之师立法矣……盖太阴、阳明，地面虽分，并无阻隔，阳明犹受敌之通衢，甲兵所聚，四战之地也；太阴犹仓廪重地，三军所依，亦盗贼之巢穴也。故元气有余，则邪入阳明；元气不支，则邪入太阴。在阳明地面，则陈师鞠旅，可背城一战，取胜须臾；在太阴地面，则焚劫积蓄，仓廪空虚，柺腹之士，无能御敌耳。厥阴之地，相火游行之区也……仲景制乌梅丸方，寒热并用，攻补兼施，通理气血，调和三焦，为平治厥阴之主方，犹总督内地之大帅也。其与之水以治消渴，茯苓甘草汤以治水，炙甘草汤以复脉，当归四逆以治厥，是间出锐师，分头以救上焦之心主，而安神明也。用白虎、承气辈，清胃而平中焦之热实，白头翁、四逆散，清脾而止下焦之热利，是分头以救腹中之阴，而扶胃脘之元气耳……少阴为六经之根本，而外通太阳，内接阳明，故初得之而反发热，与八九日而一身手足尽热者，是少阴阳邪侵及太阳地面也；自利纯清水，心下痛，口燥舌干者，少阴阳邪侵阳明地面也。出太阳则用麻黄为锐师，而督以附子；入阳明则全仗大承气，而不设监制，犹兵家用向导与用本部不同法也。"即将六经辨证论治，基本纳入兵家之战略战术之中。

4.因敌制胜与组方遣药

《孙子兵法·虚实篇》云："夫兵形像水，水之形，避高而趋下，兵之形，避实而击虚。水因地而制流，兵因敌而制胜。故兵无常势，水无常形；能因敌变化而取胜者，谓之神。"孙子认为军队的部署没有固定不变的常式，须随敌而变，因敌制胜，而且这种适应性变化还要像水的变形一样迅速及时。中医临床治疗疾病，其理、法、方、药有机配合，而在立法组方遣药的过程中，也常借助于兵家的思维方法。如清·黄凯钧《友渔斋医话》说："医之用药，如将之用兵。热之攻寒，寒之攻热，此正治也；因寒攻寒，因热攻热，此因治也。子虚者补其母，母虚者益其子，培东耗西，增水益火，或治标以救急，或治本以澜缓。譬如兵法，声东击西，奔左备右，攻其所不守，守其所不攻，冲其虚，避其实，击其惰，远其锐。兵无常势，医无常形。能因敌变化而胜者，谓之神明；能因病变化而取效者，谓之神医。"具体而言，又可分为以下几种情况。

（1）我专敌分。《孙子兵法·谋攻篇》云："故用兵之法，十则围之，五则攻之，倍则分之。"《孙子兵法·九地篇》则曰："所谓古之善用兵者，能使敌人前后不相及，众寡不相恃，贵贱不相救，上下不相收，卒离而不集，兵合而不齐。"将敌人分而歼之，乃为将之妙计。《医学源流论·用药如用兵论》说："一病而分治之，则用寡可以胜众，使前后不相及，而势自衰。数病而合治之，则并力捣其中坚，使离散无所统，而众悉溃。"对邪相合而为病者，当使邪分而治之，乃为医之妙法。如六淫之中，湿邪最易合他邪相兼为病，有风湿、寒湿、暑湿、湿温，或风寒湿、风湿热等等。其中湿热合邪为患，热蕴湿中，湿遏热伏，如油入面，难解难分。叶天士提出用芳香化湿或利水渗湿或上下分消，使湿去热孤而解。《外感温热论》说："或透风于热外，或渗湿于热下，不与热相搏，势必孤矣……再论气病有不传血分，而邪留三焦，犹之伤寒中少阳病也。彼则和解表里之半，此则分消上下之势。"又提醒后学治湿时，下之宜轻，惟伤寒热邪在里，劫烁津液，下之宜猛；此多湿邪内搏，下之宜轻。吴鞠通将叶天士的上下分消治湿法发展为上中下三焦分消治湿法，《温病条辨·上焦篇》43条三仁汤，以杏仁宣上焦，白蔻仁畅中焦，生薏仁渗下焦，三焦分消而解。《温病条辨·中焦篇》56条茯苓皮汤，

154

58～62条的一至五加减正气散均为三焦分消治湿之方剂。又提出治湿三焦有异，上焦宜轻，下焦宜重以及湿留三焦，当用分消。另外，《留香馆医话》亦指出："兵法十则围之，倍则攻之。治实热病，如遇劲敌，必十倍其兵力，围而困之，然必宽其一面，以开其逃生之路，然后迫感而消灭之，否则困兽之斗，所伤实多。"

（2）虚实攻守。《孙子兵法·虚实篇》云："兵之形，避实而击虚。"又说："攻而必取者，攻其所不守也；守而必固者，守其所不攻也。"《刘子·兵术》也说："兵之势，避实而击虚，避强而攻弱，避治而取乱，避锐而击衰。"可见扬长避短，避实击虚，是兵家的基本战术原则之一。补虚泻实，扶正祛邪作为中医基本治则，与兵家之虚实攻守有着共性的规律。如《医学源流论·用药如用兵论》说："病方进，则不治其太甚，固守元气所以老其师。病方衰，则必穷其所之，更益精锐，所以捣其穴。若夫虚邪之体，攻不可过，本和平之药而以峻药补之，衰敝之日不可穷民力也。实邪之伤，攻不可缓，用峻厉之药而以常药和之，富强之国可以振威武也。"《留香馆医话》亦指出："治实病如治盗匪，利用剿治；治虚病如治饥民，利用抚治；本虚标实之病，如治乱民，宜先剿而后抚，剿抚得其宜，乱未有不止者，攻补得其法，病未有不痊者。强弱异势，攻守异形，当病势方张之时，汗之不汗，下之不下，姑投轻剂以俟之，此以守为攻之意也……曹刿论战，必攻齐气之既衰；宋襄用兵，不击楚军于未济。一则明敌情而胜，一则昧敌情而败。故善用兵者，能审敌情，善治

155

病者，能审病情，其理一也。"总之，在邪实正不虚的情况下，当先攻其邪，邪去则正安；若正虚邪盛时，则补虚可作为设法改变被动态势、准备泻实攻邪的手段，通过补虚以养精蓄锐，以逸待劳和等待战机。诚如《经历杂论》所说："如用兵剿匪，军粮不足，兵必变为匪矣。正气者，兵粮也。善用兵者，必先屯粮；善治邪者，必先养正。其有邪实正虚之症，不去邪正不得复，不养正邪不能解。妙在去邪不伤正，扶正不助邪，斯得法矣。"

（3）奇正常变。《孙子兵法·兵势篇》说"凡战者，以正合，以奇胜。故善出奇者，无穷如天地"；"战势不过奇正，奇正之变，不可胜穷也"。一般而言，凡按照正规方法和通常惯用战术原则作战的为正；而运用计谋，采取特殊的非正规方法，不按通常战术原则作战的为奇。但奇正总是交相为用，所谓"奇正相生，如环之无端"。就中医对疾病的诊治而言，由于"病有经有纬，有常有变，有纯有杂，有正有反，有整有乱。并有从古医书所无之病，历来无治法者，而其病又实可愈。既无陈法可守，是必熟寻《内经》《难经》等书，审其经络脏腑受病之处，及七情六气相感之因，与夫内外分合，气血聚散之形，必有凿凿可征者，而后立为治法。或先或后，或并或分，或上或下，或前或后，取药极当，立方极正。而寓以巧思奇法，深入病机，不使杆格"（《医学源流论·出奇制病论》）。即治疗疾病亦当有正有奇，关键在于根据病情之变化，以随机应变。一般而言，寒者热之、热者寒之、虚者补之、实者泻之等正治之法为正，而热因热用、寒因寒用、塞因塞用、通因通用等反治之法为奇。又如清代名医喻昌治疗痢疾用"逆流挽舟"法，治疗正邪俱衰、干咳日久、百药无效时的"截法"等；《难经》对"东方实，西方虚"的病证，采取"泻南方，补北方"的治法，清·程芝田《医法心传》进一步演绎指出："至于肺来克木，须补心以制金；肝来侮脾，宜补金以制木；脾燥消肾，当养木以抑土；肾水凌心，当扶土以制水；心火刑金，须壮水以制火。此借强制敌，围魏救赵之义也。"再如对心火上炎之证，用生地黄、淡竹叶、甘草清心泻火，正面杀敌，直折炎威，更以木通使心火从小肠而泄，从小便而解，可谓出奇兵以"导赤"。故《留香馆医话》云："料敌决胜，全在能审敌之虚实，或正兵以围之，或奇兵以袭之。垓下破楚，重围困羽，此正兵也；井陉攻赵，轻骑易帜，此奇兵也。治病亦然，正治，正兵也；从治，奇兵也。"

不仅组方用药有奇正常变，用穴亦有奇正之策。如《针灸大成》卷三云："圣人之定穴也，有奇有正，而惟通于奇正之外者，斯足以神济世之术……穴者针灸所定之方，而奇也者，所以翊夫正以旁通于不测者也。数法肇于圣人，固精蕴之所寓，而定穴兼夫奇正，尤智巧之所存。善业医者，果能因法以详其数，缘正以通其奇，而于圣神心学之要，所以默蕴于数法奇正之中者，又皆神而明之焉。"

（4）行间与反佐。《孙子兵法·用间篇》曰："反间者，因其敌间而用之。死间者，为诳事于外，令吾间知之，而传于敌间也……无所不用间也。"间者，间谍之谓也。为将当明用间，或我之间，或敌之间，善加利用，则事半功倍。《医学源流论·用药如用兵论》则谓："因寒热而有反用之方，此之谓行间之术。"《医碥》指出："以纯热证虽宜用纯寒，然虑火因

157

寒郁，则不得不于寒剂中少佐辛热之品以行散之，庶免凝闭郁遏之患；纯寒证虽宜用纯热，然虑热性上升，不肯下降，则不得不于热剂中少佐辛寒之品，以引热药下行，此反佐之义也。"它如"用药治病，开必少佐以合，合必少佐以开，升必少佐以降，降必少佐以升"（《本草衍义·序例》），即在组方遣药时，根据开合相成，升降相因之理，在开药中少佐合药或合药中少佐开药，在升药中少佐降药或降药中少佐升药，以启动升降开合之枢纽，制约药性之偏，以收辅助之功而有向导之用。

（5）向导与引经。《孙子兵法·九地篇》曰："不用乡导者，不能得地利。"为将者，得向导之助，可获地利之便而事半功倍。《医学源流论·用药如用兵论》说："辨经络而无泛用之药，此之谓向导之师。"组方之中，加入引经之药，可以直达病所。引经药也称为引经报使药，是指某些药物能引导其他药物的药力到达病变部位或某一经脉，起到"向导"的作用，使全方对相关脏腑经络发挥更好的疗效。如太阳经病，用升麻、葛根、白芷为引；少阳经病，用柴胡为引；太阴经病，用苍术、白芍为引；少阴经病，用独活、细辛为引；厥阴经病，用川芎、青皮、吴茱萸为引等。故吴鞠通《医医病书》谓："药之有引经，如人之不识路径者用响导。若本人至本家，何用响导为哉？"

总之，兵法讲战略战术，重视用兵之道，以消灭敌人，保存自己；医家论医道医术，讲究用药之法，以祛逐邪气，扶助真元。诚如《留香馆医话》所云："用药如用兵，选药如选将。汉高善将将，知将性也；名医善定方，知药性也。"

5. 五行无常胜

《孙子兵法·虚实》曰："五行无常胜，四时无常位，日有短长，月有死生。"五行无常胜，说明五行相克关系并不完全遵循木→土→水→火→金→木的次序，可根据条件的不同，呈现出反向的克制，甚或原有相生关系之间呈现出相互克制的情况。对此，历代医家根据临床实践经验，进一步加以推演和发挥，丰富了五行之间的关系。如清·程芝田《医法心传》指出："惟颠倒五行生克之理，人所难明，然治病之要，全在乎此……如金可克木，木亦可克金，肝木过旺，则刑肺金也；木可克土，土亦可克木，脾土健旺，则肝木自平也；土可克水，水亦可克土，肾水泛滥，则脾土肿满也；水可克火，火亦可克水，相火煎熬，则肾水销烁也；火可克金，金亦可克火，肺气充溢，则心火下降也。"不仅原有的五行相克之间可以反向克制，而且相生者之间也在一定条件下可以发生相克，所谓"金能生水，又能克水，气滞则血凝也；水能生木，又能克木，水多则木腐也；木能生火，又能克火，木郁则火遏也；火能生土，又能克土，火烁则土燥也；土能生金，又能克金，土裂则金销也。"这里强调了五行之间的生克关系随着条件的变化而变化。对此赵献可在《医贯》中也指出："人皆曰水克火，予独曰水养火，盖水克火者，后天有形之水火也；水养火者，先天无形之水火也。人皆曰金生水，予独曰水生金，盖肺气夜卧则归藏于肾水之中，肾中火炎则金为火刑而不能归，无火则水冷，金寒亦不能归，凡气从脐下逆夺而上者，肾虚不能纳气归元也，毋徒治肺，或壮水之主，或益火之源，金自水中生矣。人皆曰土克水，予独于水中补土，八味丸从水中补火，以蒸腐水谷是也。人皆曰木克土，予独升木以培土，盖木者春生之气也，与胃气同出异名，当遂其发生之性，木气升发，即胃气升发也，及其发达既久，生意已竭，又当敛归水土之中，以为来春发生之本，焉有伐之之理。此东垣《脾胃论》用升、柴以升木气，谆谆言之详也。"

五行无常胜的思想，强调了五行之间相互作用的条件性、双向性及多变性，拓展了中医临床诊断和治疗疾病的思路，无疑具有较大的指导意义。

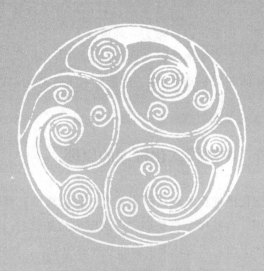

第三章　中医模式化推理

　　从整体论模型观的角度而言，模型的含义不仅是显现的，而且是隐含的，它既可以通过科学家所建构的真实对象的替代物来体现，也可以通过科学家的思维方式来体现，也就是通过科学家在研究过程或者理论构造中的模型化思维来体现。后一种模型隐含于科学家的思维中，以一种隐喻的方式指导科学家的行为，人们往往忽略这种模型或者称其为模式[1]。由此可见，模型可以被作为一种思维方式用于认识论和方法论领域，在科学家的理论构造中以假说形式指导科学家的研究。具体体现在中医学领域，即形成不同形式的模式推理。

第一节　中医模式化推理的原理

　　模型化推理在人类认识客观世界以及科学思维中得到了广泛应用，有些模型在长期、广泛应用的基础上，上升到人们的信仰层面，成为认识事物的一种惯用模式，如阴阳模式、三才模式、五行模式等。这些模式推理在中医学中的普遍应用，自有其一定的原理，大致可概括为天人合一、异级同构以及效应验证三个方面。

---

[1]　阎莉.整体论视域中的科学模型观[M].北京：科学出版社，2008：50.

一、天人合一

汤一介[1]指出："'天'与'人'是中国传统哲学中最基本的概念，'天人合一'是中国传统哲学的最基本的命题，在中国历史上许多哲学家都以讨论'天''人'关系为己任。"但什么是天人合一？不同历史时期、不同学术流派的学者，则有不同的认识，如阴阳五行家的"人与天调"，老庄的以"人"合"天"，《易传》的人"与天地合其德"，《中庸》和孟子的"性""天"合一，董仲舒的"天人同类"，都可谓"天人合一"。根据张岱年的研究，天人合一从学术的角度而言，主要包括：①天人合一的思想虽然渊源于先秦时代，而正式成为一种理论观点，乃在汉代哲学及宋代哲学中。②其中主要有三说，分别以董仲舒、张载，以及二程为代表。③在中国哲学史上，天人合一观念与天人之分的观点是交参互含的。④大致说来，所谓天有三种含义：一指最高主宰，二指广大自然，三指最高原理。⑤"合"有符合、结合之义。古代所谓"合一"，与现代语言中所谓"统一"可以说是同义语。合一并不否认区别，合一是指对立的两方彼此又有密切联系不可分离的关系[2、3]。

刘笑敢[4]分析了宋元明清文献中直接提到"天人合一"一语的

[1] 汤一介.我的哲学之路[M].北京：新华出版社，2006：8.
[2] 张岱年.天人合一评讲[J].社会科学战线，1998（3）：68-70.
[3] 张岱年.中国哲学中"天人合一"思想的剖析[J].北京大学学报（哲学社会科学版），1985（1）：1-8.
[4] 刘笑敢.天人合一：学术、学说和信仰——再论中国哲学之身份及研究取向的不同[J].南京大学学报（哲学·人文科学·社会科学），2011（6）：67-85.

使用情况，大致可分为：①天道人事相贯通的天人合一，此为主流观念；②以人事为重心的天人合一；③以天道为重心的天人合一；④天人感通式的天人合一；⑤道家式天人合一说，即人有意或无意地服从宇宙自然的规律或条件；⑥禅宗式天人合一说；⑦唯器说的天人合一；⑧作为赞颂语的天人合一。其中天道人事相贯通、以人事为重心、以天道为重心、天人相应互感四种观点可能代表了古人对天人合一说之理解的主要模式和主要观点。同时，以上诸说足以说明天人合一说的模糊与复杂、丰富与开放。天人合一可以是以人随天，可以是以天随人，或天人不分，或天人感通。所合之一可以是天意、天心，可以是规律原则；可以是人事伦理，可以是万物的世界，也可以是个人的修养境界，包含了最大的灵活性和随意性。另外，他结合一世纪关于天人合一的讨论，探讨了对天人合一理解歧义的原因，乃在于不同的研究定向和定位所致，即研究的定向是学术研究和理论建构，还是现实的需要和关切；研究的定位是将天人合一思想作为客观的学术研究的对象，还是作为中华文化的代表，意欲继承弘扬。并以定向与定位为坐标轴将古今对天人合一不同说解划分为四个象限（图3-1），有助于我们理解有关天人合一的争议问题。

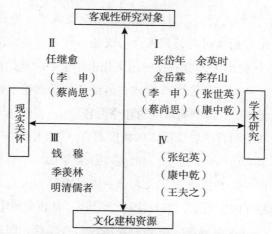

图 3-1 天人合一思想研究与发展示意图

余英时[1]研究认为，"天人合一"说大致经过了三个阶段的发展：第一个阶段始自西周，迄于春秋战国之际。这一阶段的"天"与"人"分别指"天命"与"人心"。第二个阶段是春秋战国诸子学兴起的时代，是"天人合一"的突破时代，"天"（或"天命"）不再为王权所完全垄断，个别的思想家或哲学家也开始和"天"发生直接的关系；不再靠"巫"的特殊能力作为媒介，用"心"与"气"的观念取而代之。"天人合一"是第二阶段思想的一个基本预设，在这一预设之下，诸子百家则各自发展出不同的思想体系和特持的中心观念，"人与天地万物为一体"即是此阶段的重要表现。第三阶段上起战国晚期，下迄秦与两汉，是"天人合一"的预设发挥其最高最大的效用的时代，即"天地万物一体"的全面阴阳五行化。正因

[1] 余英时.中国文化史通释［M］.北京：生活·读书·新知三联书店，2012：158-164.

如此，"天人合一"才从隐蔽的预设变成了宇宙论的公开命题。结合余英时有关天人合一仅是一种思维方式的论断，刘笑敢[1]提出天人合一在中国文化中是重要的理论预设、思想共识、共同信仰和思维模式，但是从哲学理论上讲，天人合一并无明确、深刻而系统的理论内容。

从中国哲学思维模式的角度而言，"天人合一"可以说就是"推天道以明人事"，这也是中国哲学的一个普遍架构。而从中医学的角度而言，天人合一则可阐释为人与天地自然的某种相互内在关系，如刘胜利[2]所说：从现象科学的角度看，天人合一观规定着一种新的身体观与自然观，即现象身体与现象自然，也规定着两者的内在关系，即一种不可完全还原的动态交互构造关系。故从认识论的角度而言，中医学中的天人合一，主要是从天地自然之道来推论人体的生命活动。

中医学深受天人合一观的影响，主要从自然之天与人的关系角度来研究天人关系以及人的生命活动，提出了"人与天地相参"（《素问·咳论》）的命题，系统阐述了天人合一的原理，主要反映为人与自然的同源、同构、同道的关系。

1. 人与自然同源

天地自然界是人类生命进化之源，又为生命延续提供必要的条件。天地由气构成，《素问·阴阳应象大论》曰："清

[1] 刘笑敢. 天人合一：学术、学说和信仰——再论中国哲学之身份及研究取向的不同[J]. 南京大学学报（哲学·人文科学·社会科学），2011（6）：67-85.
[2] 刘胜利. 身体、空间与科学——梅洛－庞蒂的空间现象学研究[M]. 南京：江苏人民出版社，2015：363-364.

阳为天，浊阴为地。"人则由天地阴阳之气的交互作用而生成，《素问·宝命全形论》说："夫人生于地，悬命于天，天地合气，命之曰人。""人以天地之气生，四时之法成。"《灵枢·本神》指出："天之在我者德也，地之在我者气也，德流气薄而生者也。"均说明人与天地自然同源于气。《素问·天元纪大论》对此作了更为深入的论述："太虚寥廓，肇基化元，万物资始……生生化化，品物咸章"，认为宇宙充满了具有生化能力的元气，此是宇宙的本原，一切有形之体包括人皆依赖元气的生化而生成，明确阐明了宇宙万物均由元气生成，论证了世界的物质统一性。

此外，在中国古人看来，由于气是天地万物生成的本原，天地万物之间又充斥着无形的气，这种无形之气因具有弥散性和透达性，能够渗入于各种有形物体之中，并与构成有形物体的气进行升降出入、凝聚发散等不停顿的交换活动。因而气也就成了宇宙万物之间相互联系、相互作用的中介，如《素问·生气通天论》说："夫自古通天者，生之本，本于阴阳。天地之间，六合之内，其气九州、九窍、五脏、十二节，皆通乎天气。"通过气的中介作用，人与天地相通，与宇宙万物息息相应。气的中介作用，使天地万物以及人与自然万物之间成为一个有机整体。《庄子·天下》言"天地一体"，《吕氏春秋·精通》提出"一体而分形"，认为自然界尽管存在着一个个各自独立的形体，但通过气的沟通相贯，相互之间却联贯成一个统一的整体。这些认识把握了有形之物和无形之气两种物质形态之间、物质的连续性和间断性之间的辩证关系，也是中医学重视整体性、联系性和协调性的哲学基础。

2. 人与自然同构

由元气→阴阳→五行演化万物的宇宙生成论，自然可以推导出宇宙万物具有元气、阴阳、五行等相同结构的认识，说明天与人不仅构成质料相同，而且结构也相近。诚如葛兆光[1]所说："在古代中国人的意识里，自然也罢，人类也罢，社会也罢，它们的来源都是相似的，它们的生成轨迹与内在结构是相似的，由于这种相似性，自然界（天地万物）、人类（四肢五脏气血骨肉）、社会（君臣百姓）的各个对称点都有一种神秘的互相关联与感应关系。"在此方面，《黄帝内经》受天人相应思想的影响，虽然亦有"天圆地方，人头圆足方以应之。天有日月，人有两目；地有九州，人有九窍；天有风雨，人有喜怒；天有雷电，人有音声；天有四时，人有四肢；天有五音，人有五脏；天有六律，人有六腑……天有十日，人有手十指"（《灵枢·邪客》）等论述，但在《黄帝内经》所论主要指人与天地自然同具有阴阳五行之结构。如《素问·金匮真言论》说："故曰：阴中有阴，阳中有阳。平旦至日中，天之阳，阳中之阳也；日中至黄昏，天之阳，阳中之阴也；合夜至鸡鸣，天之阴，阴中之阴也；鸡鸣至平旦，天之阴，阴中之阳也。故人亦应之。"说明人体具有与自然相同的阴阳时空结构。同时，该篇又提出"五脏应四时，各有收受乎"的问题，具体阐述了人与自然具有相同的五行时空结构。正如《灵枢·通天》所说："天地之间，六合之内，不离于五，人亦应之，非徒一阴一阳而已也。"因此，人与自然界万物以阴阳五行之同构为中介而通应，心"为阳中之太阳，通于夏气"；

---

[1] 葛兆光.众妙之门——北极与太一、道、太极[J].中国文化，1990（3）：46-65.

肺"为阳中之少阴（原作太阴），通于秋气"；肾"为阴中之太阴（原作少阴），通于冬气"；肝"为阴（原作阳）中之少阳，通于春气"；脾"为至阴之类，通于土气（长夏）"(《素问·六节藏象论》)。隆盛之阳为太阳，初生之阳为少阳，隆盛之阴为太阴，初生之阴为少阴，它既是五脏的阴阳属性，也是五时之气的盛衰消长，由此构成"四时五脏阴阳"的理论。

3. 人与自然同道

正由于人与自然同源于一气，具有相同的阴阳五行结构，所以，人与自然万物之间也具有相同的阴阳消长及五行生克制化规律，自然界的阴阳消长及五行运转势必对人体的生理、病理造成影响。如就季节变化而言，《素问·脉要精微论》提出"四变之动，脉与之上下"，而呈现出春弦、夏洪、秋浮、冬沉之象。就一天来说，人体的疾病往往随昼夜阴阳消长而进退。《灵枢·顺气一日分为四时》说："朝则人气始生，病气衰，故旦慧；日中人气长，长则胜邪，故安；夕则人气始衰，邪气始生，故加；夜半人气入脏，邪气独居于身，故甚也。"《素问·四气调神大论》则提出"春夏养阳，秋冬养阴"，以顺应四时变化而调养形神的原则与具体方法；《黄帝内经》并反复强调对疾病的治疗，也要考虑自然界阴阳之消长及五行之运转，以因时制宜，所谓"圣人之治病也，必知天地阴阳，四时经纪"(《素问·疏五过论》)。《素问·五常政大论》也指出："故治病者，必明天道地理，阴阳更胜，气之先后，人之寿夭，生化之期，乃可以知人之形气也。"这些均反映了人与天地自然具有同步节律的思想。《黄帝内经》对天的认识也主要侧重于四时及其运行规律，以及在四时框架内运行的各种自然和人体生命现象。

人与自然同源、同构、同道的天人合一原理，自然成为一种前提预设，将自然和社会中的各种事物作为人体的模板，依据对自然和社会事物及其变化的观察、猜测和揣摩，对人体内部状况做出判断，并可推论出天地自然、人体具有空间或时间的异级同构关系。

二、异级同构

中医理论体系产生与形成的时代背景，大约历经了春秋战国诸子百家争鸣的"轴心时代"，到秦汉各家学说"百川汇流"似的综合与融会，构筑了一个以太一（太极）、阴阳（两仪）、三才（天、地、人）、四季、五行、十二月等为基本时空构架的庞大网络。在这一网络构架中，天与人合一贯通，不仅同源、同道，而且具有相同的结构形式。这种相同的结构形式，可以体现在不同层次的事物中，或者说体现于整体与部分、系统与子系统中，从而形成一种异级同构的关系。

（一）异级同构与全息律

异级同构是关于天地万物结构关系的一种认识，类似于系统论中的同构理论，它认为不同层次上的事物可以有相同的空间或时间结构形式，或者说，部分具有整体的结构形式[1]。《吕氏春秋·审分览·执一》曰："以身为家，以家为国，以国为天下。此四者，异位同本。故圣人之事，广之则极宇宙，穷日月，约之则无出乎身者也。"即反映了一种身体、家、国同构的思想。从空间的角度而言，战国阴阳家邹

---

[1] 鄢良.三才大观——中国象数学源流［M］.北京：华艺出版社，1993：256.

衍的"大九州"论就明显地包含有这种异级同构的思想。邹子认为，整个大地由"大瀛海"环绕着，大地中包括有九个大州，每个大州又都有"裨海"环绕；每一个大州内又包含有九个州，中国（又名"赤县神州"）为九州之一，其外亦有大海；而中国之内又有九州，即禹所划定的"九州"。在这里，大地是一级结构，九个大州为二级结构，九个州为三级结构；这一、二、三级结构的组成形式是相同的，都含有九个次一级的"州"；即一中有九，九中又有九，九中还有九。从时间的角度而言，邵雍的"元会运世"之说可谓典型案例。"元会运世"是天地从生成到毁灭的时间结构：一元中有十二会，一会中有三十运，一运中十二世，一世中有三十年，一元之中共计有十二万九千六百年。"元会运世"的这种时间结构是邵子从一年的时间结构形式中推导出来的：一年有十二个月，一月有三十日，一日有十二时，一时有三十刻，一年共计有十二万九千六百刻。在这里，天地从成到灭之一"元"与四时往来之一年的时间构成形式是相同的，即"元"与年同构。此外，邵子所云"万物各有太极、两仪、四象、八卦之次，亦有古今之象"，也首先是指每一种物体与宇宙天地在时间进程上是同构的。张介宾《类经》论天地之数云："数始于一而终于九，天地自然之数也。如易有太极，是生两仪，两仪生四象，四象生八卦，而太极运行乎其中，阳九之数也。又如四象之位，则老阳一，少阴二，少阳三，老阴四；四象之数，则老阳九，少阴八，少阳七，老阴六。以一二三四，连九八七六，而五居乎中，亦阳九之数也。故以天而言岁，则一岁统四季，一季统九十日，是天数之九也。以地而言位，则戴九履一，左三右七，二四为肩，六八为足，五位中宫，是洛书之九也。以人而言事，则黄钟之数起于九,九而九之,则九九八十一分,以为万事之本,是人事之九也。"[1]则是从象数学的角度阐述了异级同构的思想。

异级同构的思想与当代有关全息学说有相通之处。生物全息的思想由张颖清于20世纪90年代提出,他认为生物体整体与部分及部分与部分之间在生物学特性上具有全息相关的性质。换言之,对一具体的生物个体而言,部分是整体的缩影;在更一般意义上,部分与整体信息相等。这种生物整体与部分及部分与部分之间生物学特征全息对应的规律,即为生物全息律。生物全息律以全息胚概念为基础,全息胚是生物体的相对独立部分。全息胚与整体或全息胚与全息胚之间有如下对应关系:①全息胚的各个部位都分别在整体或其他全息胚上有各自的对应部分;②全息胚的某一部位,与整体或其他全息胚上相对应的部位在生物学特性上相似程度较大;③全息胚上各个部位的分布规律和整体或其他全息胚上各个对应部位的分布规律相同;④生长轴线连续的两个全息胚,生物学特性相似程度最大的两端总是处于相隔最远的位置,即对立的两极相连[2]。陈少宗[3]进一步研究认为,生物全息律不是一个定律,而是至少包括如下五个定律在内的一组定律:细胞全能性定律、遗传势定律、叶–株空间特征关

[1] 张介宾.类经[M].北京:人民卫生出版社,1965:119.
[2] 张颖清.全息生物学[M].北京:高等教育出版社,1989:78.
[3] 陈少宗.生物全息律的科学与哲学思考[J].太原师范学院学报(社会科学版),2010,9(4):1-4.

联定律、斑条性状分布定律、穴位分布全息律。王存臻等[1]把生物全息律推广到整个宇宙，创宇宙全息论，提出时空全息律，认为物质存在的空间模式具有同一性；物质与空间是相互包含的，二者包含着相同的信息；空间的任一位点都含有整个空间以及整个物质世界的信息，此即空间全息律。标准时间由时间量子构成，每一时间量子由所有其他时间量子构成，同时又构成了其他所有时间量子，所有时间量子间的全息协同作用就构成了时间整体，此即时间全息律。同时，事物在空间结构上的层次与事物的演化过程中的层次具有对应关系，或者说，事物在空间上的分布规律是其在时间上分布规律的反映，概言之，空间与时间全息。

（二）异级同构与中医学

异级同构的思想作为中医模式推理的基本原理，反映在中医理论建构与临床思维的诸多方面，特举例说明如下。

1. 阴阳四时异级同构

《素问·阴阳应象大论》说："阴阳者，天地之道也，万物之纲纪。"说明阴阳是宇宙万物及人体最高层级的结构，天地万物在不同层次上都包含着阴和阳两个方面。从中国古代哲学的角度而言，气是构成宇宙万物的原初物质，阴阳乃是一气之消息，宇宙万物是由阴阳二气的交互作用所生成，由此决定了宇宙万物无不包含着阴阳。或者说，宇宙万物中所包含的具体阴阳，犹如万川之月，均是宇宙生成之初元阴阳的投影。诚如《素问·阴阳离合论》说："阴阳者，数之可十，推之可百；数之可千，推之可万。万之大，不可胜数，

[1] 王存臻，严春友.宇宙全息统一论［M］.第2版.济南：山东人民出版社，1995：185-196.

然其要一也。"落实到人体，如《素问·金匮真言论》说："夫言人之阴阳，则外为阳，内为阴；言人身之阴阳，则背为阳，腹为阴；言人身之脏腑中阴阳，则脏者为阴，腑者为阳。肝、心、脾、肺、肾五脏皆为阴，胆、胃、大肠、小肠、膀胱、三焦六腑皆为阳……故背为阳，阳中之阳，心也；背为阳，阳中之阴，肺也；腹为阴，阴中之阴，肾也；腹为阴，阴中之阳，肝也；腹为阴，阴中之至阴，脾也。"再进一步推演，则每一脏腑又各具阴阳，如肝阴肝阳、肾阴肾阳、胃阴胃阳等。

《素问·四气调神大论》说："夫四时阴阳者，万物之根本也。"《管子·四时》则云："阴阳者，天地之大理也；四时者，阴阳之大经也。"《管子·乘马》更明确地指出："春夏秋冬，阴阳之更移也；时之短长，阴阳之利用也。"说明春夏秋冬四时的更替是自然界阴阳变化最显著的体现。一年划分为四时，根据异级同构的原理，一日也可分为四个时间段，故《灵枢·顺气一日分为四时》说："以一日分为四时，朝则为春，日中为夏，日入为秋，夜半为冬。朝则人气始生，病气衰，故旦慧；日中人气长，长则胜邪，故安；夕则人气始衰，邪气始生，故加；夜半人气入脏，邪气独居于身，故甚也。"一日与一年具有相同的时间结构，并具有相似的阳气盛衰节律变化。

2. 天地人三才异级同构

"三"在中国古人的认识过程中，具有模式的功能。《左传·昭公三十二年》注引服虔曰："三者，天地人之数。"《说文解字》也说："三，天地人之道也。"《周易》建立了天、地、人三才的模式，如《说卦传》说："昔者圣人之作易也，将以顺性命之理，是以立天之道曰阴与阳，立地之道曰柔与刚，立人之道曰仁与义。兼三才而两之，故易六画而成卦。"如此，则使"三"成为集体意识中的模式数字，形成了对世界进行宏观三分的宇宙观。西汉董仲舒则将"三"崇尚为无所不归的"天之大经"，其《春秋繁露·官制象天》说："三起而成日，三日而成规，三旬而成月，三月而成时，三时而成功。寒暑与和，三而成物，日月与星，三而成光，天地与人，三而成德。由此观之，三而一成，天之大经也。"这种思想表现在哲学层面为"太极元气，函三为一"（《汉书·律历志》），表现在历史观上则为三统说，表现在历法上则为三统历[1]。

天地人三才异级同构的模式推演应用于中医学领域，除《素问》的《三部九候论》《六节藏象论》等篇以天、地、人三才模式构建有别于五脏六腑的九脏体系，所谓"三而成天，三而成地，三而成人。三而三之，合则为九，九分为九野，九野为九脏。故神脏五，形脏四，合为九脏"，即以五脏合胃、小肠、大肠、膀胱为九脏，以应合于天地之至数外，主要体现在中医脉诊体系的建构中。《素问·三部九候论》在"天地之至数，合于人形血气"思想的指导下，提出全身三部九候诊脉法，将人体诊脉部位一分为三，进一步按照异级同构的原理，每一部再分天、地、人三部，以诊候不同脏腑部位的病证。诚如张介宾《类经·脉色类》所说："以天、地、人言上、中、下，谓之三才。以人身而言上、中、下，谓之三部。于三部中而各分其三，谓之三候。三而三之，是谓三部九候。"《难经·十八难》提出寸口诊脉的三部九候方法，也是依据天、地、人三才模式异级

[1] 庞朴.一分为三论[M].上海：上海古籍出版社，2003：115-119.

同构而构建寸口诊脉体系的[1]。李中梓《诊家正眼》则将寸口脉的三部九候与运气学说的六气格局相互联系，提出"六气分合六部时日诊候图"[2]，认为通过推算当年的运气格局，结合患者脉象可以预见疾病所在。这种模式推演可谓是对运气脉诊的一种发展，但临床实际意义并不大。

3. 五行异级同构

五行学说所建构的自然与人体五行结构及其相互关系，是中医理论的重要组成部分。刘温舒[3]《素问入式运气论奥》说："天地媾醇，物我备化，则寒暑燥湿风共主乎一岁之内，生长化收藏咸备乎万物之中。非只一岁也，虽一时一刻之短，而五行之气莫不存；非恃一物也，虽一毫一芒之细，而五行之化莫不载。"可谓对五行之中复有五行的异级同构思想的精辟论述。如就一年时间段而言，《内经》中五脏与时令有不同的配属关系，根据《素问·六节藏象论》和《灵枢·九针十二原》等篇所论，肝为阴中之少阳，其性属木，通于春气；心为阳中之太阳，其性属火，通于夏气；脾为至阴，其性属土，通于长夏之气；肺为阳中之少阴，其性属金，通于秋气；肾为阴中之太阴，其性属水，通于冬气。即随着春、夏、长夏、秋、冬的季节更替，五脏肝、心、脾、肺、肾更相主治，在各脏所通应、主治的时令，相应的脏表现为脏气旺盛。就

［1］　邢玉瑞.《素问·三部九候论》模式推理方法探讨［J］.中国中医基础医学杂志，2012，18（3）：240-241.

［2］　李中梓.诊家正眼［M］.北京：中国书店，1987：13-14.

［3］　刘温舒.素问运气论奥［M］.张立平，校注.北京：学苑出版社，2008：120.

一日时间段而言，五行配五脏、五时，从而形成一日"五时"结构。即将一昼夜划分为五个时段，分别与五脏系统相配属，进而指导疾病的诊断与治疗。如《素问·玉机真脏论》所说："一日一夜五分之，此所以占死生之早暮也。"《素问·脏气法时论》具体阐述了五脏主时的病理节律，指出："肝病者，平旦慧，下晡甚，夜半静。""心病者，日中慧，夜半甚，平旦静。""脾病者，日昳慧，日出甚，下晡静。""肺病者，下晡慧，日中甚，夜半静。""肾病者，夜半慧，四季（指辰、戌、丑、未脾土所主之时）甚，下晡静。"其基本规律为在某脏所主之时，自然之气有助于脏气，脏气旺而邪气却，则病情较轻，患者感觉清爽；在其所不胜之时，自然之气不利于脏气，病邪挟自然之克气肆虐，因而病情转重；在脏气非旺的时辰，若受相生之气的影响，则有助于受病之脏，病情表现较为平稳。

五行互藏理论的形成，也源自于五行异级同构的模式推演。张介宾《类经图翼》说：但人知"五之为五，而不知五者之中，五五二十五，而复有互藏之妙焉。"[1]五行互藏，揭示了事物无限多的层次和无穷可分的特点，说明五行学说所描绘的宇宙结构，是具有多层次的体系。这种思想应用于中医学，如《灵枢·阴阳二十五人》以此建构了独具特色的人的分类说——阴阳二十五人；张介宾"凡五脏之气，必互相灌濡，故五脏之中，必各兼五气"[2]之论，以及周慎斋提出"心之脾胃，肝之脾胃，肺之脾胃，肾之脾胃，脾胃之脾胃"[3]的说法，均与五行异级同构的模式推演有关。

[1] 张介宾.类经图翼［M］.北京：人民卫生出版社，1965：11.

[2] 张介宾.景岳全书［M］.上海：上海科学技术出版社，1959：85.

[3] 周慎斋.慎斋遗书［M］.上海：上海科学技术出版社，1959：6.

4. 运气主时异级同构

在运气学说中，以年为五运六气的主司时间单位，包括每一运、气各司一年的岁运、岁气，五运、六气各主一年主、客运五步与主、客气六步，六十年运气太过、不及、平气循环一周，其中本身就包含着异级同构的思想，如张介宾《类经·运气类》解释《素问·天元纪大论》"五六相合，而七百二十气为一纪，凡三十步"所说："此以大数言之耳，若详求之，则三十年之数，正与一岁之度相合。盖一岁之数，凡三百六十日，六分分之为六气，各得六十日也；五分分之为五运，各得七十二日也；七十二分分之为七十二候，各得五日也。三十年之数，凡三百六十月，六分分之，各得六十月；五分分之，各得七十二月；七百二十分分之，各得十五日，是为一气，又曰一节。"即三十年与一岁之间，运气推演具有相同的结构。

金元时期马宗素、程德斋撰《伤寒钤法》，利用部分运气学说概念和象数学干支五行理论，建立了一系列根据病人命辰和得病日干支来推算其所患为何病、预后和治法的"算病法"。明代熊宗立撰《素问运气图括定局立成》，完全承袭了马、程的"识证归钤认字号用药"之法，并提出"逐日司天得病归证定局"等推演程式，将运气的主司时间由一年改为一日，从而形成"日干支运气"论。今人刘玉山将六十甲子日中，天干和地支在五行属性上一致的天日，命名为日干支运气同化；这些天日的气候影响人体所发疾病，则命名为日干支运气同化病。其中，土气胜者有甲辰、甲戌、己丑、己未4天；金气胜者有乙酉、乙卯、庚申3天；水气胜者有丙

子、丙辰、丙戌、辛亥4天；木气胜者有丁巳、丁亥、丁卯、壬寅
4天；火气胜者有戊子、戊午、戊寅、戊申、癸巳5天。这些天日的
气候影响人体发病，俱属峻伤五脏之气而暴发的各种内科急证、重
证，而且表现为伤及本脏的"自伤"，治疗当以补本脏气为原则[1]。
可谓是上述思想的余绪。

如果说《伤寒钤法》等出于纯粹的观念推演，异级同构将时间
单位由年缩短到日，那么，清代学者则基于同样的原理，将时间单
位由一年扩展为六十年，六十年内前、后三十年间有着司天、在泉
那样的阴阳对应关系，从而形成"大运气论"或称之为"大司天
论"。据陆懋修《世补斋医书·六气大司天》记载："王朴庄先生引
《内经》七百二十气，凡三十岁而为一纪，千四百四十气凡六十岁而
为一周，扩而大之，以三百六十年为一大运，六十年为一大气，五
运六气迭乘，满三千六百年为一大周。"陆懋修秉承王氏六气大司天
的理论，还排列了自黄帝八年到清同治三年的干支纪年序列，依厥
阴、少阴、太阴、少阳、阳明、太阳六气先后之序，分别标记各个
甲子的司天、在泉之气，并依此阐释医学史上重要的医学流派或医
家的治法用药特点与司天在泉之气的关系[2]。

异级同构思想也是中医诊断方法形成的思维基础，《黄帝内经》
中的面部望诊法根据人颜面各部的情况来判断全身五脏六腑正常与
否；尺肤诊断法则根据前臂内侧的肌肤状况诊察全身疾病；中医寸
口脉诊法则以两手寸口脉象来衡量全身的生理与病理；舌诊法更从

［1］ 刘玉山.日干支运气同化病理论初探及150例临床报告［J］.北京中医药
　　　大学学报，1996，19（4）：34–36.
［2］ 陆懋修.世补斋医书［M］.北京：中医古籍出版社，2014.

舌质、舌苔来了解全身。这里，面部、尺部皮肤、寸口脉象、舌都只是人体的一个部分，而上述诊法都把它们视为人全身的缩影，认为人体的五脏六腑及其所支配的外部组织器官在这些部位上都有对应的区域，并且从这些部位的对应区域反映出其生理与病理。这里即隐含了两种思想：其一是异级同构的思想，即认为人体上的某些部分与人体全身是同构的；其二是同类相应的思想，即认为人体整体的各部分与其局部的各对应的区域之间有相互感应的关系。而后者的运用又是以前者为前提的，因为只有当人体的整体与局部有异级同构的关系时，才会在人体整体的各部分与某些局部的各区域之间形成同类及其相感应的关系。中医治疗学也以异级同构和同类感应为基础，形成了头皮针、耳针、面针、鼻针、腕踝针等针刺治疗方法。

三、同气相求

同气相求，是指根据一定的模型对事物进行归类与推理的原理。《易传·文言传》首先提出了同气相求的归类思想，指出："同声相应，同气相求；水流湿，火就燥；云从龙，风从虎。圣人作而万物睹，本乎天者亲上，本乎地者亲下，则各从其类也。"当然，中国古人思维的特点就是关注"类"，实则是通过"物象"和符号"象"来把握"类"之"理"，侧重"类"的区分性、功能性，没有提出什么是本质属性、什么是非本质属性的问题，所关心的"类"的问题不是科学分类问题，而是"类"不离"道"或"理"即"类同理同"的问题，不同于古希腊人偏重"类"的属种关系和"类"的抽象本质[1]。因此，这种同气相求的分类原理，大致可概括为以下四个方面：①特征同一，即不同事物在感性特征上的相似和一致。如五行中五方配五时，即与五方和五时在气候、物候方面的特征同一有关。②效能同一，指不同事物在功能和行为方式上的相似和一致。如大地养育万物，脾胃化生气血滋养全身，功能相近归为一类。③聚合同一，即从时空的角度而言，凡是能够相感、相从、相召、相动，聚集在一起的事物，同气相求，归为一类。《易传·系辞上》概括为"方以类聚，物以群分"。如春季多东风，气候温和，植物萌芽生长，到处呈现绿色，这些现象之间有相从、相动的关系，故同归于五行木一类。④关连同一，即通过中间环节的连递而相互联系。

《庄子·渔父》云："同类相从，同声相应，固天之理。"《吕氏春秋·召类》曰："类同相召，气同则合，声比则应。"其中的"相应""相从""相召"虽然均指事物之间的感应作用，反映了自然感应的观念，但也提示同气相求的思想，也可以从逻辑推类的角度加以诠释。对中国古代逻辑学的现代研究认为，推类是中国逻辑的主导推理类型，是建立在对事物类的性质及其关系（"理"）把握基础上的中国古代的典型推理类型[2]。从中国传统文化整体看，又以模式型推类为典型的推类方法，自《周易》以后，中国哲人就一直致力于构造各种"世界模式"，以供人们推论自然、社会、人生的一切现象，如阴阳、五行、八卦模式等。模式型推理，其特点就是比照某个"标准"或"法式"进行推论，其依据就是"类同理同"的原

---

［1］ 刘明明. 中国古代推类逻辑研究［M］. 北京：北京师范大学出版社，2012：66.

［2］ 刘明明. 中国古代推类逻辑研究［M］. 北京：北京师范大学出版社，2012：24–25.

则，即"一类事物中的每一个都具有同样的一个理，亦即如果 K 与 L 是同类的，则 K 与 L 必有一个共同的理 N"[1]。由此可见，同气相求也蕴含着类同理同的思想，整体与部分的相互推类，是由其"同构"（类同）和"一理"（理同）所决定的。

根据同气相求的原理不仅可以对事物进行归纳分类，同时，在分类的基础上又可以进行演绎推理。如张介宾《类经·阴阳类》说："盖阴阳之道，同气相求，故阳伤于阳，阴伤于阴。"即阳邪易伤人体属阳的部位，导致阳气的亢盛；阴邪易伤人属阴的部位，导致阴的偏盛。《素问·金匮真言论》云："五脏应四时，各有收受。"由于人身五行与天地之五行有同类相从的关系，天地四时五行之气分别与五脏相通应，因而时令邪气亦随五行之气侵入人体相应的脏而致病，导致主时之脏受伤而先发病，正所谓"同气相求""以类相从"。如《素问·咳论》云："人与天地相参，故五脏各以治时，感于寒则受病，微则为咳，甚则为泄为痛。乘秋则肺先受邪，乘春则肝先受之，乘夏则心先受之，乘至阴则脾先受之，乘冬则肾先受之。"《素问》七篇大论论述运气变化失常发病，也常呈现出同气相求，伤及相应之脏而发病的情况，《素问·至真要大论》概括谓："以所临脏位，命其病者也。"这也是"同类相应"思想在中医学中的体现。

---

[1] 刘明明.中国古代推类逻辑研究[M].北京：北京师范大学出版社，2012：31.

四、效应验证

模型化推理的结论是或然性的，由其所得到的结论最多只能说是一种假说，其真假是要由经验来判决的。通过实践经验，可以排除不正确的推论，修正、补充、丰富和完善比较正确的推论，最终形成理论。

科学理论的评价问题是一个非常复杂而重要的问题，对此，科学哲学家有着十分深入的探讨。林定夷[1]提出科学进步的三要素目标模型：①科学理论与经验事实的匹配，它包括理论在解释和预言两个方面与经验事实的匹配，而这种匹配又包括了质和量两个方面的要求。②科学理论的统一性和逻辑简单性的要求。③科学在总体上的实用性。科学的实际可检测的目标，就是以上三要素的合取。由此提出关于科学理论评价的"三性"标准，即可证伪性、似真性、逻辑简单性。一个好的理论应当是逻辑上简单的、具有高度可证伪性而又具有高度似真性的理论。其中，理论的逻辑简单性，是指理论中作为逻辑出发点的初始命题数量要少；理论的高度可证伪性和高度似真性，是指一个高度可证伪的理论耐受严峻的检验，它的解释和预言能与广泛的经验证据精确地符合。由此也可以看出，科学假说在原则上应该是可检验的，如果一个假说不但无法在技术上接受观测实验或一般实践的检验，而且在原则上也不可能被检验，那就不能称之为科学假说。所谓原则上不可能被检验，是指它根本没有检验蕴涵——它本身不能被检验，由它演绎推导出的命题也不能

[1] 林定夷.问题与科学研究——问题学之探究[M].广州：中山大学出版社，2006：136，177-178.

被检验。概言之，它与任何经验现象都没有关联。既然找不到哪个经验能够与它符合或抵触，就只能认为它缺乏经验意义，是不可检验的。而数学和逻辑理论以及形而上学理论，不接受经验的检验。

中医学为了保证运用模型化推理的准确性和有效性，提出采用参验、符验等办法[1]。

1. 参验

参验，"参伍之验"的简称。参，比较；验，验证。判定真理的方法。《庄子·天下》已提出："以参为验。"《楚辞·九章》："参验考实。"韩非较系统地作了论述："言会众端，必揆之以地，谋之以天，验之以物，参之以人，四征者符，乃可以观矣。"（《韩非子·八经》）强调把事物的各种情况，各个方面相互参照、比较，然后加以分析验证。认为"无参验而必之者，愚也。弗能必而据之者，诬也"（《显学》）。《素问·脉要精微论》明确指出临床诊治疾病，当"切脉动静而视精明，察五色，观五脏有余不足，六腑强弱，形之盛衰，以此参伍，决死生之分"。中医临床诊治疾病时，将望、闻、问、切四诊获得的信息与季节气候、地理环境、心理因素和社会因素等，进行参照、比较分析，所有证据相互验证，以保证辨证（分类判断）结论的准确无误。《素问·八正神明论》进一步揭示了诊断疾病与相应理论参验的意义："观于冥冥者，言形气荣卫之不形于外，而工独知之，以日之寒温，

---

[1] 任秀玲.《黄帝内经》建构中医药理论的基本范畴——证验 [J].
中华中医药杂志，2009，24（1）：62-65.

月之虚盛，四时气之浮沉，参伍相合而调之，工常先见之，然而不形于外，故曰观于冥冥焉。"是说在疾病表现于外的形证不明显的阶段，就可以根据日月、四时等对人体影响的理论，做出准确的诊断。

2. 符验

符验思想最早由《荀子·性恶》提出："凡论者，贵其有辨合、有符验。""辨"通"别"，是古代借贷所用的一种凭证，别之为二，各执其一；"符"即符节，也是古代使用的一种凭证，双方各执一半。荀子以"辨合""符验"为喻，说明凡一种认识只有在运用中得到验证，证明它是与客观实际相符合时，才是真知。否则，就是谬妄之论，并以为只有重视符验，才能做到"坐而言之，起而可设，张之而施行"。其中包含朴素唯物主义观点，在辩说中，即表现为强调古与今、天与人、名与实等的一致。"故善言古者必有节于今，善言天者必有征于人"，即善于谈论古代的事要以现今的事做验证，善于谈论天的要有人事作验证。发议论的人可贵之处在于有分析、有综合，合乎事实有验证。杨雄《法言·问神》也说："君子之言，幽必有验乎明，远必有验乎近，大必有验乎小，微必有验乎著，无验而言之谓妄。"《韩非子·问辩》曰："夫言行者，以功用为之的彀者也。"这里已初步接触到检验认识真理性的标准问题。

《素问·举痛论》也指出："余闻善言天者，必有验于人；善言古者，必有合于今；善言人者，必有厌于己。如此，则道不惑而要数极，所谓明也。"对于怎样检验理论，该篇原文给了一个极简单明了的解释，即"今余问于夫子，令言而可知，视而可见，扪而可得，令验于己而发蒙解惑"。即指从理论演绎出"可知""可见""可扪"的经验事实，进而验证。如从五行相生关系的理论出发，推导出培土生金、滋水涵木、金水相生、益火补土等治法，验之于临床实践，前三者得到实践事实的支持而得以确立，益火补土本当为补心阳以温脾土，但与临床实际有一定的出入，后世演变为温肾阳以暖脾阳的一种治法，用于肾阳衰微而致脾失健运之证，很少再指心火与脾阳的关系，即是通过符验对原有假说的一种修正。可见通过"参验""符验"的方法，保证了中医药学所获得的医学知识、理论成果和认识活动的真理性。

第二节　中医常用推理模式

李曙华[1]曾指出：中华科学最独特、最值得注意、然而却偏偏被漠视或否认的一个特点是：它有一个不属于任何一门具体学科、几乎是凌驾于各学科之上的统一的模型体系，那就是在长期的历史发展中，以易经为基础，先后纳入阴阳五行、气论、干支计时法、河洛理数而形成的一套理、象、数、图并举，关于世界生成演变的功能性结构象征模型和符号体系。葛兆光[2]对战国末期到西汉前期中国思想世界的形成研究认为，由于时代的需要，使思想逐渐趋向于建立统一的知识体系和解释体系，一个从终极意义到使用技巧、从知识技术到法律制度可以涵盖一切的意识形态。从各种资料可以看出，自然、社会、人已经被包容在一个由"一"（道、太

---

［1］　李曙华.中华科学的基本模型与体系［J］.哲学研究，2002（3）：19–26.

［2］　葛兆光.中国思想史［M］.第一卷.上海：复旦大学出版社，2001：210–216.

极、太一）、"二"（阴阳、两仪）、"三"（三才）、"四"（四象、四方、四时）、"五"（五行）、"八"（八卦）、"十二"（十二月）乃至"二十四"（节气）等构成的数字化网络中。关于宇宙、社会、人的各种知识和思想，在演进与系统化中，逐渐有了一个统一的形上的终极依据。在这一时期，知识与思想的形上基础与形下操作，也就是古人说的"道"与"术"才得到了沟通，并形成一套规范与模式。而中医理论体系建构以《黄帝内经》的成书为标志，也主要在战国秦汉之际，故在中医理论建构与临床思维中，气、太极、阴阳、三才、四时、五行、九数等模型被广泛应用，甚或成了中医学者理解、解释事物的一种信仰，而成为常用的推理模式。

一、气模式

胡志强等[1]认为，在自然科学研究中，一些关于自然的总体模型往往构成科学家共同体深刻的信念背景，决定了作为总体的科学研究的基本方向、基本方法、基本机制和基本概念。气是中国古代哲学、医学乃至整个民族传统文化中最基本、最著名、最独特的范畴，是中医理论与中国古代哲学的本质结合点，也是中医理论体系的核心范畴和中医学里应用最多的范畴，并由此范畴决定了中医学的思维方式、研究方法及发展趋势。

（一）现代语境下气的诠释

《老子》第一章云："道可道，非常道；名可名，非常名。"道不可言说，不可用概念界定，但老子仍免不了要反复说"道"。而气与

---

[1] 胡志强，肖显静．科学理性方法［M］．北京：科学出版社，2002：119．

道在中国古代哲学上本就相通，刘长林[1]提出气道合一说，认为气作为实在同时就是本质和规律，道作为本质和规律同时又是实在之气。在现代科学语境下，人们对气概念的认识，犹如道之不可言说而又不得不说一样，尽其所能探讨如何更为合理、全面地加以表述，试图用现代思维和语言以揭示气概念的内涵，由此而有气概念的物质说、功能说、物质与功能统一说，以及物质、功能、信息合一说、思想模型说、生命活动之象说、熵说等[2]。

现代对气概念的内涵认识之所以分歧较大，其根源乃在于气概念本身就是一个多相性的概念，需要通过多个判断从不同角度、不同层面来规定，而不是从一个方面或侧面加以界定。如李志林[3]认为气主要可分为自然常识之气、人生性命之气、精神状态和道德境界之气、客观存在的物质之气和能动的实体之气。张立文[4]则将气概念的内涵理解为六个方面，即气是自然万物的本原或本体，是客观存在的质料或元素，是具有动态功能的客观实体，是充塞宇宙的物质媒介或媒体，是人生性命，是道德境界，它是一个涵盖自然、社会、

[1]　刘长林.气道合一是中国象科学的哲学根基[N].中国中医药报，2017-08-24（003）.

[2]　邢玉瑞，王小平，鲁明源.中医哲学思维方法研究进展[M].北京：中国中医药出版社，2017：11-18.

[3]　李志林.气论与传统思维方式[M].北京：学林出版社，1990：13.

[4]　张立文.气[M].北京：中国人民大学出版社，1990，4.

人生的范畴。刘长林等[1, 2]对古代文献中的"气"含义梳理指出，气的含义有三：气态物质之气，生化之本之气，符号－关系模型之气。作为宇宙万物万象唯一本元的气，既是物质，又是功能；既是规律，又是信息；既是本体，又是现象。王小平[3]针对60年来关于"气"概念内涵研究的问题，总结认为中医气概念的基本内涵应包括：气是客观实在，气是生命流转，气是运动之象，气是人的精神活动状态及道德修养素质等人文状态。

从逻辑学的角度而言，概念是反映事物对象本质属性或者特有属性的思维形式，内涵和外延是概念的两个基本逻辑特征。概念的内涵是指对事物对象本质属性或者特有属性的反映，外延是指具有某种本质属性或者特有属性的事物的对象范围。因此，要揭示气概念的内涵，首先必须明确气概念的特性。一般而言，气是指化生天地万物的本原，是至精无形、充盈无间、连续的、可入的、能动的、无限的物质存在，与西方原子论自然观相比较，表现出整体性与个体性、连续性与间断性、无形性与有形性、功能性与结构性、化生性与组合性、辩证性与机械性、直观性与思辨性诸多方面的差异（表3-1）。曾振宇[4]研究认为，中国古代哲学概念的特点为"泛心论"色彩比较浓厚、兼摄价值本源、经验性色彩比较明显、多义性特点比较突出。从多义性特点而言，中国古代哲学概念大多不存在相对确定的逻辑内涵与外延，逻辑多义性、模糊性特征比较突出。气概念实质上没有确定的逻辑内涵，也缺乏确定的逻辑外延；它可以诠解自然、生命、精神、道德、情感、疾病等一切认知对象的起

[1] 刘长林，张闰洙.中国哲学"气"范畴的现代认识[J].太原师范学院学报（社会科学版），2005, 4（1）：6-11.
[2] 刘长林，胡奂湘.《管子》心学与气概念[J].管子学刊，1993（4）：2-10.
[3] 王小平.论中医气概念的内涵[J].陕西中医学院学报，2015, 38（2）：1-5.
[4] 曾振宇.思想世界的概念系统[M].北京：人民出版社，2012：2-21.

源与本质。若想在西方概念库中寻求一个在内涵与外延上都和气概念十分吻合的对应词，绝对是不可能的。但基于不可言说而又不得不说的要求，可以认为哲学之气是指生成宇宙万物的实在本元，也是生成人类形体与化生精神的实在元素。中医学之气在当代科学语境下，可以认为是指生成人体、维持人体生命活动的物质、能量、信息的总称。

表 3–1 元气论与原子论的区别

比较项	元气论	原子论
自然观	有机论	机械论
世界本原	元气	原子
矛盾形式	阴与阳	原子与虚空
动力源泉	内在矛盾	未有确解
发生机制	分化	组合
注意中心	关系（功能）	实体（结构）
整体观	元整体	合整体
形质状态	无形连续	有形间断
时空特征	时间为主	空间为主
数量特征	一（重质）	多（重量）
认识方法	直观体悟	抽象思辨
研究方法	宏观观察	分析还原
发展演变	自然哲学	自然科学

原子论模型决定了我们用深层次的原理来解释表面上的现象，例如对于可观察的宏观现象，我们用构成宏观物体的更小的单元的行为来解释，从而使科学理论的发展走向越来越基本的、普遍的原理。原子论模型还决定了我们解决科学问题的方法，如我们可以通过分析的方法把复杂的现象分解为不同的方面，把复杂的事物分解为不同的成分，我们可以

通过对实体之间的因果关系的描述形成决定论的理论等等。如果说原子被视为西方科学的代表模式的话，那么气也可以被视为东方科学的代表模式。故有学者也明确指出气本身就是一种功能模型，如李心机[1]认为中医学中气有两个方面的含义。一是人体中的气，是以人体直观可见之气为思维起点所建构起的关于人体中气的理想化、纯化的气模型，具有生命意义；二是作为人生命存在的大环境和辩证逻辑的理论工具，其意义在于表述天人合一的宇宙整体性、物质性和功能性。生命之气是先贤以人体的"气原型"为基础经过哲学思考建构的思想模型。人们能够从呼吸、心跳、神志、消化、排泄、运动、生殖等现象中观察、体悟、直觉气的存在。这些可见与可联想之气，只是古人观察、体验到的一些孤立的现象，我们把这些现象称之为中医学的"气原型"。可体察之气与理论中的纯化之气之间的关系，是具体与抽象、源与流、原型与模型之间的关系。刘长林[2]也认为古典文献将所有功能信息关系，特别是难于直接观察到的，统称之为"气"。这种笼统代表某种功能信息关系的"气"概念，实际是在现象层面，为认识事物之间的功能信息关系而建立的符号－关系模型。其功用在于避免考察实际过程，只研究事物之间的对应变化关系，寻找其功能信息的相关性规律，并由此认定事物的性质，在此基础上，再逐渐形成事物整体的功能信息模型。

（二）气模式的特征

特征总是相比较而存在的，与原子模式相比较而言，气（元气）

---

［1］ 李心机.中医学气论诠释［J］.中国医药学，1995，10（5）：18-21.

［2］ 刘长林，张闰洙.中国哲学"气"范畴的现代认识［J］.太原师范学院学报（社会科学版），2005，4（1）：6-11.

模式大致上可以说具有整体性、功能性、时间性的特征。

1. 整体性

气的整体性可从两个方面理解：首先，从气范畴本身而言，它是建立在直观基础上推衍出来的一个非确指的概念，具有非结构性与整体关联性的特征。即气无边无形，"其大无外，其小无内"（《管子·心术上》）；气大化流行，"下生五谷，上为列星，流于天地之间"（《管子·内业》）；气贯通虚实，"天地之气，贯穿金石土木，曾无留碍"（《梦溪笔谈》卷二十六），"虚空即气"（《正蒙·太和》），"气常相接无间断"（《朱子语类》卷三）；气范围一切，"阴阳二气充满太虚，此外更无他物亦无间隙。天之象，地之形，皆其所范围也"（《正蒙注·卷一》）。视气为一个生生不息的连续过程，强调了气的存在和变化的连续性和不可分割的整体性。这里所言气既是无限大又是无限小，在常识看来是难以理解，但却恰恰反映了气这种无形性存在的基本特点，从气包含一切有形之物，整个宇宙都为气所包容而言，气是无限大；从气无所不入，无所不通，渗透于一切有形之物中而言，气是无限小。《管子·心术上》说："天之道，虚其无形。虚则不屈，无形则无所抵牾，无所抵牾，故遍流万物而不变。"气能够无所不通，无所不入，遍在万物之中，是因为其"无形"，用常识的观点看，就是无限小。但从另一方面看，气遍在万物之中，也就是万物都在气中，故又可以说气无限大。姚春鹏[1]认为，

---

[1] 姚春鹏.元气论：自然国学的哲学与方法论基石［M］.深圳：海天出版社，2016：118.

说气既是无限大又是无限小，其实也是一种比喻。"无限"与
"大""小"的组合本身是矛盾的。因为"大""小"是"有限"的概
念，只有在"有限"的世界里才有"大""小"的差异；而"无限"
则是没有差异，自然谈不上"大""小"。"无限""无形"的东西本
来不可说，所以只好借"有限"世界的概念来类比。由此而言，气
作为无形虚体，本身就具有既是无限小，又是无限大，从而成为一
个不可分割的无限整体的特性。其次，从气本原论或本体论的角度
而言，中国传统哲学认为万物由元气化生，元气化生万物的基本过
程是元气→阴阳→五行→万物。如此则宇宙万物由共同的基质构成，
因此，部分中就必然蕴含着整体的功能与信息，整体与部分之间即
有着相类、相通的特征，气因此也成为宇宙万物之间相互作用的中
介；同时，万物中各有阴阳、五行，也就是说作为宇宙整体的一部
分的任何一物都受阴阳五行法则的支配，也就是部分决定于整体，
部分的运动规则与整体是一致的。概言之，万物的性质和生化规律
决定于作为整体的元气的性质及生化规律。这种整体性有别于原子
论的组合整体观，而被称之为自然整体观、生成整体观等。

2. 功能性

功能是与形体结构相对的概念。功能性特点是指气模式下对事
物的研究，不是从事物的形体结构出发，而是直接从事物功能变化
的角度来研究事物的运动规律。西方近现代科学的发展，是受实体
论哲学和还原论思维的影响，以物质形态结构的分析为研究自然规
律的起点和突破口，由此带来了近代科学革命性的变化。英国著名
科学史家李约瑟对中国传统科学思维方式的研究，十分赞同中国近
代哲学家张东荪"欧洲哲学倾向于在实体中去寻求真实性，而中国
哲学则倾向于在关系中去寻找"的观点，他认为"中国人的思想总

是关注着关系，所以就宁愿避免实体问题和实体假问题，从而就一贯地避开了一切形而上学。西方人的头脑问的是：'它本质上是什么？'而中国人的头脑则问：'它在其开始、活动和终结的各阶段与其他事物的关系是怎样的，我们应该怎样对它做出反应？'"从这个意义上说："在所有的中国思想中，关系（'连'）或许比实体更为基本"[1]。这里反映出两种宇宙本体论，即实体本体论和关系本体论。自先秦在中国哲学中起主要作用的一直是关系本体论。就关系本体论而言，关系是物质的存在形式，没有离开关系的物质，也没有离开物质的关系，二者是二而一的。但关系起决定作用，决定着事物如何生成、如何存在，关系乃是一切性质和事物存在的基础。真正存在的宇宙本体只有关系和产生各种关系的潜在可能性。正是这些关系和产生关系的潜在可能性，显示着宇宙的物质实在性。功能正是关系的反映，而这种重视功能的思想，就是以气模式为根基的。

气作为无形之虚体，其细无内，其大无外，是一种连续性的、浑然的、弥漫状的存在，并不存在特有的结构。故对气的认识，只能通过其所表现出来的功能之"象"。张载《正蒙·乾称篇》曰："凡可状，皆有也；凡有，皆象也；凡象，皆气也。"《横渠易说·系辞下》又说："有气方有象。"如果套用西方哲学的说法，则气是本体论范畴，而"象"则是认识论范畴。气是生成万物的本原，而"象"是气生成的万物

[1] 李约瑟.中国科学技术史（第二卷）科学思想史［M］.何兆武，等译.北京：科学出版社/上海：上海古籍出版社，1990：221-222.

作用于人形成的表象或意象，是认知万物及气的中介。在中国古代哲学看来，事物外在的"象"是其内在之气的显现，气的变化引起"象"的变化，"象"的变化是气的变化的反应。《素问·六微旨大论》云："本标不同，气应异象。""气应异象"，即气的反应表现出不同的"象"。那么，认识了"象"，也就间接地认识了气。因此，以气的观点看世界，人们会着眼于万物在气化流行中呈现出来的动态功能之"象"，而不是以构成材料为本位的静态之体。对此，张载《正蒙·神化篇》对气与"象"相互依托的关系有深入阐述："所谓气也者，非待其蒸郁凝聚，接于目而后知之；苟健顺、动止、浩然、湛然之得言，皆可名之象尔。然则象若非气，指何为象？时若非象，指何为时？"这里不仅指出气所显现的"象"不一定都是有形可见的，还有没有形状，但可以为身心感受的"象"，也就是老子所谓的无形的"道"之"大象"。另一方面，气虽有健顺、动止、浩湛之象，若不与时间结合，"随时而起化者，必以健顺、动止、浩湛之几为与阴阳、翕辟、生杀之候相应以起用，不然，又将何以应乎时哉"（《张子正蒙注·神化篇》）。也就是说，"象"是通过春生、夏长、秋收、冬藏等四时之不同作用而显现，"象"作为变化之"象"必然体现为具体的时间过程，而不是虚假幻象。由此又引出了气模式的时间性特征。

3. 时间性

时间和空间是事物存在的基本方式，空间体现事物存在的广延性、并立性，时间体现事物存在的过程性、变易性。一方面时空统一不可分割，另一方面时间和空间又是两个相互分别、各有自己的独立意义的方面，对于事物的存在起着不同的作用。当人们面对世界的时候，不可能时空并重、同等顾及这两个方面，而必定有所选择，或以空间为本位，从空间的角度看待时间和万物的存在；或以时间为本位，从时间的角度看待空间和万物的存在。这两种态度和做法具有不同的意义和价值，对于人类都是必要的、有益的、不可避免的。刘长林[1]曾指出：主体对客体的选择最重要的是时空选择。时空选择是决定科学和文化形态的原始出发点，中西科学和文化的根本分野正是在于时空选择的不同。西方文化具有明显的以空间为本位的特征，实行主客对立；中华文化则具有突出的以时间为本位的特征，秉持天人合一。在中华学术源头《周易》的六十四卦中，所揭示的正是自然与人事的时间历史规律，其核心思想就是"与时偕行"。道家的《黄老帛书》中明确提出"审时"的思想，如"静作得时，天地与之；静作失时，天地夺之"。《管子·宙合》亦云："必周于德，审于时，时德之遇，事之会也。""时而动，不时而静。"阴阳家则提出务时寄政说，强调政治活动、农事耕作及日常生活都要遵循春生、夏长、秋收、冬藏的时间变化规律。由此可见，突出时间要素，是中国古代哲学共有的特征。

元气论自然观的宇宙生成图式是元气生阴阳，阴阳生五行，五行生万物。元气论自然观关注的不是元气、阴阳、五行的静态空间结构，而是变化生成的流行过程，其核心观念是"生""生化"。中国古人视宇宙为生生不息的大化流行，而不是万物的并列杂陈。《老子》第四十二章云："道生一，一

[1] 张宗明.传承中医文化基因[M].北京：中国医药科技出版社，2015：20-21.

生二，二生三，三生万物。"《易传·系辞》曰："易有太极，是生两仪，两仪生四象，四象生八卦。""生生之谓易。""天地之大德曰生。"可见，中国古人偏重从生命演化的角度去理解各类具体事物，而生命的演化是动态过程，正是时间性特征的体现。正由于古人坚持"气始而生化"（《素问·五常政大论》），坚持"万物之生，俱得一气"（《论衡·齐世》），如此，在古人那里，一种生命化的时间也不外乎为一种"气化的时间"。故时间也被贴上了"气"的标签，时候被称为"气候"，时节被称为"气节"或"节气"，时数被称为"气数"，时运被称为"气运"等等。张再林[1]对中国古代原生态时空观的研究也认为，中国古人对作为宇宙变化之道的时间的观察和把握，实际上是以其自身的身体为基准、坐标和尺度，即以身为度，坚持时和身是须臾不可分的，同时对于古人来说，有"身"即有"生"而身生相通，因而时间也就是一种生命化的时间，二者共同具有当下、作息、两性、和谐、征候、利害以及超越等属性，生命的规定同时也就是时间的规定，对生命的解读同时也就是对时间的解读。严格地说，中国哲学中的"时"并非是西式的"时间"而是中式的"时机"，其"时"的理论始终是与作为生命有机体及其有机活动的身体联系在一起，而成为一种生理学意义上的周而复始、终中有始的时间，即为方以智深入揭明的那种首尾相衔的所谓"轮"式的时间。在中国哲学中，无论是《易经》所谓的"否极泰来""一阖一辟谓之变"以及"复，其见天地之心乎"的学说，还是老子所谓的"物壮则老""反（返）者道之动""万物并作，吾以观复"的

[1] 张再林.中国古代身道研究［M］.北京：生活·读书·新知三联书店，2015，128–137.

观点，都无不为我们透射出了这一特有的中国式的时间观。该时间观以其坚持"终则有始"（《易经》蛊卦）的"往复"而与西方的无机性的绝对不可逆的时间观形成鲜明对比[1]。

梅洛-庞蒂[2]指出，身体活动乃以时间展开为基础，"时间是生命的方向""时间不是我把它记录下来的一种实在过程、一种实际连续。时间产生于我与物体的关系。"故对时间规律的研究，就不能用主客二元对立的方式，把对象作为客体，进行"解剖学"式的切割分析研究，考问自然，让自然"说话"；而只能用主客相融的方式，把主体融入客体，融入天地万物之中，倾听自然的"表白"。故人类只有融入于天地万物的运化过程之中，去感受自身与他物的生命律动，通过"静观"的方法，去发现万物生化运动中的时间节律，并只有与时同步、顺时而行，才能真正臻至我们自身生命状态的佳境。

气模式的整体性、功能性、时间性特征在中医学中得到了充分的体现。中医学以整体观见长，这种整体观的特点可以用葛洪的一句话概括，即"人在气中，气在人中"（《抱朴子·至理》）。中医学认为，人身内的整体联系以及人身与宇宙的联系，主要是通过气的升降出入实现的，并由于气的信息传导作用，形成了人及宇宙全息的思想。中医学在探讨人体的生理病理变化时，不是从解剖、结构、实体的角度，而是注重从事物的功能、属性、行为、程序、关系等方面进行

[1] 张再林.中国古代宇宙论的身体性[J].西北大学学报（哲学社会科学版），2006，36（4）：10-17.
[2] 梅洛-庞蒂.知觉现象学[M].姜志辉译.北京：商务印书馆，2001：513，515.

研究，显示了中医在构建人体的功能系统时不同于西医解剖学实体结构系统的根本属性。中医学以时间为本位，视对象与自己同为主体，生命是主体自然生化的过程，着重把人视作生命功能状态和信息传导的自然流动过程，研究人身自然生命运动的时间性规律，由此形成了包括昼夜节律在内的诸多生命活动节律的认识。

（三）气模式在中医学的应用

关于自然的总体模型作为科学家共同体的信念背景，决定了科学研究的基本路径与方法。按照原子论模型，为了理解一个事物呈现的各种现象，我们将事物分解为基本的组成单元——原子，通过对这些更基本的单元的行为的把握，我们就可以对事物内部的机制有所了解，从而找出了导致需要解释的现象的原因，理解就是把握原因，而且由于所有事物的组成单元都是相同的，我们所达到的理解就是一种普遍的认识。针对疾病现象，就将人体描述为一些基本材料的组成，疾病看成是有一些微小的物质——细菌或者病毒与人体之间因果作用的结果，并致力于研究因果作用的具体过程。那么，按照气模型，为了理解一个事物呈现的各种状态，我们需要将事物理解为气的生化运动的不同状态，通过对气的盛衰以及升降出入运动状态的把握，以达到对事物不同状态的理解。中医学正是通过对气化、气机升降出入运动的认识，来说明宇宙自然以及人体生命现象的。

1. 人类生命的本原——气的演化

在中国哲学史上老子第一个提出了宇宙生成体系，即"道生一，一生二，二生三，三生万物"（《老子·四十二章》）。这就是说，作为宇宙终极本原的道，首先产生出混沌未分的一元之气，进而生成天地阴阳之气，再由天地阴阳二气交合而产生出冲气，由阴气、阳气、冲气的和合而派生出宇宙万物。老子在道的框架内引进了气的概念，把气看成是道生万物的物质材料，是由道向宇宙万物转化与过渡的中间环节，在中国哲学史上第一次明确提出了以气为化生万物的元素的思想。《易传》继承了老子宇宙生成的思想，认为天地阴阳二气交感产生万物，《系辞传》云："易有太极，是生两仪。""天地氤氲，万物化醇；男女构精，万物化生。"但《易传》取消了老子"一生二"之前的"道生一"，从而奠定了中国古代气一元论思想体系的雏形。庄子从本体论的角度首先提出了气的聚散学说，认为气是生成宇宙万物以及人类的共同的本始物质，气凝聚而人物成，气消散而人物死，"故曰：通天下一气耳"（《庄子·知北游》）。但气不是简单的"一"，而具有阴阳属性，分为阴阳二气，故《庄子·则阳》说："阴阳者，气之大者也。"宇宙万物即产生于阴阳二气的"交通成和"。从气本体论出发，庄子又以气的聚散来说明人的生死，指出："人之生也，气之聚也，聚则为生，散则为死"（《庄子·知北游》）。人的生死过程如同自然界的四时运行一样，都是气的自化过程。当然，气的聚散在这里也只能理解为一种比喻或象征意义，因为气是"细无内""大无外"的存在，从其"细无内"而言，无论怎么聚集也不能成为有形之物；从其"大无外"而言，气又是无限大，根本不可能有什么聚合。气与物的关系只能是一种生化或转化的关系。

中医学继承了先秦哲学家精气化生万物的思想，《素问·天元纪大论》说："太虚寥廓，肇基化元，万物资始，五运终天。布气真灵，总统坤元，九星悬朗，七曜周旋，曰阴曰阳，曰柔曰刚，幽显既位，寒暑弛张，生生化化，品物咸章。"大意是说天空无限辽阔，真气布满宇宙，统率着整个天地乾坤，而气的阴阳、刚柔的相互作用，造成了宇宙万物的生成，所谓"生生化化，品物咸章"。《素问·至真要大论》则指出："天地合气，六节分而万物化生矣。"即时间的变化、万物的生成，源自于天地阴阳二气的相互作用。《素问·五常政大论》说："气始而生化，气散而有形，气布而蕃育，气终而象变，其致一也。"即无论动植物的生育繁衍，还是无生命物体的生化聚散，万物的生成、发展和变更，无不本原于气，无不是气的敷布和化散所造成。《素问·六微旨大论》说："气有胜复，胜复之作，有德有化，有用有变。"肯定气本身有克制和反克制的能力，这种能力发挥出来，就显露出事物的性质，使事物发生变化。各种各样的气的克制和反克制的作用，归纳起来就是阴阳二气的对立统一与五行之气的生克制化。阴阳二气的相互作用与五行之气的生克制化是"变化之父母，生杀之本始"（《素问·天元纪大论》），也就是说，气本身的相互作用的功能，是推动一切事物运动变化的根本原因。

2. 有形与无形的关系——形气转化

运气七篇大论在气化理论的基础上，进一步提出了气和形相互转化的思想。形气转化的学说，在《庄子·知北游》中已有较为清晰的表述："昭昭生于冥冥，有伦生于无形。精神生于道，形本生于精，而万物以形相生。"即有鲜明形象和稳定结构的物体生于混沌之气，有秩序有组织的东西生于无序无伦之气，道产生出精气（"精"）和气化的功能（"神"），精气是有形之物的本体，各种有形之物又产生出另外的有形之物。《素问·天元纪大论》说："在天为气，在地成形，形气相感而化生万物矣……气有多少，形有盛衰，上下相召而损益彰矣。"即形气的相互作用、转化是万物产生的根源。《素问·阴阳应象大论》进而用阴阳理论说明形气转化的根源说:"阳化气,阴成形。"张介宾《类经》解释说:"阳动而散,故化气;阴静而凝,故成形。"即由于阴阳动静的相互作用,产生出气化成形和形散为气这样两种方向相反的运动过程。

《黄帝内经》用气化观点说明了一切有形器物形成与毁灭的原因,说明了世界上的事物存在着普遍的联系,其形气相互转化的思想,包含着物质从无序(气)转化为有序(形),又从有序转化为无序的宝贵见解,并对其后中国传统哲学气论思想产生了深远的影响。如宋代张载《正蒙·太和》说:"太虚不能无气,气不能不聚而为万物,万物不能不散而为太虚。循是出入,是皆不得已而然也。"说明有形是气的聚集的状态,物散则复归于气,而且这种形气的转化是自然而然的过程。张载的思想从本质上看是对《黄帝内经》形气学说的发挥。明清之际的王夫之,则沿着从《黄帝内经》发端的这一思想脉络,提出了气不生不灭的光辉思想和论证。他指出:"虚空者,气之量。气弥沦无涯而希微不形,则人见虚空而不见气。凡虚空皆气也,聚则显,显则人谓之有;散则隐,隐则人谓之无。""聚散变化,而其本体不为之损益。""散而归于太虚,复其氤氲之本体,非消灭也。聚而为众庶之生,自氤氲之常性,非幻成也。"王夫之气不生不灭的思想,可谓是《黄帝内经》形气转化理论向前发展的必然结果。

3. 生命活动的基本形式——升降出入

《素问·六微旨大论》指出:"气之升降,天地之更用也。""天气下降,气流于地;地气上升,气腾于天。故高下相召，升降相因，而变作矣。"气的升降出入运动是"变作"的关键。由"变作"而生万物，如果气的升降出入一旦停息，则自然界的生机就将灭息，万物的生长收藏也随之完竭。"出入废则神机化灭，升降息则气立孤危。故非出入，则无以生长壮老已；非升降，则无以生长化收藏。是以升降出入，无器不有。故器者生化之宇，器散则分之，生化息矣。故无不出入，无不升降。"（《素问·六微旨大论》）这里提出了气化运动的基本形式是升降出入，认为当气聚形成有形器物之后，气在器的内部仍继续进行着升降出入的运动。《素问·六微旨大论》又说："上下之位，气交之中，人之居也……气交之分，人气从之。"人体作为气聚成形之器，处于天地之气的交变之中，人体随天地之气的交变而变化。人身一如小天地，人体的生理活动离不开气化，升降出入也是人体气化活动的主要形式。人体的生命活动正是依赖气的升降出入运动来沟通和调节系统的各个部分，使系统维系自身的稳定与平衡，同时与外界环境又发生着物质、能量、信息的内外出入的联系，所谓"生气通天"，来维持人体正常的生命活动。升降出入是一切器物的共性，所不同的不过是"化有大小，期有远近"（《素问·六微旨大论》），即在气化上只有规模大小和时间长短的差异。

4. 疾病发生的基本病机——气的失调

杨士瀛《仁斋直指·诸气》云："人以气为主，一息不运则机缄穷，一毫不续则穹壤判。阴阳之所以升降者，气也；血脉之所以流行者，亦气也。荣卫之所以运转者，气也；五脏六腑之所以相养相生者，亦此气也。盛则盈，衰则虚，顺则平，逆则病。气也者，独非人身之根本乎？"不仅阐述了气在人体的重要生理作用，而且指出人体健康与否的判断标准，在于气的正常与否，包括气量的多少与运行的正常与否两个方面。其实，早在《黄帝内经》已提出"百病生于气"的观点，从气模式的角度而言，中医学认为疾病的发生乃邪气与正气相争，正气不能战胜邪气的结果。六淫邪气、情志过激、过劳等诸多致病因素导致人体发病，无外乎气的失调，或是气的功能减弱之气虚，或为气郁、气滞、气逆、气陷、气闭、气脱等气机失调。所谓"气之为用，无所不至，一有不调，则无所不病。故其在外则有六气之侵，在内则有九气之乱。而凡病之为虚为实、为热为寒，至其变态，莫可名状，欲求其本，则止一气字足以尽之"（《景岳全书·杂证谟·诸气》）。

气虚是指机体元气不足，脏腑组织功能减退的病理变化，临床以神疲乏力、少气懒言、舌淡脉虚等为主要表现。气郁是指气的运行障碍，主要是由于忧思郁怒，情志不遂，精神抑郁太过所致的一种病理表现，以肝气郁结为主，可以涉及心、脾、肺、胆等。如《证治汇补》说："有本气自郁而生病者，心郁则昏昧健忘；肝郁则胁胀嗳气；脾郁则中满不食；肺郁则干咳无痰；肾郁则腰胀淋浊，不能久立；胆郁则口苦晡热，怔忡不宁。"气滞也是气的运行障碍的一种病机，指机体脏腑、经络气机阻滞，运行不畅，临床以胀闷、胀痛或窜痛、脉弦等为主要表现。气逆是指气机升降失常，当降不降，或升发太过，逆而向上的一种病理变化，临床以肺、胃、肝的气逆为多见，以咳喘、呕吐呃逆、头痛眩晕为主要表现。气陷是指气虚升举无力而反下陷的病理变化，以自觉气坠，脏器下垂与气虚症状共见为辨证要点。清代张锡纯又提出大气下陷，即心肺功能衰弱，宗气下陷，临床表现以气息不能接续为特征。气闭是指邪气阻闭神机或脏器、官窍，以致气机逆乱，闭塞不通的病理变化，以突发神昏晕厥，或脏器绞痛，或二便闭塞为主要表现。气脱是指元气亏虚已极而欲脱的病理变化，临床表现为气息微弱，眩晕昏仆，面色苍白，汗出不止，口开目合，手撒身软，二便失禁，脉微欲绝等。

5.诊治疾病的根本大法——调气论治

既然"百病生于气"，故诊治疾病的原则就在于调理人体之气，"疏其血气，令其条达，而致和平"（《素问·至真要大论》）。《景岳全书·传忠录》说："所以病之生也，不离乎气；而医之治病也，亦不离乎气。但所贵者，在知气之虚实及气所从生耳。"因此，中医在养生、治疗中都强调以调气为要，"存想者，以意御气之道，自内而达外者也；按摩者，开关利气之道，自外而达内者也"（《古今医统大全·刺节真邪》）。药物治疗也重在调和人体之气，"凡气有不正，皆赖调和，如邪气在表，散即调也；邪气在里，行即调也；实邪壅滞，泻即调也；虚羸固怠，补即调也。由是类推，则凡寒之、热之、温之、清之、升之、降之、抑之、举之、发之、达之、劫之、夺之、坚之、削之、泄之、利之、润之、燥之、收之、涩之、缓之、峻之、和之、安之、正者正之、假者反之，必清必静，各安其气，则无病不除，是皆调气之大法也。此外，有如按摩、导引、针灸、熨洗，可以调经络之气；又如喜能胜忧，悲能胜怒，怒能胜思，思能胜恐，恐能胜喜，可以调情志之气；又如五谷、五果、五菜、五畜，可以调化育之气；又如春夏养阳，秋冬养阴，避风寒，节饮食，慎起居，和喜怒，可以调卫生之气"（《景岳全书·杂证谟》）。具体言之，气虚者补气，代表方如四君子汤、补肺汤等；气滞者行气、破气，代表方如柴胡疏肝散、木香槟榔丸等；气逆者降气，代表方如苏子降

气汤、旋覆代赭汤、桂枝加桂汤等；气陷者升提，代表方如
补中益气汤、升陷汤等；气闭者开闭通窍，代表方如五磨饮
子、苏合香丸等；气脱者益气固脱，代表方如独参汤、生脉
散、真人养脏汤等。

金春峰[1]认为气弥漫充盈于太虚之中，无处不在，无时
不在，因而既不存在没有气（阴阳）的时间，所谓"阴阳无
始，动静无端"；亦不存在没有气（阴阳）的空间，所谓"太
虚无形，气之本体"。所谓"无"，不过是气的一种初始状
态，从而排斥了真空观念，排斥了"刚体""质点"这种产
生近代自然科学所必需的物质形态的观点，而形成了"有机
体是消息"这种和现代控制论相类似的思维方式，开辟了重
视信息和系统的科学研究途径，形成了独特的研究方法。这
种方法的特点是：①不是着眼于个体，而是着眼于整体或系
统。②不是着眼于静态，而是着眼于动态，在时间和气的流
转中，把握客观对象的运动形态。③不是着眼于物本身的具
体结构、组成，而是着眼于它的功能、属性。因为物本身是
不断流转的，是不断流转中的暂时的"稳态"，并没有固定的
结构可言。④不是着眼于具体部分的性能，而是整体功能，
整体反应能力；因此对物的研究强调通过捕捉信息，以把握
物或有机体的能量和物质输入和输出的情况及其维持机体平
衡的能力。⑤不注意几何模型、运动轨道，而是通过大量观

---

[1]　金春峰."月令"图式与中国古代思维方式的特点及其对科学、哲
　　　学的影响[J]\\深圳大学国学研究所.中国文化与中国哲学[M].
　　　北京：东方出版社，1988：126–159.

察及对观察资料的统计、计算、归纳、分类，以描述对象的运动和
发展趋势。中医学正是运用这一方法的典型代表。中医学正是着眼
于整体或系统、整体动态功能、属性、信息，通过对人体生命活动
以及与环境关系的大量观察、体验，以归纳、总结、描述人体生命
活动的规律，以及养生和疾病诊疗的理论。当然，我们也要清醒地
认识到，气作为对客观事物的一种解释性模式，存在着自身难以克
服的缺陷。首先，从其本体而言，气是一种混沌的、连续的、无结
构性的整体存在，因此，气模式不可能从事物的量及结构层次方面
来把握事物质的区别，也不能从质的规定性方面对事物进行分类归
纳的认识，不能将事物分解成最简单的因素，从事物的内在结构来
分析、解释事物存在和变化的宏观现象，其对万物生成变化的解释
没有试错性，即不可能在实践过程中对它的解释加以证实或证伪。
这就为虚幻的臆测和无限制的推类提供了一个总体性的范畴，容易
使科学活动形成一种非经验性、非逻辑性、非定量性和非构造性的
倾向，人们对一切物质、精神现象的因果性都不愿作实质性的研究
和解释，往往以一"气"了之，对尚不清晰的世界图景，往往用感
性经验或内涵含混、具有极大包容量的命题加以填补，作为解答自
然、社会、人类思维等一切问题的方程式。对此，严复在《名学浅
说》中曾尖锐地指出："有时所用之名之字，有虽欲求其定义，万万
无从者。即如中国老儒先生之言气字。问人之何以病？曰邪气内侵。
问国家之何以衰？曰元气不复。于贤人之生，则曰间气。见吾足忽
肿，则曰湿气。他若厉气、淫气、正气、余气、鬼神者二气之良能，
几于随物可加。今试问先生所云气者，究竟是何名物，可举似乎？
吾知彼必茫然不知所对也。然则凡先生所一无所知者，皆谓之气而
已。指物说理如是，与梦呓又何以异乎！"也有学者指出，气概念

实质上属于逻辑学意义上的"自毁概念",它没有确定的内涵,也缺乏确定的外延,可以诠释自然、生命、精神、道德、疾病等一切认知对象的起源与本质。它是一个大而无当的宇宙本原,是一个无限性的终极性根据。而在哲学与逻辑学意义上,如果一个概念能够解释说明一切认知客体,那么它实质上什么也解释不了,什么也说明不了。因为每一个概念受其确切的内涵和外延的制约,都是一个个有限性的范畴[1]。林德宏等[2]也认为元气论认识模式的局限性在于,元气内涵简单,外延极广,对其本质十分不易把握,比较难以向可操作的目标转化,因而难以进行可重复性的实验证实。谨慎一点说,它同现代场的概念有点类似,那不过是出自一种臆断。现代科学中的场,从其被初次定义和使用时起,就是含义确切、外延有限的。迄今我们知道的场只有四种,它们有质量、动量和特定的相互作用方式,可以定量刻画。它和粒子之间的相互转化是可以精确描述的。这就充分表明,形成场和场论的认识模式和元气论有根本不同。这样用气模式来解释人体生命现象,就不可避免地会导致用猜测性的思辨来代替实践性的验证,用先验的臆测来印证客观事实,在本质上阻碍了实验科学的发展,阻碍了理论思维和科学实践的结合。其次,从其运动而言,是一种气的聚散、返本归原式的循环论变易,着眼于化生、功能、整体的转换,当讲到气化流行时,

[1] 曾振宇."气"作为哲学概念如何可能[J].中国文化研究,2002(冬):53-62.
[2] 林德宏,肖玲.科学认识思想史[M].南京:江苏教育出版社,1995:152-154.

并没有揭示其由低级向高级、由简单到复杂的上升发展过程，忽视了对具体事物运动的特殊规律、细节和原因的探究，因而，只能诉诸朴素的、整体直观的猜测。由此造成对自然万物的存在和自然现象变化的认识和解释就处于两端：气本原与表象描述，即猜测性思辨和感性经验材料的结合。在中医学中，则表现为脱离了具体的生理结构和生理过程来解释各种生理、病理现象及其联系变化，使医疗经验被一种成熟、完备的思维框架和解释系统所包容，形成了一种早熟、发育不全的理论，阻碍了中医学向解剖分析、定性定量研究、实证判断方向发展的可能性。

二、太极模式

太极模式是道 – 气与阴阳模式相结合的产物，用以说明宇宙万物的本原及其演化过程与规律。

（一）太极模式的源流

1. 太极概念的源流

太极一词最早见于《庄子·大宗师》："夫道……在太极之先而不为高。"仅是形容道的性质的属性概念。在易学中始见于《易传·系辞上》："易有太极，是生两仪，两仪生四象，四象生八卦。"用于说明宇宙形成的过程时，太极是指宇宙本原的至高无上、至极无以复加之义，两仪指天地、阴阳，四象是指春、夏、秋、冬四时，八卦指天、地、风、雷、水、火、山、泽八种物质实体。《易传》的作者在这里只是描绘了宇宙生成的过程，试图进一步在阴阳五行之前找出统一的原始宇宙本体，并未阐明太极到底是精神实体还是物质实体这一重要问题。汉代易学家多以太极为元气，确立了太极为原初物质的意义。魏晋玄学派以"大衍之数五十，其一不用"的"一"

为太极，把太极说成"无"或"道"。唐代孔颖达以元气解释太极，在《周易正义》中指出："太极谓天地未分之元气，混而为一，即是太初太一也。"宋代理学的开创者周敦颐熔儒、道于一炉，从实体和属性相统一的高度，提出了"无极而太极"的新的"太极图说"，认为作为宇宙本原的太极是有和无的统一，而无极是对太极属性的描述，阴阳、五行、万物都是由太极所派生。朱熹以太极为理，此理无形迹，又称为无极；同时认为太极是画卦的依据。数学派的邵雍则认为太极为一，视其为象和数的根源。张载认为太极即太虚之气，太极一中含两，是阴阳二气的统一体。南宋朱震认为大衍之数的不用之"一"即是太极，但此太极之一，并非单一之数，而是四十九数的总和，其散开即为四十九。当其未散开时，含有两仪、四象；当其散开之后，两仪、四象又分有太极之体，太极并不因此而消失，即两仪、四象、八卦乃至六十四卦都是太极之一的自身展开。如此则使太极范畴获得了本体论的意义。明代哲学家罗钦顺、王廷相、王夫子等也大多从元气论出发，来阐释和发挥太极范畴。如王廷相从"元气之上无物"的基本立场出发，对太极的本质规定推论说："太极之说，始于'易有太极'之论，推极造化之源，不可名言，故曰太极。求其实，即天地未判之前，大始混沌清虚之气是也。"（《王氏家藏集》卷三十三）"太极者，道化至极之名，无象无数，而万物莫不由之以生，实混沌未判之气也，故曰元气。"（《雅述》上篇）可见太极即是标志元气及其无限性相统一的哲学范畴。

2. 太极图的源流

古人在对太极学说研究的基础上，大约在宋元之际出现

了阴阳鱼太极图（图3-2）。该太
极图被誉为"中华第一图"，可以
说是中国传统文化最具代表性的
符号。从中国儒家、道家与道教，
到中医、气功、武术、丹家等古
代科学技术及民俗文化，乃至韩
国国旗图案、诺贝尔物理学奖获
得者N·玻尔勋章族徽等，均可
见到此太极图的身影。

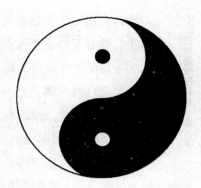

图3-2　现代流行太极图

关于太极图的由来，至今学术界尚无一致的认识。一般认为，
太极图的思想源头与古代天文学密切相关，古代的一些旋涡纹、蟠
龙图像可视为原始的太极图。张其成[1]认为"阴阳鱼"太极图与道
教有关，宋元及清代胡渭的部分有关观点基本可信，这种关系主要
体现在内丹阴阳等思想观念上。现存文献中最早一张"阴阳鱼"太
极鱼出自南宋张行成的《翼玄》（图3-3），经明初赵撝谦改造（简
化），定型于明末赵仲全。张彧[2]论证认为《易先天图 - 浑天象》非
张行成之图。李申[3]通过对阴阳鱼太极图的系统考察，认为《阴阳
鱼太极图》（图3-4）最早见于赵撝谦《六书本义》，是元末明初学
者的创作，当时名为《天地自然河图》，就是说，在赵撝谦看来，这
图乃是《河图》，即伏羲时代龙马从黄河里背负上来的图。也就是
说，创造这个图的目的，是为了说明八卦的起源。《阴阳鱼太极图》

[1]　张其成.阴阳鱼太极图源流考［J］.周易研究，1997（1）：9-15.
[2]　张彧.《易先天图 - 浑天象》非张行成之图［J］.周易研究，1995（4）：
　　　93-96.
[3]　李申.易图考［M］.北京：北京大学出版社，2001：80-92.

巧妙地表达了宋代以来人们对太极、阴阳、八卦的认识，囊括了其他易图的重要优点，称为易图学发展的最高成就。对图 3-3 与图 3-4 进行比较，也可以发现《翼玄》易先天图较之《天地自然河图》更为复杂，更符合思想发展愈到后期就愈加复杂的规律，因此不大可能早于《天地自然河图》。杜泽逊[1] 也认为"阴阳鱼太极图"并非是什么神秘的传说河图，也非出自远古与北宋陈抟和南宋蜀隐者，而是在南宋朱熹后，世人推演《易》图而逐渐形成的结果。

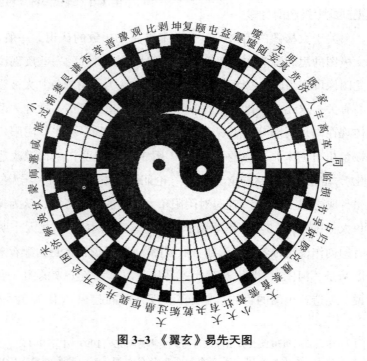

图 3-3 《翼玄》易先天图

［1］ 杜泽逊.国学茶座［M］.第 7 期.济南：山东人民出版社，2015：97-100.

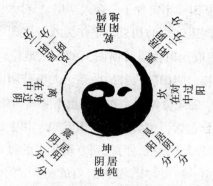

图 3-4　《六书本义》载《天地自然河图》(《四库全书》本)

综上所述，可以说太极图是古人在观察、思考自然现象的基础上哲学玄思的产物，是一种说理的图像工具。所以，不同的人由于对于哲学原理理解以及表述能力的差异，可以形成不同的图像。

（二）太极模式的哲学意蕴

太极作为古人对宇宙本原的思考，太极图本来是天文、易理的解释模型，似乎又成了人们思想发生的源头，引发了许多联想。宋代周敦颐创"太极图说"，指出："太极动而生阳，动极而静，静而生阴，静极复动。一动一静，互为其根。"提出了"太极→阴阳→五行→万物"的宇宙模式。朱熹则指出："盖合而言之，万物统体一太极也；分而言之，一物各具一太极也……本只是太极，而万物各有禀受，又自各全具一太极尔。如月在天，只一而已；及散在江湖，则随处而见，不可谓月已分也。"(《朱子语类》卷九十四)"太极如一木生上，分而为枝干，又分而生花生叶，生生不穷。到得成果子，里面又有生生不穷之理，生将出去，又是无限个太极，更无停息。"(《朱子语类》卷七十五)阐述了"物物一太极"的全息思想，太极类似全息基因或宇宙种子。今人李申[1]对太极图意义的考察认为：①该图创作的初衷，是作为八卦之源，所以称为《河图》，企图取代黑白点《河图》的正宗地位。②该图巧妙地描述了太极、阴阳、八卦的关系。太极分阴阳，并不脱离阴阳而自存。阴阳分四象、八卦，也不脱离四象、八卦而自存。且阴阳相合包含，也囊括了阴阳互根、相生、只是一气的思想。③象征着从太极、两仪到万物化生的过程。④象征着阴阳消长思想。杨成寅[2]分析阴阳鱼太极图的内涵有：①人类用以揭示宇宙万物的本体、本源、本质、发展规律的图像。②万物皆为气，气分阴阳。阴阳范畴是宇宙中一切相对待（相对立）而又相联系（相统一）的事物或事物构成因素的代表或象征。③阴阳相互包含，即阴中有阳，阳中有阴。④阴与阳相互逐渐转化。⑤宇宙万物的变化、运动、消长、化生，其根源皆在于事物阴阳的变化、运动和消长。⑥阴与阳又表示事物性质的对立、对待或差异。⑦阴阳交合是宇宙万物化生的根源。⑧太极图可以体现太极含阴阳，阴阳含四象，四象含八卦之妙。⑨表示万物谐和发展的理想图像。⑩阴阳鱼的谐和在更多情况下只应理解为"适宜""适中""恰到好处"。总之，太极与太极图作为一种思想模型，可以引发人们不同的思考，提出各自的理论观点。

另外，杨成寅[3]在对太极哲学的本体论、规律论和认识

---

［1］ 李申.易图考［M］.北京：北京大学出版社，2001：93-94.

［2］ 杨成寅.太极哲学［M］.上海：学林出版社，2003：55-56.

［3］ 杨成寅.太极哲学［M］.上海：学林出版社，2003：287-288.

论深入研究的基础上，提出了太极思维的概念，认为这种思维是一种重整体、讲分合、重变化、以阴阳对待统一为基础的系统的立体的辩证思维，主要体现于"整体分合思维"与"太极辩证思维"两个方面。其中"太极辩证思维"的要义主要有：①把任何思维对象视为一个完整的"太极"。②注意到思维对象既是一个整体，又是由两个或更多的部分、因素、关系构成的，既要讲合，又要讲分。③要求从运动、变化中把握思维对象。④对于思维对象的认识，既注意其消极的变易，更注意其积极的变易，特别重视对立因素的和谐统一。⑤对思维对象的构成因素既注意分析，又注意对分析结果的整合，即重视整体分合辩证法。⑥视思维对象为一个结构严密的活的系统，因此要运用"系统思维"的方法。⑦视思维对象为一个由多维因素构成立体的整体，因此要运用"立体思维"方法。⑧具有开放性，它不拒绝使用任何有利于对思维对象进行全面完整的认识的任何思维方式，包括直觉思维、形象思维、象数思维等。

综上所述，太极模式的哲学意义，可以概括为：一是太极阴阳衍生律：太极元气为宇宙万物产生的本原，阴阳的交感作用为衍生的动力。二是太极阴阳全息律：宇宙万物由元气、阴阳所化生，其中又都包含着元气、阴阳，所谓"物物一太极"。太极既是本原论概念，又是本体论概念。三是太极阴阳对待统一律：太极分阴阳，阴阳交感、对待、互含、互用、消长、转化、和谐，而存在于太极一体之中。

（三）太极模式在中医学中应用

太极模式作为中国传统文化最重要的思维模式之一，古今医家从各自不同的临床实践经验与文化背景出发，进行了不同角度的诠释，主要有太极动静说、太极阴阳说、太极命门说、太极脾中宫说、太极衍生三阴三阳说、草木各得一太极论等。

1. 太极动静说

周敦颐汲取了《易传》的"太极"和老子的"无极"概念，作《太极图说》，提出了太极动静说，建立了一个宇宙衍化论体系。《太极图说》云："无极而太极。太极动而生阳，动极而静，静而生阴，静极复动。一动一静，互为其根；分阴分阳，两仪立焉。阳变阴合而生水火木金土，五气顺布，四时行焉。五行一阴阳也，阴阳一太极也，太极本无极也。五行之生也，各一其性。无极之真，二五之精，妙合而凝。乾道成男，坤道成女，二气交感，化生万物，万物生生，而变化无穷焉。"周敦颐认为太极阴阳之气的动静变化生成世界。而且这种变化是有规律的，即一动一静，交替循环。并认为"动"是"恶"的来源，主张以静制动，而复归于"善"。《太极图说》云："唯人也得其秀而最灵。形既生矣，神发知矣，五性感动而善恶分，万事出矣。圣人定之以中正仁义〔自注：圣人之道，仁义中正而已矣〕，而主静〔自注：无欲故静〕，立人极焉。"强调人的善恶源于"五性感动"。其《通书》说："君子乾乾不息于诚，然必惩忿窒欲，迁善改过而后至。乾之用其善是，损益之大莫过是，圣人之旨深哉！'吉凶悔吝生乎动。'噫，吉一而已，动可不慎乎！""吉一而已，动可不慎乎"是强调在"动"所引发的"吉、凶、悔、吝"四者之中，只有"吉"这一者是好的，而"凶、悔、吝"三者都是人们所不希望的。因此，在周敦颐看来，妄动是混乱的根源，是人丧失道德的根源。

朱丹溪充分吸收了周敦颐太极动静的思想，用来阐明疾病发生的机理，集中体现在其所著《格致余论·相火论》中。首先，朱丹溪对"相火"之"恒动"及其意义做了明确的阐述："太极，动而生阳，静而生阴。阳动而变，阴静而合，而生水、火、木、金、土。各一其性，唯火有二。曰君火，人火也；曰相火，天火也。火内阴而外阳，主乎动者也。故凡动皆属火。以名而言，形气相生，配于五行，故谓之君。以位而言，生于虚无，守位禀命，因其动而可见，故谓之相。天主生物，故恒于动。人有此生，亦恒于动。其所以恒于动，皆相火之为也。见于天者，出于龙雷，则木之气；出于海，则水之气也。具于人者，寄于肝肾二部，肝属木而肾属水也。胆者，肝之腑；膀胱者，肾之腑；心胞络者，肾之配；三焦以焦言，而下焦司肝肾之分，皆阴而下者也。天非此火不能生物，人非此火不能有生。天之火虽出于木，而皆本乎地。故雷非伏，龙非蛰，海非附于地，则不能鸣、不能飞、不能波也。鸣也、飞也、波也，动而为火者也。肝肾之阴悉具相火，人而同乎天也。"朱丹溪认为火的性质是"内阴而外阳，主乎动者也"，所以"凡动皆属火"。可见，"动"是火的根本属性。从火的作用看，在正常生化条件下，火是万物生生化化的原动力，而"恒动"即有规律的动，是化生万物的前提。君火、相火的关系，从"同"来说都为生命之动力；从"异"来说，君火为本原、实质、原动力，相火为君火之派生、表现。二者是源与流、体与用、隐与显、一与多的关系。故君火唯属于心，而相火却寄于诸脏。在异常的病理条件下，如果相火妄动，则转变为致病因素。所谓"相火易起，五性厥阳之火相煽，则妄动矣。火起于妄，变化莫测，无时不有，煎熬真阴，阴虚则病，阴绝则死。君火之气，《经》以暑与湿言之；相火之气，《经》以火言之。盖表其暴悍酷烈，有甚于君火者也。故曰相火元气之贼"（《相火论》）。

　　由于朱丹溪认为"情欲""心动"是导致"相火妄动"的主要原因，故在养生上主张"主之以静"的养德养生思想。如《阳有余阴不足》说："主闭藏者，肾也；司疏泄者，肝也。二脏皆有相火，而其系上属于心。心，君火也，为物所感则易动，心动则相火亦动，动则精自走，相火翕然而起，虽不交会，亦暗流而疏泄矣。所以圣贤，只是教人收心、养心，其旨深矣！""收心、养心"的具体做法就是以静制动，以恒一的道德理性克服妄动的感性欲望。故《相火论》说："周子又曰：'圣人定之以中正仁义而主静。'朱子曰：'必使道心常为一身之主，而人心每听命焉。'此善处乎火者，人心听命乎道心，而又能主之以静。彼五火之动皆中节，相火唯有裨补造化，以为生生不息之运用耳，何贼之有？"只有"主之以静"，"彼五火之动"才能"皆中节"，相火的"动皆中节"可以称为相火之静，是相火的正常生理状态。

　　概而言之，太极动静之理作为一条主线贯穿于朱丹溪医学之中：一方面，他肯定了"恒动"的"相火"对万物生化的意义；另一方面，又肯定了"相火妄动"的病因学意义。由五性感动，而悟出相火妄动伤阴。引动相火的是人欲，强调人欲在发病学上的意义。主张在养生上节食色之欲，以静制动，使人心听命于道心，以养德为养生之重要手段。

　　2. 太极阴阳说

　　在中医学中，有关太极阴阳说，当以张介宾所论为代表。首先，倡导"医易相通说"，提出易学与医学同具阴阳变易法则。如《类经附翼·医易义》说："乃知天地之道，以阴阳二气而造化万物。人生之理，以阴阳二气而长养百骸。易者易也，具阴阳动静之妙；医者意也，合阴阳消长之机。虽阴阳已备于《内经》，而变化莫大乎《周易》。故曰天人一理者，一此阴阳也。医易同源者，同此变化也。"即阴阳变易的法则将天地之道和人生之理统一在一起，而使"易具医之理，医得易之用"。如《类经附翼·医易义》说："伟哉人生，禀二五之精，为万物之灵，得天地之中和，参乾坤之化育。四象应天，四体应地，天地之阖辟，即吾身之呼吸也。昼夜之潮汐，即吾身之脉息也。天之北辰为群动之本，人之一心为全体之君也。由是观之，天之气即人之气，人之体即天之体。"此是以人身为小天地，即天地之缩影，认为天气之阴阳变易即人身之呼吸和脉息。

其次，论太极为天地万物和人类生命的根源。张介宾承续周敦颐的太极图说和邵雍的先天图中的宇宙论，在《类经图翼·运气上》中指出："太极者，天地万物之始也。太始天元册文曰：太虚寥廓，肇基化元。老子曰：无名天地之始，有名万物之母。孔子曰：易有太极，是生两仪。邵子曰：若论先天一事无，后天方要着工夫。由是观之，则太虚之初，廓然无象，自无而有，生化肇焉。化生于一，是名太极。太极动静而阴阳分。故天地只此动静，动静便是阴阳，阴阳便是太极，此外更无余事。"张介宾认为宇宙最初尚无有形象的具体的事物，因此那时宇宙中的一切可谓"无"，"无"即"无象"。万物的产生是"自无而有"。"有"是"一"，也就是"太极"。太极元气包含阴阳动静，所以能够产生万物，他指出："夫既有此气，则不能无清浊而两仪以判；既有清浊，则不能无老少而四象以分。故清阳为天，浊阴为地。动静有机，阴阳有变。由此而五行分焉，气候布焉，神鬼灵焉，方偶位焉。河洛布生成之数，卦气存奇偶之化。有死有生，造化之流行不息。有生有降，气运之消长无端……所以万物之气皆天地，合之而为一天地。天地之气即万物，散之而为万天地。故不知一，不足以知万；不知万，不足以言医。理气阴阳之学，实医道开卷第一义，学者首当究心焉。"（《类经图翼·运气上》）张介宾认为，天地万物即按太极→阴阳→五行和奇偶之变而变化。此处说的"天地之气"即阴阳二气；所说的"一"即指天地合一之气，即太极。万物之气来自天地之气，万物各具有天地之气，即各具有阴阳二气，亦即各具有太极之气。张介宾以太极生两气解释天地万物的形成，使古代的医学哲学立足于气一元论的基础之上。

再次，阐述太极阴阳互藏全息的思想。既然太极元气分化为阴阳二气为生成人类形体气质的基本要素，所谓"凡万物化生，总由二气。得乾道者，于人为男，于物为牡；得坤道者，于人为女，于物为牝。乾类属阳者多动，坤类属阴者多静。方隅岁月，气有不同，万物适值其气，随所受而成其性"（《类经图翼·阴阳体象》），即万物和人类体质之不齐，皆出自其所禀赋的阴阳二气之纯驳不等。由此而"物各一太极，包两仪于子粒"，即宇宙万物之中都包含着太极与阴阳。另外，张介宾又把二分法与四分法结合起来分析人的生理器官和体质结构，认为人虽由阴阳二气构成，但属阳者，其中有阴；属阴者，其中又有阳，阴阳相互包涵，或阳显而阴幽，或阴显而阳幽，所谓"阴阳互藏"。他认为，一切自然现象莫不如此，所谓"至若奇偶相衔，互藏其宅，一二同根，神化莫测"（《类经图翼·阴阳体象》）。

最后，发挥邵雍关于阳居主导地位的学说。邵雍曾说："阴阳相生也，体性相须也。是以阳去则阴竭，阴尽则阳灭。

阴对阳为二，然阳来则生，阳去则死，天地万物生死主于阳，则归于一也。"(《皇极经世书·观物外篇》) 即阴阳相互依存，而阳居于主导地位。张介宾据此提出阳为生之本说，其《类经附翼·医易》中说："夫生也者，阳也，奇也，一也，丹也。易有万象，而欲以一字统之者，曰阳而已矣；生死事大，而欲以一字蔽之者，亦曰阳而已矣。虽曰阳为阴偶而乾阳健运，阴为阳基而坤静常宁，然坤之所以得宁者，何莫非乾阳之所为……所以元贯四德，春贯四时，而天地之道，阳常盈，阴常亏，以为万物生生之本，此先天造化之自然也。"张介宾认为人的生命的特点在于"生"，生属于阳，阳主健，阳尽则死。所以养生之道在于保持体内之阳气盈而不衰。他还撰写了《大宝论》和《真阴论》(见《附翼·求正录》)，专门探讨了体内阴阳二气和生命的关系。在《大宝论》中指出："夫二者阴也，后天之形也；一者阳也，先天之气也。神由气化，而气本乎天，所以发生吾身者，即真阳之气也；形以精成，而精生于气，所以成立吾身者，即真阴之气也。""阴阳二气，最不宜偏，不偏则气和而生物，偏则气乖而杀物。"虽然阴阳二气对生命的构成说，缺一不可，但生命的本质，取决于阳气。他论证说："夫形气者，阳化气，阴成形，是形本属阴，而凡通体之温者，阳气也；一生之活者，阳气也；五官五脏之神明不测者，阳气也。及其既死，则身冷如冰，灵觉尽灭，形固存而气则去，此以阳脱在前，而阴留在后，是形气阴阳之辨也。"此是以人体的温度、生理功能和知觉活动，论证阳气为性命之本。因此，他把阳气比作人身之太阳，指出："天地之和者，唯此日也。万物之生者，唯此日也。设无此日，则天地虽大，一寒质耳，岂非六合尽冰壶，乾坤皆地狱乎？人是小乾坤，得阳则生，失阳则死。"又说："天之大宝，只此一丸红日；人之大宝，只此一息真阳。"

这是以动植物靠阳光而生存，论证阳气为生命的本质。进一步又从生命之根本命门的角度论述说："夫生之门即死之户，所以人之盛衰安危，皆系于此者，以其为生气之源，而气强则强，气衰则病。此虽至阴之地，而实元阳之宅。若彼脾胃者，乃后天水谷之本，犹属元阳之子耳。"此以命门处为阳气生根之所，论证阳气为生命之本。以上这些说法，都是发挥《易传》中乾元资始，阳德为贵的思想，并同《素问·生气通天论》所说"凡阴阳之要，阳密乃固"的观点结合起来，得出"阴之所恃者，惟阳为主"的结论。

3. 太极命门说

"命门"一词，最早见于《黄帝内经》，《灵枢·根结》云："太阳根于至阴，结于命门。命门者，目也。"这里命门是指眼睛（睛明穴）而言。命门学说发轫于《难经》，《难经》阐述了命元三焦系统的思想[1]，后经宋、金元医家的发展，迄于明代，在中医学中发展成为论说人身太极的命门学说。

李时珍在《本草纲目》第三十卷"胡桃"中首创结构命门说，认为命门"其体非脂非肉，白膜裹之，在七节之旁，两肾之间。二系著脊，下通二肾，上通心肺，贯属于脑，为生命之原，相火之主，精气之府。人物皆有之，生人生物，皆由此出"。此说即从太极为最高主宰的思想出发，把命门作为高层次的脏腑来看待。

孙一奎提出"动气命门"说，认为"命门乃两肾中间之动气，非火非水，乃造化之枢纽，阴阳之根蒂，即先天之

---

[1] 烟建华.略论《难经》命元三焦系统 [J].北京中医学院学报，1987, 5（10）: 19-20.

太极。五行由此而生，脏腑以继而成"(《医旨绪余·命门图说》)。他把太极学说作为自己立论的哲学基础和普遍原理，在《医旨绪余·太极图抄引》中指出："在天地，统体一太极；在万物，万物各具一太极……人在大气之中，亦万物中一物耳，故亦具此太极之理也。"《命门图说》进一步形象地论述说："夫二五之精，妙合而凝，男女未判，而先生此二肾，如豆子果实，出土时两瓣分开，而中间所生之根蒂，内含一点真气，以为生生不息之机，命曰动气，又曰原气，禀于有生之初，从无而有。此原气者，即太极之本体也。名动气者，盖动则生，亦阳之动也，此太极之用所以行也。两肾，静物也，静则化，亦阴之静也，此太极之体所以立也。动静无间，阳变阴合而生水火木金土也。其斯命门之谓欤！"可见孙氏将太极说、内丹命门说与《难经》命门说融为一体，以原气太极来说明命门动气，则命门动气就是先天未分（不可分）之阴阳，由此生成后天已分（可分）之阴阳，进而阳变阴合而化生其他脏腑。

赵献可《医贯·玄元肤论·内经十二官论》提出"肾间命门"说，认为"人受天地之中以生，亦原具有太极之形，在人身之中，非按形考索，不能穷其奥也。"即人体中的太极必有形迹可寻，而"人身太极之妙"即命门。"命门即在两肾各一寸五分之间，当一身之中，《易》所谓一阳陷于二阴之中……乃一身之太极，无形可见。"他并绘图力求说明命门的具体部位（图3-5），指出："命门在人身之中，对脐附脊骨，自上数下，则为十四椎；自下数上，则为七椎。《黄帝内经》曰：'七节之旁，有小心。'此处两肾所寄，左边一肾属阴水，右边一肾，属阳水，各开一寸五分，中间是命门所居之宫，即太极图中之白圈也。其右旁一小白窍，即相火也；左旁之小黑窍，即天一之真水也。此一水一火，俱属无形之气。相火禀命于命门，真水又随相火。"赵氏认为先天无形的水、火之气即真水、相火，都由命门所主宰，而"命门君主之火，乃水中之火，相依而永不相离也。火之有余，缘真水之不足也，毫不敢去火，只补水以配火，壮水之主，以镇阳光；火之不足，因见水之有余也，亦不必泻水，就于水中补火，益火之原，以消阴翳。"其充分阐明了命门水火之间相互依存、相互为用、相互平衡的关系。对命门水火不足病症的治疗，赵氏在《医贯·先天论要·水火论》中指出："以无形之水沃无形之火，当而可久者也，是为真水真火，升降既宜，而成既济矣。医家不悟先天太极之真体，不穷无形水火之妙用，而不能用六味、八味之神剂者，其于医理尚欠太半。"强调用六味丸、八味丸分别治疗命门水亏、火衰之证。另外，赵氏亦循太极演化宇宙万物之理，以说明人体脏腑的生成发育，其引褚齐贤语云："人之初生受胎，始于任之兆，惟命门先具。有命门然后生心，心生血；有心然后生肺，肺生皮毛；有肺然后生肾，肾生骨髓；有肾则与命门合，二数备，是以肾有两歧也。"认为命门是人体的太极，是生命的起点，表征着人体极早期的生命状态，后天肾系统只不过是命门系统定向发展的结果，如此则从根本上将命门与肾区别开来。

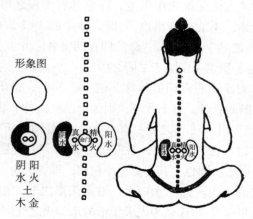

图3-5 赵献可命门图

225

张介宾提出"水火命门"说，他认为人体生命的产生和起源与宇宙万物同理，均先由"太极一气"化生出"先天无形之阴阳"，继而再化生为"后天有形之阴阳"，命门则起到了人身之太极的作用，成为人体生命的本原。诚如《景岳全书·传忠录》所说："道产阴阳，原同一气，火为水之主，水即火之源，水火原不相离也……其在人身，是即元阴元阳，所谓先天之元气也。欲得先天，当思根柢，命门为受生之窍，为水火之家，此即先天之北斗。"《类经附翼·求正录》也指出："命门居两肾之中，即人身之太极，由太极以生两仪，而水火俱焉，消长系焉，故为受生之初，为性命之本。""是命门总主乎两肾，而两肾皆属于命门。故命门者，为水火之府，为阴阳之宅，为精气之海，为死生之窦。"张氏并根据阴阳互根、精气互生的原理，创制左归丸、右归丸两方为治疗命门虚证的代表方。

另外，在自然观上，张介宾主元气太极说，所谓"太极者，天地万物之始也"（《类经图翼·运气上》）。在认识论上，又主心为太极说，所谓"太极独运乎其中，象心为一身之主也"（《类经附翼·医易义》）。故姚春鹏[1]认为张介宾将太极观念运用到自然观、人体观与认识论三个领域，提出太极三说，使理学太极观与医学的结合达到了逻辑的终点。

由上可见，各家命门学说，尽管在具体内容上并不完全一致，但都深受太极说之影响，在太极主宰阴阳，并统一五行和三阴三阳等方面呈现出一致性。诚如叶霖《难经正义》所说："人与天地参，命门与太极相似，太极生两仪，两仪生四象，四象生八卦，八卦生

---

[1] 姚春鹏.理学太极论与后期中医学基本理论的嬗变［J］.周易研究，2009（2）：86–96.

六十四卦；自命门生两肾，两肾生六脏六腑，六脏六腑生四肢百骸之类。"而且太极无形生有形的思想，也影响于命门学说，使命门的形质空化，而有命门无形之说。

4.太极脾、中宫说

邵同珍，清代医家，字葆诚，号四九居士，湖北江夏（今武昌）人，深谙易理，精研岐黄，于古稀之年著成《医易一理》，1897年出版。邵同珍在"医易一理，贯通比附，不爽纤毫"的认识下，用易象比附人身，用易理阐发医理。他的医易比附主要有以下两套体系，一套以脾胃为太极，以太极、两仪、四象、八卦比附人身脏腑四肢官窍；一套以中宫为太极，以太极、两仪、四象、八卦、十二消息卦、天根、月窟比附人身中宫、命宫、心、脑等。他指出，以脾胃为太极者，是明其体，言主宰之理，属于先天范畴。以中宫为太极者，是明其用，言流行之气，属于后天范畴。

（1）以脾为太极的医易比附体系（图3-6）

太极：脾土。

两仪：阴仪——肝；阳仪——肺。

四象：太阴——肝；太阳——肺；少阴——心；少阳——肾。

八卦：乾，首、肺；坤，腹、肝；离，目、心；坎，耳、肾；兑，左手、口；巽，右手、股；震，左足、足；艮，右足、手。

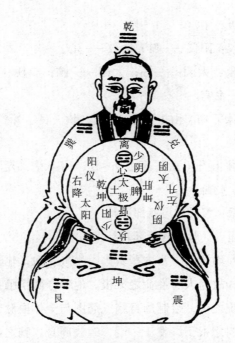

图3-6　太极两仪四象八卦配五脏周身图

　　邵同珍认为脾土居中，为诸脏资生的根本，故为太极。肝木居下为地，其气从左上升，是阳育于阴，故于两仪为阴仪，于四象为太阴。肺金居上为天，其气从右而降，是阴根于阳，故于两仪为阳仪，于四象为太阳。心火居上为日，在肺之中，为灵明之府，是阳中之阴精，故于四象为少阴。肾水居下，在肝之内，为化育之主，是阴中之阳精，故于四象为少阳。此五脏配太极两仪四象之义。至于八卦配人身，《易经》早有论述，即乾为首、坤为腹、离为目、坎为耳、兑为口、巽为股、震为足、艮为手，邵同珍在此基础上又增加了四脏、左右手足与八卦的相配。

　　（2）以中宫为太极的医易比附体系

太极：中宫。

两仪：阳仪——脑；阴仪——心。

四象：太阴——心；太阳——脑；少阴——耳目口鼻；少阳——命宫。

任脉下降（由上至下）：巽、坎、艮、姤、遁、否、观、剥、坤卦。

督脉上升（由下至上）：震、离、兑、复、临、泰、大壮、夬、乾卦。

天根：督脉之尾骶部震卦。

月窟：任脉之唇下部巽卦。

邵同珍认为中宫内藏真火，生气生血，化神生智，无形而生形，故为人身性命之太极。他参合西学脑神经系统和心血管系统之说，绘制周身脑气筋图与全体血脉管图，认为二者皆如树之根干，发于一端，缠绕周身。脑之精气，心之血脉，互相环抱，如果核初生之二瓣，鸟卵之内黄白也，人形从此渐成，脏腑从此渐具，特将脑、心奉为人身阴阳之根底。脑为阳之根，为先天阳精，内灌脏腑，外绕周身，无微不到，不到即无知觉，故在两仪为阳仪，在四象为太阳。心为阴之根，为先天阴精，百体内外一气流通，为人体资生之本，故于两仪为阴仪，于四象为太阴。耳、目、口、鼻居面首，视、听、言、动皆脑气之所发，亦心神之感应，为阳中之阴精，故在四象为少阴。命宫为化育延嗣精聚之所，心气一动，血脉与脑脊之气均到，为施受之本，阴中阳精，故在四象为少阳。

邵同珍以八卦和十二消息卦比附修炼时精气在任督二脉

的运行，任脉在人身之前，由上至下对应先天八卦的巽、坎、艮、坤和姤、遁、否、观、剥、坤六消卦，督脉在人身之后，由上至下对应先天八卦的乾、兑、离、震和复、临、泰、大壮、夬、乾六息卦。内丹修炼，人之呼气，精气从督脉之尾骶向上发动，震为动，故督脉下段配以震卦，此即天根之处。人之吸气，精气由任脉之唇下向下入脉，巽为入，故任脉上段配以巽卦，此即月窟之处。精气下行止于任脉下段，艮为止，故任脉下段配以艮卦（图3-7）。

另外，黄元御在《四圣心源》中提出祖气、中气为太极，指出："人与天地相参也。阴阳肇基，爰有祖气，祖气者，人身之太极也……祖气之内，含抱阴阳，阴阳之间，是谓中气，中者，土也。土分戊己，中气左旋，则为己土，中气右转，则为戊土，戊土为胃，己土为脾。己土上行，阴升而化阳。阳升于左，则为肝，升于上则为心。戊土下行，阳降而化阴，阴降于右，则为肺，降于下则为肾，肝属木而心属火，肺属金而肾属水。是人

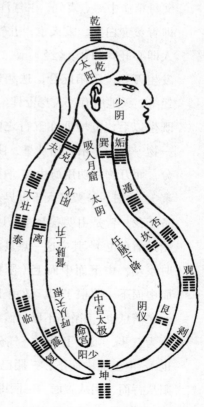

图3-7　太极两仪四象八卦督任呼吸天根月窟配人身图

之五行也。"

5. 太极衍生三阴三阳说

清代郑钦安《医法圆通》卷三提出"万病不出六经，不出阴阳"，而三阴三阳乃太极元气升降运动所衍生，他说："今以一大圈，喻人一身之真气，中一小圈，喻人身受胎之始基。始基之谓，胎元之消息也，称为祖气，号曰先天。先天，即父母精血中一点真气，二气浑为一气，一气中含五气（五气，即青黄赤白黑，秉天也；五气，即金木水火土，秉地也；在人即心肝脾肺肾。《经》云二五之精，妙合而凝是也），五气发生万物（阴阳配合，迭相运用，化生五脏、六腑、百脉、经络。天地所有，人身皆具。然未生以前，五行在乾坤之中，既生以后，乾坤即在五行之内。五气生万物，一物一太极，一物一阴阳。阳之用从昼，阴之用从夜，此坎离之功用所由分，而万物之功用所由出。由一而万理攸分，由万而一元合聚），故曰一粒粟藏大千世界，即此之谓也（孟子云：万物皆备于我。皆是由明善复初，以知得个中这一点机关，这一点胎元消息也）。其中这一点真消息，逐日运行，无刻休息。子时发动，由下而中而上（阳根于阴，故由下而发上），由上而中而下（阴根于阳，故由上而趋下，此阴阳互为其根，一元之消息也），循环不已。然由下而中而上，三阳已分（下中上为三步，阳主上升，一气分为三步，即太阳、阳明、少阳也），由上而中而下，三阴已定（上中下为三步，阴主下降，阳从背面，阴从腹面，三阴即太阴、少阴、厥阴是也）。合之二三如六，故曰六步而成位，六爻之义于此分，六气六经之所由判，亦无非这一点胎元流行充周之所化育也。"明确指出三阴三阳乃太极元气流行所化育，而"仲景知得六步之精义，移步换形，移步更名，变化万端，不出范围"。同时提出了"一粒粟藏大千世界"的全息思想。

6. 草木各得一太极论

清代医家吴鞠通认为"古来著本草者，皆逐论其气味性情，未尝总论夫形体之大纲，生长化收藏之运用"，故此特予以补充，提出了"草木各得一太极论"，他说："盖芦主生，干与枝叶主长，花主化，子主收，根主藏，木也；草则收藏皆在子。凡干皆升，芦胜于干；凡叶皆散，花胜于叶；凡枝皆走络，须胜于枝；凡根皆降，子胜于根；由芦之升而长而收，子则复降而升而化而收矣。此草木各得一太极之理也。"（《温病条辨》卷六）他把太极看作是草木自身蓬勃扩展的完整过程，在这个过程的每一阶段都有独自的特性表现出来。因此太极在整体上呈现为平衡态，而在每一个具体的阶段都有所偏胜，因而是不平衡的。援草木入药，或取其根，或取其干、枝叶、花、籽，所取部位不同，药性也就相异。《温病条辨》卷六说："凡药有独异之形，独异之性，得独异之名者，必有独异之功能，亦必有独异之偏胜也。"又说："用药治病者，用偏以矫其偏。以药之偏胜太过，故有宜用，宜避者，合病情者用之，不合者避之而已。无好尚，无畏忌，惟病是从。"

这种从草木各得一太极之理立论，认为各用药部位不同则性能效用不同的认识，对临床上认识药性和运用药物具有一定的指导作用。如紫苏一药，其叶称苏叶，茎枝称苏梗，成熟果实称苏子。"干与枝叶主长"，长则升发，故苏叶、苏梗均有辛温发散、理气宽胸的作用。但"凡叶皆散"，故苏叶偏于解表散寒、行气和胃；苏梗为茎枝以顺气为主，长于理气宽胸、止痛安胎。"子主收"，收即降，子质润，故功偏降气消痰、止咳平喘、润肠。《本草备要》言："叶发汗散寒，梗顺气安胎，子降气开郁，消痰定喘。"《神农本草经读》云："其子下气尤速，其梗下气宽胀，治噎膈反胃心痛，旁小枝通十二经关窍脉络。"

另外，明代医家马莳在《黄帝内经素问注证发微》中，运用太极阴阳的观点阐发了宗气、营气、卫气的关系，指出："人身之中唯气而已，宗气者大气也，犹天地之有太极也；卫气者阳气也，犹太极之动而生阳也；营气者阴气也，犹太极之静而生阴也。"

现代学者对太极模式在中医学中的应用，亦有所发挥。田合禄等[1]著《中医太极医学》，认为中医就是以太极理论为基础的医学，其内容涉及太极元气医学、太极阴阳医学、太极五行医学、太极八卦医学、太极全息医学、太极时空医学、太极养生医学、太极病因学、太极诊断学、太极治疗学、太极方药学。段晓鹏[2]则认为中医全息论与太极图相契合，首先，太极图所隐含的"天地大太极，万物小太极"观念与此理论有异曲同工之妙；其次，从第一级太极图深入到若干级更小的太极图所依然呈现的一个个完整的阴阳环抱的图形也蕴含着全息理论。包巨太等[3]认为太极图思维模型应是"阴阳球"模型，结合现代数学三维空间理论，提出"阴阳球 –

[1]　田合禄，周晋香，田蔚.中医太极医学［M］.太原：山西科学技术出版社，2006：46–140.

[2]　段晓鹏.太极图与中医全息论［J］.中医药学报，2012，40（3）:1–3.

[3]　包巨太，吴范武，郑彩慧，等.阴阳思维模型与数学模型［J］.中医杂志，2008，49（8）：680–683.

八纲三级结构系统数学模型"假说，其模型本身的数学特性，为数学方法的介入奠定了基础，使问题的讨论从哲学和中医学的范畴演变成为数学问题，借助模型可以把中医主观无形的思辩过程加以客观表达。陈丽文[1]较为详细地研究了"太极图－球"模型在中医阴阳学说、时间医学、三阴三阳学说、地域医学中的应用。沈晓雄[2]提出月经太极图说，认为经后期为阴中生阳，经间期乃乾阳健盛，经前期为阳中生阴，月经期为坤阴主用。夏桂成[3]等提出太极、八卦、时辰钟（子午流注）等是中医固有的阐述圆运动生物钟规律的理论。将太极图作为分析月经周期生殖节律的内基，复以八卦图的推导方法为中心，再结合时辰钟的系统理论图应用于临床，期望有助于更好论治未病（图3-8）。赵东峰等[4]认为在骨稳态中成骨细胞和破骨细胞是一对典型的阴阳关系，二者动态平衡发挥维持骨稳态的作用（图3-9）。用阴阳理论来解释骨稳态，进而系统研究骨稳态及其生理功能和病理改变，可为未来对于骨骼系统生理和病理的认识提供一个新的角度。

［1］ 陈丽文.太极图－球的演进与互补在中医学中的应用研究［D］.广州：广州中医药大学，2009.

［2］ 沈晓雄.月经太极图说［J］.北京中医药大学学报，1997，20（2）：8-10.

［3］ 夏桂成，殷燕云.从太极八卦时辰钟结合图探析生殖节律［J］.南京中医药大学学报，2006，22（4）：250-251.

［4］ 赵东峰，邢秋娟，王晶，等.骨稳态中成骨细胞与破骨细胞的阴阳属性［J］.上海中医药杂志，2015，49（4）：5-10

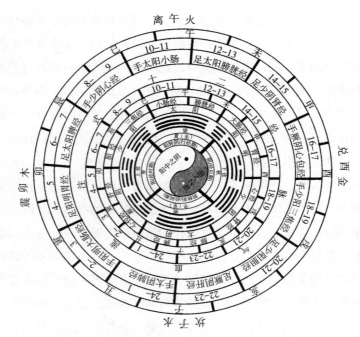

图 3-8　太极八卦时辰钟结合的圆运动生物钟图

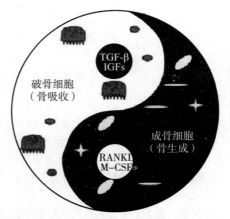

图 3-9　骨稳态中成骨细胞和破骨细胞阴阳关系图

李申[1]对太极图由来的考察认为，易图，即是像《阴阳鱼图》这样水平最高的易图，也不过是对某些易理的图解，而且还是对那些比较简单的易理的图解。因而一般说来，它不能推动思想水平的提高和发展。人类思维的发展，归根到底，就是由具体到抽象的发展。把人类已经抽象、升华了的理重新拉回具体的形象之中，是易图崇拜对中华民族思维发展的最大阻碍。易图认为自己包含的东西愈多，这种阻碍就愈大。太极图毕竟是古人在对自然现象观察基础上哲学思考的一种图像说理工具，是一种推理的模式，可以做出许多不同的解释，如有学者认为中医理论肇始于神秘的太极图里的"无极、太极、阴阳"三要素，它给中医理论提供了三大公理：①任何相对独立的自组织物质系演化同源；②任何相对独立的自组织物质系围绕统一的"中时空位"而演化；③任何同源演化的自组织物质系以阴阳属类相等的规律向双极性方向演化[2]。但如果我们试图主要从对太极模式出发去研究、演绎中医学的理论，从某种角度而言，是将对人体生理、病理本体的研究转向了对易图的研究，无疑有本末倒置之嫌。太极图最多也只是启迪人思维的工具，若脱离了临床实际而仅仅依据太极图进行模式推演，很有可能将中医学的研究引向歧途。

三、阴阳模式

阴阳是中国古代哲学的一对范畴，是对自然界相互关联的某些

[1] 李申.易图考[M].北京：北京大学出版社，2001：100、110.

[2] 王全年，李秀美.太极图潜在的公理揭示人体全息本质秘密[J].中华中医药学刊，2013，31（6）：1037-1040.

事物、现象及其属性相对待双方的概括。《素问·阴阳应象大论》说："阴阳者，天地之道也，万物之纲纪，变化之父母，生杀之本始，神明之府也。治病必求于本。"指出阴阳不仅是宇宙化生万物的动力和质料，也是构成宇宙模式的框架，解释自然现象成因的模式以及对事物进行分类的标准，阴阳的对待统一是自然界的普遍规律，是认识万物的纲领，是指导疾病诊治的根本法则。故《灵枢·病传》说："何谓日醒？曰：明于阴阳，如惑之解，如醉之醒。"

（一）阴阳模式的形成

人类的思维活动与生产、生活实践活动密不可分。阴阳观念即来自于古人在生产、生活实践中"近取诸身，远取诸物"（《易传·系辞下》）的取象思维，其形成的实践基础大致可分为三个方面。

1. 远取诸物——对自然现象的观察

当人类从混沌向文明迈进时，对人类生产、生活影响最大，也最有规律的太阳，势必引起人们的密切关注。原始初民经常会发现一系列明显的两极对待现象：太阳每天早晨从东方升起，每天傍晚在西方落下；日出而作，日落而息；有太阳的时候感到温暖，没有太阳的时候感到寒冷；有太阳的时候光明，没有太阳的时候黑暗，等等。对这些两极对待现象的长期反复观察与体验，使得初民们产生了两极对待的观念：天与地，东与西，升与落，上与下，昼与夜，明与暗，醒与睡，晴与阴，暖与冷，夏与冬，早晨与傍晚，劳作与休息，运动与寂静，干燥与潮湿，等等。而所有这些两极对待观念的产生和对立面之间的相互转化，都是源于太阳的循环运行，源于初民们太阳观察所得到的启示。《说文解字》说："阴，闇也。水之南、山之北也。从阜，阴声。""阳，高明也。从阜，易声。"可见阴阳的本义是指自然现象，最先是天文现象，尔后推广到与天文现象相关的地理现象，即地势的向阳和背阴。《诗经·大雅》提到："既景乃冈，相其阴阳，观其流泉。"其中阴阳一词的使用，体现着对日照成景、山脉方位、河川走向等自然现象的相互关系，及其对农事活动影响等问题的观察和思考，具有关于事物、自然现象的初步分类，涉及对不同现象的属性及其相互关系的初步说明。可以说，正是由于太阳的运动，引起了客观自然界中大量存在的两极对待现象，正是由于对太阳的崇拜与观察，使得原始初民形成了关于自然现象的两极对待的观念。

2. 近取诸身——对生命现象的观察

一般认为，中国传统哲学的核心是人生观而不是宇宙观，当古希腊哲学家把目光投向自然，印度哲学家把目光投向超越的彼岸的时候，中国哲学家则把目光投向人类自身。恩格斯[1]在《家庭、私有制和国家的起源》第一版序言里指出，作为"历史中的决定性因素"的人类"生产"有两种："一方面是生活资料即食物、衣服、住房以及为此所必需的工具的生产；另一方面是人类自身的生产。"在原始社会，人们普遍重视人类自身的生产，并由此形成了生殖崇拜。阴阳范畴的形成，一方面来源于古人"远取诸物"的自然现象，另一方面则来源于"近取诸身"的生殖现象。对日、月等自然现象的

---

[1]　恩格斯.家庭、私有制和国家的起源［J］//马克思恩格斯选集［M］.第四卷.北京：人民出版社，1974：2.

把握，不如男女间的性关系容易被初民所体验和认知。故李约瑟[1]指出："中国人的科学或原始科学思想认为：宇宙内有两种基本原理或力，即阴与阳，此一阴阳的观念，乃是得自于人类本身性交经验上的正负投影。"中国古代哲学家把原始社会生殖崇拜中重生的观念一直延续下来，并使之不断发展，加之中华民族早已形成的重内重己、推己及物的思维定式，促使古代学者不仅重视人自身的繁衍，而且以对人的认识和自我体验去推认天地自然等一切客观事物。因此，他们把人的男女两性的关系普遍地向外推广，认为天地万物都有生命，并且都应该以男女阴阳的观点去看待它们。人有男女之分，动物有牡牝雄雌之分，宇宙有天地日月之分，世界上万事万物无不具有两性的特征。《礼记·中庸》即言："君子之道，造端于夫妇；及其至也，察乎天地。"这就是说，先认知夫妇关系，然后再把它推导到天地或日月关系上去。正如吕思勉[2]所说："大事不可知也，则本诸小事以为推。此思想自然之途径，亦古人所莫能外也。古之人，见人之生，必由男女之合；而鸟亦有雌雄，兽亦有牝牡也，则以为天地之生万物，亦若是则已矣。"《易传》就是以男女关系来理解、思索阴阳关系的。《系辞上》说："乾，阳物也；坤，阴物也。""夫乾，其静也专，其动也直，是以大生焉；夫坤，其静也翕，其动也辟，是以广生焉。"这种对天地乾坤的描述，完全与人的两性生殖

[1] 李约瑟.中国古代科学思想史[M].南昌：江西人民出版社，1999：349.
[2] 吕思勉.先秦学术概论[M].北京：中国大百科全书出版社，1985：6.

联系在一起。《系辞下》则云："天地氤氲，万物化醇；男女构精，万物化生。"天地阴阳之气交感化生万物的思想，正是对男女两性交合的引申。男女交媾生育后代的过程，是阴阳矛盾关系中高级的运动形式，在普遍存在的阴阳关系中，具有代表性、典型性，可以成为研究其他阴阳关系的指南与借鉴。由此可见，"阴阳之道"的最基本的含义，就是两性之道，是对生殖崇拜意识的升华。故嵇文甫[1]说："男女一小天地也，天地一大男女也。乾完全是表示男性，坤完全是表示女性。由他们的交媾翕辟，万物就化生出来。这明明是把两性关系移到宇宙上，成为一种性的宇宙观。"张再林[2]认为中国传统的辩证法的"阴阳"概念的推出，实际上标志着其生命辩证法法则中的"性基因"这一生命根据的真正确立，并以其对生命的"有性生殖"的强调，而使自身与西方那种"无性克隆"的思维辩证法形成了鲜明的对比。在这里，以男女间的交媾繁育万物为宇宙的总法则，"一阴一阳之谓道"则是对它的哲学概括。由此促进了阴阳作为本原性意义上的概念的形成和广泛应用，这里的阴阳，也就成为哲学意义上的元阴、元阳。

3. 巫术筮占——激发阴阳对待观念形成

侯宏堂[3]对巫术筮占活动与阴阳对待观念产生的关系有较为深入的研究，他认为周人筮占活动对阴阳观念的最终形成具有重要的作用：第一，两极对待结果的反复和推演，巩固了阴阳观念形成的

[1] 嵇文甫.嵇文甫文集[M].郑州：河南人民出版社，1985：39.
[2] 张再林.中国古代身道研究[J].北京：生活·读书·新知三联书店，2015：315.
[3] 侯宏堂.阴阳观念产生的三个基本来源[J].安庆师范学院学报（社会科学版），2003，22（5）：77-81.

内容基础。筮占的目的主要是预测事情的结果是福还是祸，决定行为的方式是行还是止，而这主要是依据筮兆显示的结果来推断，筮兆的结果无非吉凶两种。这种两极对待结果的不断反复，便在人们头脑中形成了一系列关于人事结果的两极对待观念：奇偶、吉凶、正反、福祸、行止、进退、攻守、喜悲、善恶、好坏、成败、利害、得失，等等。从而使得人们的两极对待观念不断完善、强化和巩固，而这正是阴阳观念得以形成的内容基础。第二，抽象思维能力的发展和提高，奠定了阴阳观念形成的思维基础。由于筮占道具和方法的不同，筮辞在内容、形式和功能上都表现出了与卜辞大不相同的特点，人们在筮占活动中抽象思维能力得到了一定的发展，表现出思维水平的提高和理性的觉醒，而这正是阴阳观念得以形成的思维基础。第三，筮占象征符号的简化和固定，积淀为阴阳观念形成的形式基础。筮占所使用的符号是卦画，卦画是反映蓍草排列方式的特殊象征符号。阴爻"––"和阳爻"—"两个符号的形成，不仅表明了人们脑海中两极对待观念的强化，而且表明了人们对两极对待观念具有了一定的抽象概括能力。

刘长林[1]认为阴阳概念的来源一是"阴阳之义配日月"（《系辞上》）；二是"阳本为雄，阴本为雌"；三是"乾，阳物也；坤，阴物也"（阴阳与天地）。这三个方面的排列在一定程度上表现了阴阳概念形成的历史过程和逻辑次序。从字形

---

[1] 刘长林.中国象科学观——易、道与兵、医[M].北京：社会科学文献出版社，2008：360-368.

和字义可以看出，阴阳最初不过表示阳光有无和强弱的状态，而重时重生的思维，将其与昼夜四时联通，视其为生命的本根。生命离不开阳光，生命只有在一阴一阳的节律中才能生存，同时生命也离不开两性，唯两性相合，生命才能代代相续。于是阴阳概念又与男女、雌雄、牡牝建立起联系。昼夜四时是天地间时间周期的最高表现，时间统摄空间，但也离不开空间。为了以阴阳概括和解释万物的生命，就必须将昼夜四时与天地联为一体，将天地纳入到阴阳范畴之中。当阴阳囊括了天地，并将这三个方面综合到一起之时，阴阳就完成了由普通概念向哲学范畴的跃升。

通过对阴阳范畴的形成与演变的考察，可见古代的阴阳范畴，是实体、形式、属性的统一，也是自然现象、行为义理、宇宙图式的统一。张立文[1]认为阴阳范畴的含义一是指客体存在的质料或要素；二是指具有冲突、融合、变化功能的实体，它们把运动变化作为自己存在的形式，是一动态结构；三是指一切客体事物所具有的属性，属性是表示事物性质的客观存在。阴阳作为实性范畴逻辑结构向虚性范畴逻辑结构的过渡形态，而为实虚范畴逻辑结构。阴阳范畴具有实体、关系、属性的多义性特征。

（二）阴阳模式的法则

阴阳模式的基本法则，可以划分为阴阳分类法则与阴阳关系法则两个方面。

1. 阴阳分类法则

张介宾《类经·阴阳类》曰："阴阳者，一分为二也。"说明阴阳

[1] 张立文.中国哲学逻辑结构论［M］.北京：中国社会科学出版社，2002：304-305.

首先是一种普通的分类方法——二分法。一分为二的二分法是把事物分为相对待的两个方面，一方为阴，一方为阳。其分类的标准，是以水与火的特性为代表，所谓"水火者，阴阳之征兆也"（《素问·阴阳应象大论》）。一般表现为明亮、活跃、向前、向上、温热、充实、外露、伸张、扩散、开放等性态称为阳，表现为晦暗、沉静、向后、向下、寒凉、虚空、内藏、压缩、凝聚、闭合等性态称为阴。然后，根据"同气相求"的原理，可将自然界的事物依据其表现出的特性，划分为阴阳两大类。

将阴阳的属性引入医学领域，则把人体中具有中空、外向、弥散、推动、温煦、兴奋、升举等特性的事物及现象统属于阳，而将具有实体、内守、凝聚、滋润、抑制、沉降等特性的事物和现象统属于阴。依此特性为标准，可以对人体、脉象、病邪、证候、药性等进行阴阳划分。

根据异级同构的原理，不同层次的事物之间具有相同的结构，由于事物的层次是不断递进的，因此阴阳的划分也不断地按层次递进。依据事物表现出的不同层次，阴阳的划分也是有层次的，阳不是绝对的阳，阴也不是绝对的阴，阴阳两者互含互藏。如《素问·金匮真言论》对人体阴阳的划分所说："夫言人之阴阳，则外为阳，内为阴；言人身之阴阳，则背为阳，腹为阴；言人身之脏腑中阴阳，则脏者为阴，腑者为阳。肝、心、脾、肺、肾五脏皆为阴，胆、胃、大肠、小肠、膀胱、三焦六腑皆为阳……故背为阳，阳中之阳，心也；背为阳，阳中之阴，肺也；腹为阴，阴中之阴，肾也；腹为阴，阴中之阳，肝也；腹为阴，阴中之至阴，脾也。"这种阴阳离合互含递进的模式反映了中国古人辩证思维的能力，展示了矛盾双方的互容性、层次性和普遍性。故《素问·阴阳离合》云："阴阳者，数之可十，推之可百；数之可千，推之可万，万之大，不可胜数，然其要一也。"吴崑《素问吴注》言：阴阳"离则为三，合则为一，从三而十百千万，皆离也；三阳归于一阳，三阴归于一阴，皆合也。"以上所述均是属性阴阳的概念。

另外，根据元气阴阳学说，宇宙万物都是由阴阳二气的交互作用所生成，由此就决定了宇宙万物无不包含着阴阳两方面的对待统一。或者说，宇宙万物中所包含的具体阴阳，犹如万川之月，均是宇宙生成之初元阴阳的投影。那么，元气分阴阳，人体不仅有元阴、元阳之气，各脏腑也有其阴阳之气，如肾阴、肾阳，心阴、心阳，肝阴、肝阳等。此又形成了中医学中实体阴阳的概念。

需要说明的是，阴阳二分法表示的是一种相对待的关系，而现行教材或文献却多采用"对立"一词表述阴阳之间的关系，值得商榷。从词义来分析，《汉语大词典》中"对立"的释义有三：一是相向而立，并立；二是敌对，互相抵触；三是哲学上指事物矛盾双方的互相排斥、互相斗争。"对待"的释义有四：一是对立，对抗；二是相对；三是对偶，对举，对付；四是以某种态度、行为加之于人或事物[1]。《辞海》只有"对立"词义的解释："对立，辩证法的范畴。指对立面，亦即矛盾的双方；又指矛盾的斗争性，即对立面的相互排斥和否定……有时也指矛盾的一种表现形式，即激化了的矛盾。"[2] 由此可见，"对待"一词词义较为广泛，其中包含有"对立"

[1] 罗竹风.汉语大词典[M].上海：上海辞书出版社，1993：1287，1288.
[2] 夏征农.辞海[M].六版，上海：上海辞书出版社，2009：516.

的意义，但又不局限于"对立"。可以说，只要具有相对性，无论是不是相互排斥、斗争，均可称为"对待"。而"对立"一词不仅专指敌对、排斥、斗争，而且还是现代哲学的专用术语，多用于指相互排斥和斗争的矛盾双方。考察阴阳所指代事物、属性的关系及其运动规律，很容易发现在医学领域，阴阳很多情况下是指一种对偶、对举、区分的关系，而不是排斥、斗争，如气与血、气与精、左与右、脏与腑、阴经与阳经等等。元·朱丹溪的《局方发挥》早就指出："阴阳二字，固以对待而言，所指无定在。或言寒热，或言血气，或言脏腑，或言表里。"王治功[1]认为阴阳之间的关系不是矛盾斗争居主导地位，而是同处在一个统一体中，各以对方为自己存在的前提；而且阴阳并不是绝对纯粹的，阴中有阳，阳中有阴。徐道一[2]强调指出：阴阳是对待的统一（共存、两端），包含着互补的统一、差异的统一和对立的统一三层意义，虽不否认其中有对立的存在，但比较强调阴阳调和的方面；矛盾是对立的统一，虽不否认有非对抗性矛盾、差异矛盾的存在，但比较强调矛盾双方的斗争方面，并经过斗争，使一方战胜另一方。成中英[3]则将二者概括为"和谐化辩证法"和

［1］ 王治功.释"易"及阴阳［J］.汕头大学学报（人文社会科学版），2008, 24（6）：24-26, 61.

［2］ 徐道一.试论阴阳是对待的统一［J］.朱伯崑.国际易学研究［M］.第二辑，北京：华夏出版社，1996：308-317.

［3］ 成中英.论中西哲学精神［M］.上海：东方出版中心，1991：182-186.

"冲突辩证法"的关系。沈丕安[1]也认为对立制约和斗争是现代的哲学概念，是矛盾论，而不是中医的阴阳论。中医传统的阴阳理论并没有对立制约和斗争的观点。太极之负阴抱阳，既不制约，也不对立斗争。因此，由"一分为二"的阴阳双方有"对立"者，也有不"对立"者，皆用"对立"表述阴阳双方的关系显然不够严谨。总之，"对立"强调的是事物的斗争性，而"对待"着重的是事物的和谐性。基于阴阳与矛盾的不同，阴阳概念不宜用矛盾论的"对立"一词去定义。

2. 阴阳关系法则

阴阳关系法则主要包括阴阳交感互藏、对立制约、互根互用、消长转化、阴阳和合等。

（1）阴阳交感法则

阴阳交感，是指阴阳二气在运动中相互感应而交合，即发生相互作用。建立在男女两性生殖经验基础上的阴阳学说，自然以男女间的交媾繁育万物为宇宙的总法则，阴阳交感就成了宇宙万物赖以生成和变化的根源。正如《易传·系辞下》所说："天地氤氲，万物化醇；男女构精，万物化生。"阴阳交感是对阴阳两方面不断相互作用的概括。阴阳两者只有不断发生交互作用，才会进一步呈现出对立制约、互根互用、消长平衡、相互转化等特性或趋向。因此，阴阳交感也是阴阳之间一切运动变化的前提。

依据阴阳交感法则，阴阳二气的升降运动而引起的交感相错、相互作用，是宇宙万物发生发展变化的根源。《荀子·礼论》云："天

[1] 沈丕安.中医阴阳学说的再认识（三）[N].上海中医药报，2012-12-07（009）.

地合而万物生，阴阳接而变化起。"《素问·天元纪大论》说："在天为气，在地成形，形气相感而化生万物。"人类生命的形成，也源于阴阳的交感作用，《素问·宝命全形论》说："天地合气，命之曰人。"而且在生命的整个过程中，也有赖于自身阴阳两个方面的相互作用和相互维系。由此可见，阴阳二气的相互作用能否正常进行，决定着宇宙万物的生化乃至人体生命活动的正常与否。《易经》有"天地交，泰"和"天地不交，否"的论述，指出天地阴阳能进行相互交感，自然万物就通畅、安康、生机勃勃；否则，天地阴阳不能相互交感，就会痞塞、失常、了无生机。人体的生命活动也是如此，机体各脏腑组织及功能活动之间，唯有始终发生相互作用，生命过程才能正常。如就脏腑而言，肾属水脏为阴，心属火脏为阳，心肾两脏的阴阳始终处于上承下济、相互交感的状态；否则将导致一系列心肾不交的病变，治疗即用交泰丸等以交通心肾。就整个人体而言，阴阳二气在布达周身的过程中，不断进行相互作用。一旦交感受阻，就可因阴阳之气不相顺接而导致厥（或闭或脱）等严重病证，故《伤寒论·厥阴篇》说："阴阳之气不相顺接，便为厥。"

由阴阳交感可以引申出阳降阴升的模式，由此又决定了脏腑之气的升降运动与经脉阴阳的循行链接。①脏腑之气的阳降阴升。《素问·六微旨大论》曰："天气下降，气流于地；地气上升，气腾于天。"就人体脏腑而言，在上的阳脏主降，在下的阴脏主升，故心阳下降，肾水上升；肺气下降，肝气主升，结合左右阴阳而言，则肺气从右而降，肝气从左而生，所谓"肝生于左，肺藏于右"（《素问·刺禁论》）。脾胃居于中焦，脾属阴主升，胃属阳而主降，升降相因，而为人体气机升降之枢纽。②经脉循行的阳降阴升。依据《灵枢·逆顺肥瘦》对经脉走向的归纳："手之三阴，从脏走手；手之三阳，从手走头；足之三阳，从头走足；足之三阴，从足走腹。"如果人体把双手举起，则人体经络气血也是阳经之气下降，阴经之气上升，与自然界气的升降规律相符。

（2）阴阳互藏法则

阴阳互藏，是指相互对待的阴阳双方中，任何一方都包含着另一方，即阴中有阳，阳中有阴。宇宙中的任何事物都含有阴与阳两种属性不同的成分，属阳的事物含有阴性成分，属阴的事物也寓有属阳的成分。如张介宾《类经·运气类》说："天本阳也，然阳中有阴；地本阴也，然阴中有阳，此阴阳互藏之道。"

依据阴阳互藏法则，事物和现象的阴阳属性不是绝对的，属阳的事物不是纯阳无阴，属阴的事物也不是纯阴无阳。事物或现象的阴阳属性是根据其所含属阴或属阳成分的比例大小而定的。阳中涵阴，是说属阳的事物或现象也含有属阴的成分，但该事物或现象的整体属性仍为阳；阴中涵阳，是说属阴的事物或现象也含有属阳的成分，但该事物或现象的整体属性仍属阴。一般地说，表示事物属性的成分占绝对大的比例并呈显像状态，而被寓含于事物或现象内部不显露的成分所占比例较小，它虽不能代表事物的属性，但具有重要的调控作用。

阴阳互藏是阴阳双方相互依存、相互为用的基础。阳中涵阴，因而阳依阴而存在，阳以阴为源而生；阴中寓阳，因而阴依阳而存在，阴以阳为根而化。若阳中无阴，阴中无阳，就变成"孤阴""独阳"，阴阳之间相互依存的关系随之破坏，"孤阴不长，独阳不成"

（刘完素《素问玄机原病式·火类》），"无阴则阳无以生，无阳则阴无以化"（朱肱《类证活人书·序》），阴阳之间也就失去了相互资生、促进的关系。阴阳互藏也是阴阳消长与转化的内在根据，只有阳中涵阴，阴中涵阳，阴阳才有向其对立面转化的可能性，即事物或现象中所含一方在一定条件下成分增多而占据主导地位，其阴阳属性亦随之发生转化。

（3）阴阳对立制约法则

阴阳对立制约，是指阴阳双方在一个统一体中相互斗争、相互制约和相互排斥的关系。阴阳间的相互对立，主要表现为它们之间的相互约束、相互制约。由于阴与阳之间的这种相互制约才维持了阴阳之间的动态平衡，促进了事物的发生发展和变化。

依据阴阳对立制约法则，来认识和推理说明自然现象，如春、夏、秋、冬四季有温、热、凉、寒的气候变化，春夏之所以温热，是因为春夏阳气上升抑制了秋冬的寒凉之气；秋冬之所以寒冷，是因为秋冬阴气上升抑制了春夏的温热之气的缘故。这是自然界阴阳相互制约、相互消长的结果。人体正常的生命活动，也依赖于阴阳的对立制约，如人体中的阳气能推动和促进机体的生命活动，加快新陈代谢，而人体中的阴气能调控和抑制机体的代谢和各种生命活动，阴阳双方相互制约而达到协调平衡，则人体生命活动健康有序。所以《素问·生气通天论》说："阴平阳秘，精神乃治。"

阴阳双方的相互制约既不可太过，也不可不及。否则，阴阳的动态平衡遭到破坏，在人体就会发生疾病。若阴阳双方中的一方过于亢盛，则过度制约另一方而导致其不足，即

《素问·阴阳应象大论》所说的"阳胜则阴病，阴胜则阳病"。若阴阳双方中的一方过于虚弱，则无力制约另一方而导致其相对偏盛，即通常所说的"阳虚则阴盛""阴虚则阳亢"，或"阳虚则寒""阴虚则热"。其中阳虚则寒，是指体内的阳气虚损，推动和温煦等功能明显下降，同时阳虚不能制约阴，则阴气相对偏盛，临床表现为一系列虚寒征象的病证；阴虚则热，是指体内的阴液亏少，滋润和涵养作用明显不足，同时阴虚不能制约阳，则阳气相对偏亢，临床表现为一系列虚热征象的病证。若阴阳二气力量对比严重失调，一方极强，一方极弱，又会造成阴阳格拒的局面。在阴气极盛，阳气衰微的情况下，阴气格拒阳气，使阳气无所依托，残存的阳气浮越于外，形成真寒假热证；而在阳气过盛时，闭郁于内，不能布达四肢，而将阴气格拒于外，则形成真热假寒证。

依据阴阳对立制约法则指导疾病的治疗，阳偏盛所致的实热证，须用寒凉药物抑制亢盛之阳，清除实热，此即"热者寒之"的方法，又叫"阳病治阳"；阴偏盛所致的实寒证，当用温热药物抑制亢盛之阴，驱逐其寒，此即"寒者热之"，又叫"阴病治阴"。而对于阳虚不能制约阴所导致的虚寒证，治疗当扶阳抑阴，用"益火之源，以消阴翳"（《素问·至真要大论》王冰注）的方法，《黄帝内经》称之为"阴病治阳"；阴虚不能制约阳所导致的虚热证，治疗当滋阴制阳，用"壮水之主，以制阳光"（《素问·至真要大论》王冰注）的方法，《黄帝内经》称之为"阳病治阴"。

（4）阴阳互根互用法则

阴阳互根互用，是指相互对立的阴阳双方又相互依存、相互资生，而互为根据的关系。即阴和阳任何一方都不能脱离另一方而单独存在，每一方都以对方的存在为自己存在的前提和条件。同时，阴阳双方在相互依存的基础上，还具有相互资生、促进和助长的关系。如《素问·阴阳应象大论》说："阴在内，阳之守也；阳在外，阴之使也。"

依据阴阳互根互用的法则，来推论自然界的气候变化，"地气（属阴的地面水湿）上为云"的过程，是借助阳热之气的蒸化，而"天气（属阳的空中水气）下为雨"的过程，要有阴寒之气的凝聚。可见，云与雨，天气与地气的往复循环过程，就是阴阳相互促进、相互为用的过程。以此来推论人体生命活动，如生成人体和维持人体生命活动基本物质的精与气而言，精有形而属阴，气无形而属阳。精能化气，精是气的化生本原；气能生精，气的运动促使精的产生；气还能摄精，使精藏于脏腑之中而不妄泄。精与气之间存在着相互资生和相互促进的关系。故《素问·生气通天论》说："阴者，藏精而起亟也；阳者，卫外而为固也。"

阳依赖于阴而存在，阴也依赖于阳而存在。如果由于某些原因，阴和阳之间互根互用的关系遭到破坏，就会导致"阳损及阴"或"阴损及阳"，"孤阴不生，独阳不长"，甚则"阴阳离决，精气乃绝"（《素问·生气通天论》）而死亡。其中阳损及阴，是指阳虚到一定程度时，因阳虚不能化生阴，继而出现阴虚的现象；阴损及阳，是指阴虚到一定程度时，因阴虚不能滋养阳气，继而出现阳虚的现象。无论是阴损及阳还是阳损及阴，最终都导致阴阳两虚。

依据阴阳互根互用的法则指导疾病的治疗，对于阴阳偏衰之证，可在补益偏衰一方的同时，兼顾相对的另一方。对于阳虚证的治疗，适当地兼顾补阴；对于阴虚证的治疗，适当地兼顾补阳。如《景岳全书·新方八阵》说:"善补阳者,必于阴中求阳,则阳得阴助而生化无穷;善补阴者,必于阳中求阴,则阴得阳升而泉源不竭。"并根据此法则创立了左归丸、右归丸等名方。

（5）阴阳消长法则

阴阳消长,是指对立互根的阴阳双方处于不断增长和消减的运动变化之中,并在彼此消长的运动过程中保持着动态平衡。阴阳的消长,只是阴阳运动变化的一种形式。引起阴阳消长变化的根本原因在于阴阳的对立制约和互根互用的关系。由阴阳对立制约关系导致的阴阳消长变化,主要表现为阴阳的互为消长,或表现为阴长阳消,或表现为阳长阴消;由阴阳互根互用关系导致的阴阳消长变化主要表现为阴阳的皆消皆长,或表现为此长彼亦长,或表现为此消彼亦消。

①阴阳互为消长:由于阴阳双方的对立制约,当某一方增长时,会使对方受其制约而引起消减,即此长彼消,表现为阴长阳消或阳长阴消;或当某一方消减时,则会减少对对方的制约而引起增长,即此消彼长,表现为阴消阳长或阳消阴长。依据阴阳互为消长的法则,来推论四时气候变化,从冬入春至夏,气候从寒冷逐渐转暖变热,这是阳长阴消（或阴消阳长）的过程;由夏至秋及冬,气候由炎热逐渐转凉变寒,这是阴长阳消（或阳消阴长）的过程。以此推论人体的生理活动,白天阳气盛而阴气偏衰,机体的生理功能以兴奋为主;夜晚阴气盛而阳气偏衰,机体的生理功能则以抑制为主。其中从子夜到日中,表现为阳长阴消（或阴消阳长）;从日中到子夜,则表现为阴长阳消（或阳消阴长）。阴与阳之间的互为消长是不断进行着的,是绝对的;而阴与阳之间的平衡则是相对的,是动态的平衡。如果这种消长平衡关系失调,人体就会呈现出"阳胜则

阴病""阴胜则阳病"或阴虚则热、阳虚则寒的病理状态。

②阴阳皆消皆长：由于阴阳双方的互根互用，当某一方增长时，可促进和资助另一方也随之增长，即此长彼长，表现为阴随阳长或阳随阴长；或当某一方消减时，另一方失去促进和资助而随之消减，即此消彼消，表现为阴随阳消或阳随阴消。

依据阴阳皆消皆长的法则，可以推论人体的生理活动与病理变化，以气血关系为例，气为阳，血为阴。在生理情况下，气能生血、行血、摄血，促进着血液的生成和维持其正常运行；血能载气、养气，血的充沛又可资助气充分发挥生理效应。病理情况下，若气虚不能生血，可导致血虚；血虚不能养气，又可导致气虚，最终呈现出气血两虚。在这里，前者表现为阴阳同长，后者表现为阴阳同消。再如个体生长壮老已的生命过程，从生到壮的阶段，是以"阳生阴长"为主的阴阳互长过程；从壮到已的阶段，则是以"阳杀阴藏"为主的阴阳互消的过程。

中医学对阴阳消长的认识，反映了人们对事物运动变化状态的深刻把握。阴阳的消长运动变化，无论是在正常状态下，还是在异常状态下都是始终存在的，其区别在于能否保持动态的平衡。如果阴阳双方的消长变化是在一定范围、一定限度、一定时间内进行的，这种变化的结果就使事物在总体上呈现出相对稳定状态，即所谓阴阳平衡协调状态，在自然界则表现为气候、物候等的正常变化，在人体则表现为生命过程的协调有序。《黄帝内经》将这种理想状态概括为"阴平阳秘"。如果阴阳双方的消长变化超出了一定的限度、一定的范围，动态平衡遭到破坏，形成阴或阳的偏盛或偏衰，就会造成自然界气候、物候的异常变化，在人体则引起疾病。由此可见，虽然阴阳的消长是绝对的，阴阳的平衡是相对的，但保持阴阳双方在消长运动中的动态平衡则是极其重要的。因此，保持或恢复阴阳消长运动中的动态平衡，也就成了中医学养生和治疗的总原则，如《素问·至真要大论》所说："谨察阴阳所在而调之，以平为期。"

（6）阴阳转化法则

阴阳相互转化，是指相互对立的阴阳双方，在一定条件下可以向其各自相反的方向转化，即阴可以转化为阳，阳可以转化为阴。

阴阳转化的内在根据是阴阳的互根互用。由于阴阳双方本身相互蕴含，互为其根，阴中蕴含着阳，阳中蕴含着阴，双方相互倚伏着向对立面转化的因素，所以在一定条件下事物内部阴与阳比例及主导地位发生颠倒，而呈现出事物阴阳属性的相互转化。另外，阴阳转化作为阴阳运动的一种基本形式，又是在不断的消长运动过程中实现的，阴阳消长是其转化的基础。如果说阴阳消长是一个量变过程的话，那么阴阳转化则是在量变基础上的质变。因此阴阳的相互转化，一般都出现在事物消长运动变化的"物极"阶段，即所谓"物极必反"。在古代文献中，常用"极""重"来表示阴阳转化的条件，如《素问·阴阳应象大论》说："重阴必阳，重阳必阴。""寒极生热，热极生寒。"故张介宾《类经·阴阳类》说："阴阳之理，极则必变。"

依据阴阳转化法则，来推论自然界的变化，如"日中则昃，月盈则食"（《易传·彖传》）；夏热至盛则凉，冬寒至极则温，是最为常见的阴阳转化现象。人体生理过程的兴奋与抑制、情绪和智力的高涨与低落等，也都呈现出相互转化、交替的过程。疾病过程中表证与里证、寒证与热证、虚证与实证的转化，也是常见的阴阳转化现象。因此，事物的发展只要超过了一定的"度"，达到了关节点，就可能向各自的对立面转化。在中医临床诊疗过程中，则要依据阴阳转化法则，做到已病防变，以阻断表、实、热向里、虚、寒证的转化。

（7）阴阳自和法则

阴阳自和，是指阴阳双方自动维持和自动恢复其协调平衡状态的能力和趋势。阴阳自和是阴阳的本性，是通过阴阳双方的对立制约与互根互用而实现的，是维持事物或现象协调发展的内在机制。

肖延龄等[1]根据系统自组织理论认为，中医生命观认为"生之本，本于阴阳"，疾病观认为"阴阳乖戾，疾病乃起"。这即是说，生理上，由于人体阴阳自和力的存在，使机体阴阳能够在与外界物质、能量、信息交换中趋于相和，达到"阴平阳秘"的"目的环"。即使机体由于外涨落或内涨落的影响，一时偏离"目的环"，这种"自和"能力也能自发地把它拖回来，稳定在"目的环"周围而表现出一定的抗病力和护正力，从而保持机体的有序稳态即健康"正"状态。病理上，由于外内涨落的强烈扰动，机体阴阳自和力不能或暂时不能把自己拖回到最佳状态的"目的环"时，就会出现"阴阳自和而不能"即"阴阳失和"的疾病"证"状态。那么，依据阴阳自和法则，药物或其他方法技术治疗疾病，实际上

[1] 肖延龄，马淑然.从系统自组织理论看辨证论治 [J].山东中医学院学报，1995，19（5）：301-303.

是在调动和发挥机体内的阴阳双方的自和潜能和机体的修复、调节作用，故临床诊治当顺阴阳自和之势而用，或待自和，或助自和，或调自和，以达到阴阳和谐的目的。如《伤寒论》58 条所说："凡病，若汗，若吐，若下，若亡血、亡津液，阴阳自和者，必自愈。"

综上所述，阴阳的交感、互藏、对立制约、互根互用、消长平衡、相互转化、阴阳自和，从不同侧面揭示了阴阳之间的相互关系及其运动规律，表达了阴阳之间的对待统一关系。它们不是彼此割裂的，而是相互联系、相互影响的。其中，阴阳的交感是事物发生、发展和变化的根本原因，是阴阳间其他关系的前提。阴阳的对立制约和互根互用说明了事物之间既相反又相成的关系，并由此构成了阴阳自和的能力，即阴阳自我调节、自动维持和自动恢复其协调平衡状态的能力和趋势。阴阳的消长和转化是阴阳运动的形式，而消长是在阴阳对立制约、互根互用基础上表现出的量变过程，阴阳的转化则是在量变基础上的质变。

周瀚光[1]对《黄帝内经》阴阳模式的研究认为，阴阳学说提供了一个辩证逻辑和形式逻辑相统一而以辩证逻辑为主，演绎和归纳相统一而以演绎为主的逻辑思维模式。在思维过程中，辩证逻辑方法占着主导的地位，它着重体现在理论上、整体上和一些复杂情况的处理上；形式逻辑方法则相对居于辅助地位，它着重体现在实践上、局部上和一般情况的处理上。《黄帝内经》阴阳学说的逻辑思维可分解为六个具体的思维模式：①比类对应式。《黄帝内经》把自然界的所有事物按性质和状态分成阴和阳两大类，阴阳可以包容宇宙间一切事物；同时，阴和阳两类中的每一具体事物分别与另一类中

[1] 周瀚光.传统思想与科学技术 [M].上海：学林出版社，1989：161-173.

事物一一对应，构成一个个既相互对立、又相互依存的统一体。其中，前者属于形式逻辑的分类法，后者主要属于辩证逻辑的对立统一思想。②互含递进式。《黄帝内经》认为事物的阴阳属性不是凝固的、绝对的，而是灵活的、相对的，阴阳之中不仅复有阴阳，两者互含互藏，而且随着事物层次的不断递进，阴阳的划分也不断地按层次递进。互含递进式展现了矛盾双方的互容性、层次性和普遍性。③转化循环式。强调物质世界的运动变化，注重从动态方面来把握事物的性质和发展规律。上述三条是《黄帝内经》阴阳学说的宇宙观或世界观，以此为前提，《黄帝内经》又运用演绎的方法，从一般推向个别，导出了关于人体生理病理和疾病诊断治疗等方面的一系列思维模式。④消长平衡式。此是《黄帝内经》关于人体生理病理的思维模式，它注重在动态中把握平衡，反对偏盛偏衰、过和不及。这又为古代辩证逻辑的发展增添了内容。⑤揆度合参式。此是《黄帝内经》关于临床诊断的思维方法，它涉及用归纳法总结出阴病或阳病的一般性症状、搜集病人有关病史资料和把病人情况与疾病的一般性症状进行比较对照，从而判定该病人所患疾病的阴阳性质三步。其中后两步以第一步结论为大前提，构成了一个三段式的演绎推理。⑥正反逆从式。此是《黄帝内经》关于治疗原则的思维方法，即通过正治或反治以达到恢复阴阳平衡的目的。

（三）阴阳模式的应用

按照阴阳模式，为了理解一个事物呈现的各种属性，我们需要将事物的属性分解为基本的属性——阴、阳，事物的任何属性就是这两种基本属性的组合，只要我们能够了解组成事物的属性的结构，我们就达到了对事物的理解。然后根据上述阴阳关系法则，我们就可以推演出事物所处的状态、发展趋势以及应该采用的处理方法。中医学正是基于阴阳模式，把人体描述为一个由基本属性组合而成的原型结构——基本和谐状态，疾病看成是对原型结构的偏离。阴阳平衡等价于人体自组织系统最佳有序状态——最佳自稳态（最佳有序态）。如果将人体的最佳健康状态（最佳自稳态）对应中医的阴阳平衡态，那么，疾病状态下的阴阳盛衰则是生命物质运动或物质构成成分相对于最佳自稳态的正负偏离，中医的阳证是物质运动状态或构成成分超阈值偏离最佳自稳态的快节奏或物质成分增多，中医的阴证是超阈值偏离最佳自稳态的慢节奏或物质成分减少。进而可根据其偏离的性质、程度，依据阴阳关系法则加以调理，最终达到"谨察阴阳所在而调之，以平为期"（《素问·至真要大论》）的目的。

因此，阴阳模式可以说贯穿于中医有关对人体生理、病理、诊断、防治、养生认识的各个方面，如张介宾《景岳全书·传忠录》所说："凡诊病施治，必须先审阴阳，乃为医道之纲领。医道虽繁，而可以一言蔽之者，曰阴阳而已。故证有阴阳，脉有阴阳，药有阴阳。以证而言，则表为阳，里为阴；热为阳，寒为阴；上为阳，下为阴；气为阳，血为阴；动为阳，静为阴；多言者为阳，无声者为阴；喜明者为阳，欲暗者为阴；阳微者不能呼，阴微者不能吸；阳病者不能俯，阴病者不能仰。以脉而言，则浮大滑数之类皆阳也，沉微细涩之类皆阴也。以药而言，则升散者为阳，敛降者为阴；辛热者为阳，苦寒者为阴；行气分者为阳，行血分者为阴；性动而走者为阳，性静而守者为阴。此皆医中之大法。至于阴中复有阳，阳中复有阴，疑似之间，辨须的确。此而不识，极易差讹，是又最为紧要，然总不离于前之数者。但两气相兼，则此少彼多，其中便有变化，一皆以理测之，自有显然可见者。若阳有余而更施阳治，则阳愈炽而阴愈消；阳不足而更用阴方，则阴愈盛而阳斯减矣。设能明彻阴阳，则医理虽玄，思过半矣。"

　　阴阳模式的应用，在中医学著作中得到了充分的阐述，这里仅举以往较少研究的寸口脉脏腑配位问题加以说明，其他不再赘述。寸口脉脏腑配位理论的形成，同样离不开阴阳模式的指导。首先，以左右分阴阳，如明·许兆祯《脉镜》所说："左刚右柔，有夫妻之别也，然左手属阳，右手属阴。"其次，根据阴阳同气相求划为一类，以及天、地、人三部分类与上下对应原则，心、肺在上焦配位于寸部，心为阳中之阳，故配位于左手寸部；肺为阳中之阴，故配位于右手寸部。肝、脾在中焦配位于关部，肝为阴中之阳，故配位于左手关部；脾为阴中之至阴，故配位于右手关部。肾、命门等在下焦配位于尺部，故两尺候肾，或依据左肾右命门之说，以左尺候肾，右尺候命门。如明·张太素《太素脉秘诀》所说："左尺，肾与膀胱动脉之位，寒水也；右尺，命门与三焦动脉之位，相火也。"

　　从肾与命门分主水、火的理论而言，左尺候肾，右尺候命门的脏腑配位，显然与左阳右阴的阴阳划分形成了逻辑矛盾。对此，古人也有所觉察，并试图做出说明。如清·冯兆张《冯氏锦囊秘录》卷十五说："盖天一生水，自左尺以至左寸，右尺以至右寸，五行相生，循环无间，故右尺确相火也。经曰：七节之傍，中有小心。小心者，命门相火是也。下者主下，非右尺而何？试思左尺洪者，阴水必亏；右尺弱者，阳气必损，岂非相火之明验欤！但当云命门相火寄位于右尺则可，若谓右肾即命门，则中有小心者更为何物？则不可。若以命门在中，而不寄位于右尺，则为右尺之相火，以为生土生金者更何物也？"这里，冯氏首先将命门与右肾加以区别，认为命门位居两肾之间，所谓"一阳陷于二阴者，指命门之部位而言也"；其次，试图借助五行相生之理，以说明右尺何以候命门，认为"若夫脉象，自有定位，如左尺水生左关木，左关木生左寸火，君火付权于相火，故右尺火生右关土，右关土生右寸金，五行循序相生，万古不易之理"。因此，"若以命门不可列于右尺，则寸关金土之下，生生者，将何火以充其数耶？"此借助五行学说解释右尺候命门之理，实属牵强，也并未解答上述逻辑矛盾。周学海在《脉义简摩》中为了避开这一逻辑矛盾，认为"肾与命门俱出尺部，是两尺俱候肾，俱候命门矣"，并借助于阴阳学说，试图用阴阳之中再分阴阳的方法，解决何以左肾右命门的问题，指出："盖命门为元阳与真精所聚，水火同居，浑一太极也。火之体阴，其在下也，动于右；水之体阳，其在下也，动于左，故《难经》曰右为命门。"

另外，明·张太素《太素脉秘诀》根据脉象之浮沉分阴阳，结合脏腑阴阳属性的划分，以两手寸关尺三部脉象之浮沉进一步确定病位，也是阴阳配位原则的推演应用，如以左手为例，认为"左手寸口二脉，沉见者心脉也，浮见者小肠脉也""左手关上二脉，沉者肝脉，浮者胆脉""左手尺上二脉，沉者肾脉也，浮者膀胱脉也"。更有甚者，依据左为阳，右为阴，男为阳，女为阴，推演出孕脉"左大顺男，右大顺女论"（《格致余论》），亦是阴阳模式在脉诊中的推演应用。

四、三才模式

天地人三才模式是《周易》的核心思想之一，是中国古人认识世界的重要方法之一，可以说在中华文化中有着基础性的、不可估量的作用，深刻地影响着中国人对事物的理解、判断和应对，对中国古代科学技术也产生了深远的影响，作为中国传统科学代表的中医学也深受三才模式的影响。

（一）三才模式的形成

一般认为，天地人三才模式形成于《周易》，《易传》首先提出了天、地、人三才统一的天人合一思想。《易传·系辞下》说："《易》之为书也，广大悉备，有天道焉，有人道焉，有地道焉，兼三材而两之，故六。六者非它也，三材之道也。"《易传·说卦》论述得更为明确："立天之道，曰阴与阳；立地之道，曰刚与柔；立人之道，曰仁与义。兼三材而两之，故《易》六画而成卦。"这说明天、地、人——自然、社会与人作为各自独立的形态虽或有别，但作为一个宇宙生命的整体，则是同本同根，遵循着共同的变易法则的。也就是说，天道、地道、人道都是一个道，都是易理在自然、社会各个方面的体现，而易理是宇宙万有的最高法则。其次，《易传》界定了人在"三才"之中的地位、角色，这就是"崇效天，卑法地"（《易传·系辞上》），即人当效法天地之道而行事，以天地之道为人类行为的准则，实现天人合道。如王夫之《张子正蒙注》所说："道一也，在天则为天道，在人则为人道。"这里的天道主要是指日月星辰四时的运行常规，而人道主要是指社会规则、治国以及治身之道，而天道是人道效法的对象，人道是通过对天道的效法而制定出来的。再次，强调人在效法天道的同时，又要积极发挥主观能动作用，崇德广业，参赞天地的化育。如《易传·象传》说："天地交，泰。后以财成天地之道，辅相天地之宜，以左右民。""财"，同裁。"裁成"，即裁节成就；"辅相"，即辅助赞勉。"裁成辅相"，也就是遵循、驾驭自然界的法则，参与自然界的变化过程。《易传·系辞上》将此概括为"天地设位，圣人成能"，"成能"，就是成就天地化生万物的功能。宋代张载则发挥说："天能谓性，人谋谓能。大人尽性，不以天能为能，而以人谋为能。"（《横渠易说·系辞下》）认为大人君子不能因循自然，而应发挥人的聪明才智，利用和控制自然，为人类造福。正是基于天人"同一""有别"而又"相参"的认识，易学家都把"天人合一"作为人生的理想境界与目标，强调"夫大人者，与天地合其德，与日月合其明，与四时合其序，与鬼神合其吉凶，先天而天弗违，后天而奉天时"（《易传·文言传》），即追求人与自然的和谐共处与合规律的运动。

从思想渊源的角度而言，三才观也与古人对数的认知以及老子"三生万物"的思想有关。杜勤从文字学的角度将"三"的虚数含义归纳为：单纯累积的临界点，最初的数单元，最小限度的多数以及汉字结构上的稳定性和美饰功能[1]。因此，"三"也就成了宇宙创化的第一个完整的单元，万物生成发展的基数，故《老子》四十二章说："道生一，一生二，二生三，三生万物。"《史记·律书》则云："数始一，终于十，成于三。"数三包含一与二，是原始奇数与偶数的第一次合成，故被视为数之成。从哲学宇宙观的角度而言，《左传·昭

---

[1] 杜勤.《三》的文化符号论［M］.北京：国际文化出版公司，1999：39.

公三十二年》注引服虔曰："三者，天地人之数。"《说文解字》也说："三，天地人之道也。"同时，"三"又具有矛盾对立统一的意蕴。如此，则使"三"成为集体意识中的模式数字，形成了对世界进行宏观三分的宇宙观。到了西汉董仲舒，"三"则被崇尚为无所不归的"天之大经"，从而使它具有神秘意义。如《春秋繁露·官制象天》说："三起而成日，三日而成规，三旬而成月，三月而成时，三时而成功。寒暑与和三而成物，日月与星三而成光，天地与人三而成德。由此观之，三而一成，天之大经也。"《白虎通·封公侯》也指出："天道莫不成于三。天有三光，日月星；地有三形，高下平；人有三尊，君父师。故一公三卿佐之，一卿三大夫佐之，一大夫三元士佐之。天有三光，然后能遍照。各自有三法。物成于三，有始、有中、有终，明天道而终之也。"其表现在哲学层面为"太极元气，涵三为一"（《汉书·律历志》)，表现在历史观上则为三统说，表现在历法上则为三统历[1]。也正由于此，有学者对"一分为三"的由来探讨认为，"一分为三"是中国传统文化的基础和核心，也可以说是中国传统文化的特色、精髓与主线。中国哲学是"一分为三"的哲学，中国的世界观是"一分为三"的世界观，中国的认识论是"一分为三"的认识论，中华民族的价值取向是"一分为三"

---

[1] 庞朴. 一分为三论 [M]. 上海：上海古籍出版社，2003：105–113.

的[1]。庞朴[2]则明确提出三分法是解读中国文化的密码，掌握住这个密码，去了解中国文化，便无往而不通顺。

（二）三才模式与中医理论的构建

1. 三才模式与《黄帝内经》医学模式

医学模式是指在一定历史时期中，医学的基本观点、理论框架以及思维方式与发展规范的总和，是人们关于生命和死亡、健康和疾病认识的总观点，是医学临床实践活动和医学科学研究的指导思想和理论框架。一定的医学模式，是与一定时代人类的医学发展、科学技术、哲学思想的整体水平相适应，并与文化历史特征密切相关。《黄帝内经》所反映的医学模式，可以说是中医学医学模式的代表。对于《黄帝内经》的医学模式，学者的诠释并不一致，用现代术语可以表述为"生物–心理–社会–生态–时间"医学模式[3]；从三才模式的角度而言，也可以称之为"天地人三才医学模式"，如《素问·气交变大论》曰："夫道者，上知天文，下知地理，中知人事，可以长久。"可谓其医学模式的概括描述。

匡调元[4]对《黄帝内经》"天地人三才医学模式"有所阐述，他认为西方医学中的社会–心理–生物医学模式，较前生物医学模式确实是一种进步，因其向内延伸到心理，向外延伸到社会，已经不仅仅是一个生物个体的人，但仍不足以说明人、人与天、人与地、

［1］ 周德义.关于"一分为三"由来的探讨［J］.湖南大众传媒职业技术学院学报，2002，2（2）：91–94.

［2］ 庞朴.三分法：解读中国文化的密码［N］.社会科学报，2002–11–26.

［3］ 邢玉瑞.内经选读［M］.北京：人民卫生出版社，2012：31–32.

［4］ 匡调元.论"天地人三才医学模式"［J］.中国中医基础医学杂志，2002，8（5）：1–3，17.

人与人之间的关系以及人之所以生病的根本原理。他从人的体质与气象、地理、环境污染、战争等几个具有代表性的自然环境因素和人类社会因素的关系出发，探讨人的体质变化与其外在各因素的关系，说明人的健康是受到多种复杂因素影响的，这种复杂性使我们很难用几种甚至几十种因素进行概括，所以高度概括性地提出"天地人三才医学模式"，并将人类疾病的根源概括为"人与天、与地、与他人相互关系的紊乱以及人体内部机能、结构、代谢的紊乱"。他同时提出在这个三才医学模式中的核心是人，其原因在于：一是作为研究人体生理病理的医学，其着眼点应当在人，即研究的目的在于有利于人的健康；二是人作为认识宇宙世界的主体，宇宙的各种客观规律也只有通过人的主观认识才能得到体现。所以说这是一种"天人和谐论"，既注重客观规律，又不否定人的能动作用。这也与《周易》天、地、人三才统一的天人合一思想相吻合，同时也充分体现了中医学的整体观。

2. 三才模式与中医三分法

天地人三才模式的形成，反过来又强化了"三"成为集体意识中的模式数字，从而形成了以三分法观察、处理事务的一种思维方法。这种思维方法在中医药理论的许多具体学术内容中得到了充分体现。

（1）元气三面相

人们常说精、气、神为人之三宝，姚春鹏[1]研究认为精、

---

[1] 姚春鹏.元气论：自然国学的哲学与方法论基石[M].深圳：海天出版社，2016：88-98.

气、神是元气的三个基本面相，或者说三种基本性质。元气论自然观认为任何事物都是"形""气"的统一体，"形"是可见的，由气聚而成，是"物"存在的依托，又称为"器"。"气"是不可见的，是"物"生存、发展、消亡的动力。精、气、神是元气的三种状态，是对宇宙本原——元气不同功用的描述性范畴，是元气的不同功用表现。其中精指作为化生万物本原之元气的物质性；神是指使万物发生神妙作用的东西，是气功能的极致表现，故气中含神。如张载《正蒙·乾称》说："气之性，本虚而神，则神与性乃气所固有。"在中国传统哲学和科学中，精、气、神之间密切相关，是以气为中心，从三个方面对万物生成之源的说明，构成了三位一体的关系。精是着眼于万物生化本原的物质性，气是着眼于万物生化之源的能动性，神是指气有着灵妙的规律性、主宰性等。如李东垣《脾胃论·省言箴》云："气乃神之祖，精乃气之子，气者精神之根蒂也。大矣哉！积气以成精，积精以全神，必清必静，御之以道，可以为天人矣。"张超中[1]从道家内丹的角度指出："丹家谓神气不二，总归先天一气，以其流动言谓之气，以其灵明言谓之神，以其凝聚言谓之精，神为主宰，气为动力，精为基础（质料），其中又有层次之别。先天则一，后天则分。"

刘长林[2]对精气神的关系也有深入的阐述，他引《素问·天元纪大论》"夫变化之为用也，在天为玄，在人为道，在地为化。化生五味，道生智，玄生神。神，在天为风，在地为木；在天为热，在

---

[1] 张超中.《黄帝内经》的原创之思［M］.北京：中国医药科技出版社，2013：103.

[2] 刘长林.中国象科学观——易、道与兵、医［M］.北京：社会科学文献出版社，2008：825-828.

地为火；在天为湿，在地为土；在天为燥，在地为金；在天为寒，在地为水。故在天为气，在地成形，形气相感，而化生万物矣"一段文字，认为神的实质是气，气进入发挥作用的状态，也就是建立起关系，则为神。神的运变功能显示出三大层级："在地为化"为初级之神，其作用在于化生有形之器物，凡物皆有味，故曰"化生五味"。"在天为玄"属普通之神，发生在玄远无穷的太虚之中，其变化神妙莫测，故曰"玄生神"。"在人为道"为高级之神，属于人的心神，它不仅能认识和应对外物，创造精神产品，还能默观无形之气的妙景，支配气的某些活动，进入天人一体、能所不二的奇境，故曰"在人为道""道生智"。可见，与初级之神对应的存在是形，与普通之神对应的存在是普通之气，简称气；与高级之神对应的存在是心神之气，简称神。中医学视人为小宇宙，认为人也具有和宇宙大体一致的结构。宇宙由形－气－神（专指心神）三个层级构成，以阴阳为生化之源及天地之根本规律。人则由精－气－神三个层级构成，其生之本和病之本也在阴阳。关于人身精、气、神的关系，张介宾论之甚详，《类经·摄生类》说："故先天之气，气化为精；后天之气，精化为气。精之与气，本自互生，精气既足，神自旺矣。虽神由精气而生，然所以统驭精气而为运用之主者，则又在吾心之神，三者合一，可言道矣。"精－气－神的人身结构模型，为中医学和中国养生学的基本指导理论，几千年来，产生了极好的实践效果，证明了这一理论模型的真理性。

　　纵观《素问·天元纪大论》"夫变化之为用也，在天为玄，在人为道，在地为化"之论，结合《素问·五运行大论》

与《素问·阴阳应象大论》中五行（五运）每一行有关神在天、在地、在人变化的论述，如《素问·五运行大论》中论述木运曰："神在天为风，在地为木，在体为筋，在气为柔，在脏为肝。"似乎为我们提供了解答天地人三才模式与精、气、神三宝之间关系的密钥。

（2）脏腑分三类

对于人体脏腑的分类，《黄帝内经》亦以天地人三才模式为依据，将其划分为三类。《素问·五脏别论》曰："脑、髓、骨、脉、胆、女子胞，此六者，地气之所生也，皆藏于阴而象于地，故藏而不泻，名曰奇恒之腑。夫胃、大肠、小肠、三焦、膀胱，此五者，天气之所生也，其气象天，故泻而不藏，此受五脏浊气，名曰传化之腑，此不能久留，输泻者也……所谓五脏者，藏精气而不泻也，故满而不能实。六腑者，传化物而不藏，故实而不能满也。"将人体脏腑一分为三，其中六腑象天而为阳，五脏象地则为阴，两者有藏泻开阖之别，而奇恒之腑则非脏非腑，介乎脏腑之间，具有独特的生理功能。

另外，《素问》的《三部九候论》《六节藏象论》等篇，还以天、地、人三才模型构建了有别于五脏六腑的九脏体系，所谓"三而成天，三而成地，三而成人。三而三之，合则为九，九分为九野，九野为九脏。故神脏五，形脏四，合为九脏"。即以五脏合胃、小肠、大肠、膀胱为九脏（据丹波元简注），以应合于天地之至数。

（3）上中下三焦

中医学论三焦，主要有脏腑三焦与部位三焦之别，《灵枢·营卫生会》将人体划分为上焦、中焦、下焦三部分，合称为三焦。原文曰："上焦出于胃上口，并咽以上，贯膈而布胸中……中焦亦并胃中，出上焦之后……下焦者，别回肠，注于膀胱，而渗入焉。"并概括各自的功能特点为"上焦如雾，中焦如沤，下焦如渎"，即反映了人体部位上、中、下三分的观点。《难经·三十一难》在此基础上更明确地指出："上焦者，在心下，下膈，在胃上口，主内而不出……中焦者，在胃中脘，不上不下，主腐熟水谷……下焦者，当膀胱上口，主分别清浊，主出而不内，以传导也。"后世据此将膈以上的胸部、头面，包括心、肺、心包，称为上焦；膈下至脐之间，包括脾胃等，称为中焦；脐以下的腹部，包括肾、膀胱、大肠等，称为下焦。张介宾《类经附翼·求正录》曰："夫所谓三焦者，象三才也，际上极下之谓也。"可谓一语道破了三焦与三才的关系。

此外，五脏是人体生命的中心，五脏之中，心肺居上为阳，肝肾在下为阴，脾胃位于中土则为脏腑阴阳气机升降之"枢"，能斡旋脏腑气机，在疾病治疗中具有重要的价值和意义。

（4）三阴三阳

《黄帝内经》将阴阳三分，形成太阴、少阴、厥阴和太阳、少阳、阳明一组名词，十二经脉、十二经别等即以这组名词来命名；《素问·热论》在论述外感热病时，也将热病的进程划分为太阳、少阳、阳明、太阴、少阴、厥阴六个阶段；张仲景《伤寒杂病论》以此三阴三阳为辨证论治的纲领，创立了六经辨证论治体系；运气学说也借用太阴、少阴、厥阴和太阳、少阳、阳明说明六气的变化。据王玉川考察，在中医古籍里有二十九种序次不同的三阴三阳，大抵可以归纳为经脉生理特性及其层次类、经脉长短浅深和血气盛衰类、病理反应类、脉诊部位类、日周期类、旬周期类、年周期类、六年至十二年周期类和其他类九个大类[1]。可见三阴三阳即太阴、少阴、厥阴和太阳、少阳、阳明，不仅是中医理论体系中极为重要的概念，而且是中医理论体系建构的模式之一。

关于三阴三阳划分的依据及其含义，《素问·阴阳离合论》已提出此类问题并试图做出解释："今三阴三阳，不应阴阳，其故何也？岐伯对曰：阴阳者，数之可十，推之可百；数之可千，推之可万；万之大不可胜数，然其要一也。"《素问·至真要大论》则说："愿闻阴阳之三也，何谓？岐伯曰：气有多少，异用也。"《素问·天元纪大论》也说："阴阳之气各有多少，故曰三阴三阳也。"说明三阴三阳的划分是以阴阳之气量的多少来划分的，也是"一分为三"认识论在中医学中的体现，是"兼三才而两之"的结果。

（5）病因三因说

《灵枢·百病始生》较早提出了病因的三部分类法，根据病因的性质，按其伤人部位的特异性将其分为三类：即风雨寒暑等六淫病邪，易伤人体的上部；居住环境的寒冷潮湿之气，易伤人体的下部；喜怒不节等情志因素，易伤人体内脏。所谓"三部之气，所伤异类""上下中外，分为三员"，即邪气不同，伤害人体的途径也不同。东汉张仲景在三部分类法的基础上，依据不同病因的致病途径、发病特征和传变规律，将其归纳为内所因、外皮肤所中、其他等三类，即《金匮要略·脏腑经络先后病脉证》所说："千般疢难，不越三条：一者，经络受邪入脏腑，为内所因也；二者，四肢九窍，血脉相传，壅塞不通，为外皮肤所中也；三者，房室、金刃、虫兽所伤。以此详之，病由都尽。"其病因归类体系，已初步形成了中医病因学说

[1] 王玉川.运气探秘[M].北京：华夏出版社，1993：8.

的框架，为后世"三因学说"的形成奠定了基础。晋代陶弘景在《肘后百一方》中提出"三因论"，即"一为内疾，二为外发，三为它犯"。宋代陈无择在前人对病因分类研究的基础上，把病因与发病途径结合起来，创立了"三因学说"。其在《三因极一病证方论·三因论》中说："六淫，天之常气，冒之则先自经络流入，内合于脏腑，为外所因；七情，人之常性，动之则先自脏腑郁发，外形于肢体，为内所因；其如饮食饥饱，叫呼伤气，尽神度量，疲极筋力，阴阳违逆，乃至虎狼毒虫，金疮踒折，疰忤附着，畏压溺等，有背常理，为不内外因。"陈氏将病因分为内因、外因、不内外因，并认为这三种致病因素，既可以单独致病，又能相兼为病，彼此并非完全割裂。"三因学说"使中医病因学理论更趋完善，对后世影响较大。

另外，《灵枢·口问》根据病因三部致病的特点，论述了人体上、中、下三部邪气侵袭、精气不足所产生的病证及机理，指出："邪之所在，皆为不足。故上气不足，脑为之不满，耳为之苦鸣，头为之苦倾，目为之眩；中气不足，溲便为之变，肠为之苦鸣；下气不足，则乃为痿厥心悗。"

（6）药性三分法

《神农本草经·序录》曰："上药一百二十种为君，主养命以应天，无毒，多服久服不伤人，欲轻身益气，不老延年者，本上经。中药一百二十种为臣，主养性以应人，无毒有毒，斟酌其宜，欲遏病补虚羸者，本中经。下药一百二十五种为佐使，主治病以应地，多毒，不可久服，欲除寒热邪气，破积聚愈疾者，本下经。"即将药物按其性能和用处不同，分为上、中、下三品药类，称为"三品分类法"，以应天地人三才。故《素问·至真要大论》曰："三品何谓？岐伯曰：所以明善恶之殊贯也。"三品分类方法的合理内核，主要有两点：一是重视药物的功效，把功效作为中药分类的一个重要原则；二是重视药物的大毒、小毒。对药物学来说，这是一个十分重要的原则问题。

张廷模等[1]在对古今药性论述研究的基础上，提出了中药药性"三性"说，认为将药性按照一、二两级分类层次划分来看，凉为寒之渐，寒包含了凉；温为热之渐，热包含了温，其间分别只存在程度（定量）上的差异，并无属性（定性）区别。因而，一级分类应分为寒、热、平三性；其二级分类再按程度不同分为大寒、微寒、大热、温、微温等。以往"四性"的分类方法，违反了"子项不相容"的科学分类原则，导致了子项（寒与凉，热与温）相互包容，层次混乱。中药寒热平三性的"三分法"更符合逻辑。这种三性分类法，早在唐代已经被提出，《唐六典·尚药奉御》中要求用药时"必辨其五味、三性、七情，然后为和剂之节"。上文后又自注曰："三性，谓寒、温、平。"[2]只是没有得到后人的重视而已。

（三）三才模式与中医临床

天地人三才模式亦贯穿于中医临床疾病的诊断、辨证、治则治法的确立，乃至具体的操作方法之中。

1. 脉诊分部

《素问·三部九候论》将《周易》天、地、人三才模型具体化，

---

[1] 张廷模，王建. 中药药性"三性"说新论 [J]. 成都中医药大学学报，2006，29（4）：1-2.

[2] 丹波元坚. 药治通义 [M]. 北京：人民卫生出版社，1955：196.

用以构筑中医脉诊体系，在"天地之至数，合于人形血气"思想的指导下，指出："天地之至数，始于一，终于九焉。一者天，二者地，三者人，因而三之，三三者九，以应九野。故人有三部，部有三候……三部者，各有天，各有地，各有人。"即将人体诊脉部位一分为三，进一步按照异级同构的原理，每一部再分天、地、人三部，以诊候不同脏腑部位的病证。如张介宾所说："以天、地、人言上、中、下，谓之三才。以人身而言上、中、下，谓之三部。于三部中而各分其三，谓之三候。三而三之，是谓三部九候。"[1]《难经·十八难》提出寸口诊脉的三部九候方法，指出："三部者，寸关尺也。九候者，浮中沉也。上部法天，主胸以上至头之有疾也；中部法人，主胸以下至脐之有疾也；下部法地，主脐以下至足之有疾也。"很明显也是依据天、地、人三才模型构建寸口诊脉体系的。虽然《黄帝内经》《难经》都提到五脏六腑的病变均可反映于寸口部位，但还未与具体脏腑相配属。《脉经·两手六脉所主五脏六腑阴阳逆顺》首次提出了寸口脉的脏腑配位，即以心、肝、肾分别对应于左手的寸、关、尺三部，以肺、脾、肾分别对应于右手的寸、关、尺三部[2]，其基本思路是以寸、关、尺三部分别对应于上、中、下三焦。这既是三部分类原则在寸口脉诊中的具体应用，也是独取寸口以决五脏六腑死生吉凶方法逻辑演进的必然结果。

---

[1] 张介宾.类经［M］.北京：人民卫生出版社，1982：119.

[2] 福州市人民医院.脉经校释［M］.北京：人民卫生出版社，2009：15.

《素问·脉要精微论》论尺肤诊法，将尺肤分为上、中、下三段，以分候不同的脏腑身形："尺内两傍，则季胁也，尺外以候肾，尺里以候腹。中附上，左外以候肝，内以候膈；右外以候胃，内以候脾。上附上，右外以候肺，内以候胸中；左外以候心，内以候膻中。前以候前，后以候后。上竟上者，胸喉中事也；下竟下者，少腹腰股膝胫足中事也。"上段为近腕部者，分候心、肺、胸中、膻中；下段为近尺泽者，分候肾和腹部；上、下段之间者为中段，分候肝、胃、膈、脾。这种分配方法于所候脏腑身形所处的解剖位置似有一定关联，它实际上是人体解剖知识和天、地、人三才思想综合的结果。其中所体现的"上以候上，下以候下"的诊法原则，也成了寸口脉脏腑配位的重要依据之一。诚如《古今医统大全·脉分三部主病》所说："脉有三部，曰寸曰关曰尺……寸部候上，自胸膈心肺咽喉头目之有疾也。关部候中，自胸膈以下至小腹之有疾也，脾胃肝胆皆在中也。尺部候下，自少腹腰肾膝胻足也，大肠小肠膀胱皆在下也。皆《内经》所谓上以候上，下以候下，而理势之所不容间也。"张介宾在《景岳全书·脉神章》也指出："本经曰：上竟上者，胸喉中事；下竟下者，少腹腰股膝胫中事。所以脉之形见上者候上，下者候下，此自然之理也。"并以此批驳根据脏腑表里关系，将小肠、大肠配位于寸部的诊脉方法说："自王叔和云心与小肠合于左寸，肺与大肠合于右寸，以至后人遂有左心小肠，右肺大肠之说，其谬甚矣。夫小肠、大肠皆下部之腑，自当应于两尺。"清·沈镜《脉诀规正》也指出："以理言之，则大小肠皆居下部之地，今乃越中部候之寸上，谓理之可准乎？抑义之可通乎……殊不知经络相为表里，诊候自有部位，岂可以至下之脏腑，而诊之至上之位者乎？"由此并产生了左寸候心与心包，右寸候肺与胸中之说。

　　另外，面部上、中、下三部也被称为三里，《灵枢·天年》云："三部三里起，骨高肉满，百岁乃得终。"即通过头面部的额角、鼻头、下颌三部的发育情况，以判断人之寿夭。《素问·疏五过论》还提出："诊有三常，必问贵贱，封君败伤，及欲侯王。"均是三分法的体现。

　　（2）三焦辨证

　　三焦辨证是以部位三焦所属脏腑病理变化为基础，早在《素问·咳论》已有"三焦咳"之名，原文曰："久咳不已，则三焦受之，三焦咳状，咳而腹满，不欲食饮……使人多涕唾而面浮肿气逆也。"虽未明言病变的三焦转变，但其实质乃由肺→脾→肾→心，体现了三焦转变的思想。即咳病初起，外感内伤诸病因多伤于肺，肺咳反复不愈，可导致肺气胀满，肺失敛降而成肺胀。继则子盗母气，病及于脾，脾失健运，一方面土不生金，可致肺脾气虚；另一方面，脾为生痰之源，肺为贮痰之器，导致痰湿阻肺，疾病由实转虚，形成虚实错杂之证。若病情进一步发展，则可由脾及肾，一方面肾之纳气功能障碍，疾病表现为咳嗽伴喘；另一方面肾阳衰微，气不化水，水饮内停又可射肺凌心，表现为喘咳心悸之症。由于肺为水之上源，脾为水之中州，肾为主水之脏，肺脾肾三脏功能失常，势必导致水液代谢障碍，水湿泛溢则为水肿，痰湿水饮阻肺则多痰，最终病及于心，而造成恶性后果。

　　孙思邈在《备急千金要方·三焦虚实》中分上、中、三三焦虚实、寒热论治疾病，如治上焦热用麦门冬理中汤、上焦虚寒用黄芪理中汤，治中焦实热闭塞用大黄泻热汤、中焦寒用黄连煎，治下焦热用柴胡通塞汤等、下焦虚寒用人参续气汤等。清代吴鞠通在《温病条辨》中进一步发挥完善三焦辨证方法，以上、中、下三焦来概括温病发展过程中的早、中、末期各阶段，上焦病在肺或心包，中焦病在脾胃，下焦病在肝、肾、大肠、膀胱，并提出了"治上焦如羽，非轻不举""治中焦如衡，非平不安""治下焦如权，非重不沉"的治疗法则。

（3）三因制宜

在天地人三才医学模式的指导下，中医学提出了三因制宜的治疗原则，即因时、因地、因人制宜。由于疾病是受季节气候、时空差异、个体禀赋等多种因素影响和制约的复杂变动过程。《灵枢·岁露论》说："人与天地相参也，与日月相应也。"外界的各种时相变化，或多或少地影响着人的生理病理，故治疗时当兼顾岁时季节、月及日节律等所造成的某些变化，采用相应的措施。《素问·异法方宜论》指出："医之治病也，一病而治各不同，皆愈何也？岐伯对曰：地势使然也。"不同地理环境，地势有高下，气候有寒温湿燥，水质、土质等不尽相同，人们的生活习性各异，从而造成不同地域人群体质和疾病的差异。故治疗疾病，应考虑地理环境差异以选方用药。徐大椿《医学源流论》指出："天下有同此一病，而治此则效，治彼则不效，且不惟无效，因反有大害者，何也？则以病同人异也。"因人制宜，就是要考虑患者的年龄、性别、体质、心理状态等不同特点，以确定治疗方案的方法。

另外，《素问·阴阳应象大论》曰："故因其轻而扬之，因其重而减之，因其衰而彰之……其高者，因而越之；其下者，引而竭之；中满者，泻之于内。"这是根据疾病初、中、末三期及病位上、中、下不同，而制定的顺势治疗方法。

（4）方剂配伍

在中医的处方原则和处方构成上，三才模式同样得到相应的体现。如吴鞠通《温病条辨》的三才汤，由人参、天冬、干地黄三味药组成，功效滋阴降火，两复阴阳，用以治疗暑温已久，寝卧不安，不思饮食，元气阴液两伤者。方中天门冬在上补肺生水，人参补脾益气而居中，又有地黄滋阴补肾治在下。恰恰天门冬、人参、地黄三味药治分上、中、下，对应天、地、人，犹如天地位育、参赞居中，正与天地人三才模式相对应，故名三才汤。全方并不是针对某一脏腑虚损进行补益，而是着眼于人体上中下进行的整体调整，体现了天地人三才的整体思想。再如《卫生宝鉴》的三才封髓丹，由人参、天门冬、熟地、黄柏、砂仁、甘草六味药组成。方中天门冬甘寒，养阴生津以滋肺阴；人参甘平，补脾益气；砂仁辛温，行滞醒脾；熟地甘温，补血养阴，以滋肝肾；黄柏苦寒，坚阴泻火；甘草既助人参益气健脾，又缓黄柏苦燥之弊。全方泻火坚阴，固精封髓。主治阴虚火旺，相火妄动，扰动精室之梦遗滑精，失眠多梦，腰膝酸软，五心烦热，口舌干燥等症。《医方集解》云："天冬以补肺生水，人参以补脾益气，熟地以补肾滋阴。以药有天、地、人之名，而补亦在上、中、下之分，使天地位育，参赞居中，故曰三才也。"

（5）针灸治疗

刘陆伟等[1]研究了古代"三才观"对针灸学的影响，认为主要体现在三个方面：一是对针灸治疗原则即因时制宜、

[1] 刘陆伟，陈以国.古代"三才观"对针灸学的影响［J］.光明中医，2010，25（2）：209–210.

因地制宜、因人制宜原则的影响；二是对治疗选穴的应用；三是对针刺补泻的影响。三因制宜作为中医学的通用治则，已如上述，这里主要讨论有关针灸选穴与针刺手法的问题。

以三才命名固定穴位配伍，从现存文献来看，最早记载当始自北宋，北宋琼瑶真人的《针灸神书》载有"针有孔穴，按天地人三才，涌泉与璇玑、百会"[1]。《针灸神书》流传不广，而元代窦汉卿所著《标幽赋》历来为后世针灸学人所重视，其中也有同样的记载。窦汉卿的再传弟子王国瑞在《玉龙经》中对三才穴进行了详细注解："百会在顶，应天主乎气；涌泉在足底，应地主乎精；璇玑在胸，应人主乎神。得之者生，失之者亡，应乎三才也。"百会、璇玑、涌泉分别处于人体的上、中、下三部，三穴同用，协调并用，共奏平衡阴阳、沟通上下、调整机体之功。这种天地人三才模式的配穴方法，可以成为后世针灸配穴的范例，仿照其意进行上中下的配合，也可进行前中后、左中右、内中外的配合。如治疗肝肾阴虚、肝阳上亢之眩晕，选取百会、风池通清阳以应天，中脘、期门化痰浊、理肝气以应人，太溪、太冲补肝肾、平逆气以应地，此为人体大三才之体现。也可于局部，如张英杰[2]以点刺"三才穴"配合耳穴治疗面瘫症，在面部选取太阳穴为天，人中穴为人，地仓穴为地，用三棱针点刺微见出血，用以泻面部风火之邪，治疗该病取得良好效果，是病变局部小三才的体现。另外，王富春[3]运用"新三才"取穴法

[1] 宋·琼瑶真人.针灸神书[M].北京：中医古籍出版社，1987：76.

[2] 张英杰.点刺"三才穴"配合耳穴治疗面瘫60例[J].中国民间疗法，2007，15（11）：16.

[3] 李铁，哈丽娟，曹方，等.王富春教授"镇静安神"针法治疗失眠经验撷要[J].中国针灸，2015，35（11）：1159-1162.

即四神聪、神门和三阴交配合"三才"刺法治疗失眠,以达阴阳相合、刚柔相济之目的,临床疗效显著。武连仲[1]根据长期临床经验总结出以水沟、廉泉、复溜为主的"脑病三才穴",三穴配伍,共奏补泻相兼、升清降浊、醒神健脑之功。其在此基础上发展了"偏瘫三才穴",分别为天才水沟配廉泉、人才曲池配极泉、地才足三里配复溜,针对偏瘫肢体的阴阳、刚柔、缓急,兼顾瘫和挛,减少中风后遗症。姜海霞等[2]报道用三才灸法,即灸百会、神阙、涌泉三穴治疗痰湿体质高血压前期效果良好。

关于针刺浅、中、深的分层,《黄帝内经》已有明确的论述,《灵枢·终始》说:"一刺则阳邪出,再刺则阴邪出,三刺则谷气至。"《灵枢·官针》亦指出:"所谓三刺则谷气出者,先浅刺绝皮,以出阳邪;再刺则阴邪出者,少益深,绝皮致肌肉,未入分肉间也;已入分肉之间,则谷气出。故《刺法》曰:始刺浅之,以逐邪气而来血气;后刺深之,以致阴气之邪;最后刺极深之,以下谷气,此之谓也。"即针刺操作时按照穴位的预定刺入深度分为三等分,由浅、中、深循序进针,并结合适当的补泻手法,从而达到疏导谷气,加强针刺感应、补虚泻实的目的。但《黄帝内经》并没有明确将之与三才相联系。后世在此基础上提出针刺分层操作的三才法,如明·泉石《金针赋》中说:"初针,刺至皮内,乃曰天才;少

[1] 张吉玲,武连仲.武连仲教授治疗脑病经验[J].中国针灸,2000,20(1):55-57.
[2] 姜海霞,王英灿,商庆新.三才灸法改善痰湿质高血压前期临床研究[J].山东中医药大学学报,2018,42(1):61-63.

停进针，刺入肉内，是曰人才；又停进针，刺至筋骨之间，名曰地才。"三才，实际上就是浅、中、深三部。而烧山火、透天凉两种古代针法，可谓将三才模式发挥运用到了极致。《金针赋》云："烧山火，治顽麻冷痹。先浅后深，用九阳而三进三退，慢提紧按，热至，紧闭插针，除寒之有准。""透天凉，治肌热骨蒸。先深后浅，用六阴而三出三入，紧提慢按，徐徐举针，退热之可凭。"两种古代针法均是天、地、人三部的复式补泻手法。由此可见，三才思想对针刺的补泻手法也有很深远的影响。杨金生等[1]总结了现代国医大师程莘农的"程式三才进针法"，取意天、人、地三才，即浅、中、深，进针时分皮肤、浅部和深部3个层次操作，先针1～2分深，通过皮肤的浅部，为天才，再刺3～4分深，到达肌肉为人才，三刺5～6分深，进入筋肉之间为地才，然后稍向外提，使针柄与皮肤之间留有一定间距。如此进针，轻巧迅速简捷，由浅入深，逐层深入，得气迅速，一则减少患者的疼痛，二则可以调引气机之升降。但其后提出三才针法包括动手探穴、指实腕虚持针法、三才进针法、震颤补泻法和飞旋行气法等[2]，则有概念不清、逻辑混乱之嫌。

另外，也有学者[3]引用《灵枢·九针论》有关原文，论证针具的制作、选择与三才模式的关系，认为镵针、员针、锃针分别相应于人体的天、地、人三部，可以视作三才观在九针针具之制作运用

［1］ 杨金生，王莹莹，程凯，等.国医大师程莘农针灸临床三要［J］.中国针灸，2010，30（1）：61-65.
［2］ 王莹莹，杨金生，程凯.国医大师程莘农三才针法精要［J］.中国中医基础医学杂志，2013，19（9）：1068-1070.
［3］ 姜青松，王庆其.浅谈三才思想在针灸学中的体现［J］.中国针灸，2014，31（7）：709-712.

上的典型运用体现。但《灵枢·九针论》实际上是基于天人相应的理念，运用象数思维的方法来阐述九针的来源、名称、形制、用途等，明确指出："九针者，天地之大数也，始于一而终于九。故曰：一以法天，二以法地，三以法人，四以法时，五以法音，六以法律，七以法星，八以法风，九以法野。"因此，不宜视为三才模式的应用，否则则有过度诠释之嫌了。

《素问·阴阳应象大论》说："惟贤人上配天以养头，下象地以养足，中傍人事以养五脏。"此乃比附三才之道以论养生。《素问·气交变大论》突破形式的比附，从人体与天地之间的联动效应出发，提出"夫道者，上知天文，下知地理，中知人事，可以长久"的观点，认为三才之别"本气位也"："位天者，天文也；位地者，地理也；通于人气之变化者，人事也"（《素问·气交变大论》）。所谓"天文"，如日月星辰，阴阳风雨寒暑等天象变化，包含现在所说的天文学、历法、气象学等众多学科。所谓"地理"，如水土方位，物产习俗，草木昆虫，总括人群所在地面的生态环境。所谓"人事"，主要指人的社会环境对人体健康状况的影响。《素问》运气七篇大论，正是在天、地、人三才模式的指导下探讨人体生理、病理以及疾病诊治理论的。

综上可见，三才模式在中医学里的运用是多层次、多方位的，由此我们甚至可以得出一个结论，三才模式是我们理解中医理论以及一些诊疗方法的重要思维工具。

五、四时阴阳模式

《论语·阳货》云:"天何言哉,四时行焉,万物育焉!"四时规律被上古先民认为是宇宙的第一规律。四时阴阳模式是中医学常用的一种生命时间模式,决定了中医学无论是对人体生理、病理的分析,还是诊断和治疗行为,都具有明显的时间性特征,时间性被中医理解为人的基本存在方式,中医学也堪称一种时态医学。诚如恽铁樵《群经见智录》所言:"《内经》所根据者既在四时,其所言脏腑,皆以四时为法则。顺四时者不病,逆四时者病。四时气候有不齐之时,不齐能病人。饮食男女亦自有顺四时之道,违之则病。喜怒哀乐亦有乱脏腑循四时之顺序者,乱其序亦病。不幸犯克贼之时序,则病甚,正气不支,至于不胜之时日则死矣。"四时与人身之气皆是有序而不可逆的过程。

(一)四时阴阳模式的形成

四时本是春分、秋分、夏至、冬至四个时刻概念,因该四时刻实可断四季之节、四季之段,故又演化为指代春夏秋冬四季。一般认为殷代已有了分、至四时的概念,冯时[1]研究认为四方和四风构成了完整的标准时体系,也就是历制体系,这个体系从天文范畴发展而来,与农时概念无关。在这一体系中,四个基本方向由二分二至时的太阳位置来判断,四方风则是分至之时的物候征象。四时本为分至四节,非四季。四节构成标准时体系,季节则源于农业周期。现存最早的战国时期的历法占卜文献——长沙马王堆帛书文本虽然

---

[1] 冯时.殷卜辞四方风研究[J].考古学报,1994(2):131-154.

按四方结构编排十二月[1]，但四季时间的结构取代四方空间结构成为首要内容，这种以"四"划分的时间、空间结构，在当时起到了文化总体结构的作用，成为关联宇宙观的核心。

《易传》反复强调"时大矣哉""时义大矣哉"，《易传·系辞上》曰："广大配天地，变通配四时，阴阳之义配日月。""法象莫大乎天地，变通莫大乎四时。"并提出了"待时而动""与时偕行""变通趋时""时中"为准的"时观"理论体系[2]。四时已经发展成为探索事物运动变化及其类别的思维方法。司马迁《史记·太史公自序》说："夫阴阳四时、八位、十二度、二十四节各有教令，顺之者昌，逆之者不死则亡，未必然也，故曰使人拘而多畏。夫春生夏长，秋收冬藏，此天道之大经也，弗顺则无以为天下纲纪，故曰四时之大顺，不可失也。"《素问·四气调神大论》说："故阴阳四时者，万物之终始也，死生之本也，逆之则灾害生，从之则苛疾不起，是谓得道。"《管子·四时》云："阴阳者，天地之大理也；四时者，阴阳之大经也。"《管子·乘马》也云："春夏秋冬，阴阳之更移也；时之短长，阴阳之利用也。"可见，四时是说明阴阳之变的时间性体现，或说时间向度上的阴阳变迁，故古人常以四时与阴阳合称。

《素问·宝命全形论》说："人以天地之气生，四时之法成。"自然界不仅用自己的物质材料产生出人，而且把自身

[1] 陈梦家.战国楚帛书考[J].考古学报，1984（2）：136-158.
[2] 郑万耕.易学与哲学[M].上海：上海科学技术文献出版社，2013：124-133.

的基本属性即"四时阴阳"传输给人，所以四时阴阳这一时间节律既是天地之气合而为人所依据的主要法则，也是人体本身所具有的最重要的规律，由于从直观现象而言，四时阴阳的消长变化直接决定着植物的生长收藏的生命循环运动，如唐·王冰注说："时序运行，阴阳变化，天地合气，生育万物，故万物之根悉归于此。""四时阴阳"的时间结构既然在天地自然界起决定作用，依照"天人合一"原理，它同样是人体系统中的决定因素。因此，人类的生命活动应当遵循春生、夏长、秋收、冬藏的时间规律，"春夏养阳，秋冬养阴，以从其根，故与万物沉浮于生长之门"（《素问·四气调神大论》），"四时阴阳"因此也成了人们常用的一种思维模式，并决定了中医学着重把人视作生命功能状态和信息传导的自然流动过程，着眼于整体或系统在时间和阴阳之气中的功能动态变化，把握客观对象的运动形态，研究人身自然生命运动的时间性规律。生命的规定同时也就是时间的规定，对生命的解读同时也就是对时间的解读。

（二）四时阴阳消长模式的应用

《素问·四气调神大论》指出："夫四时阴阳者，万物之根本也。""故阴阳四时者，万物之终始也，死生之本也。"天人合一，故人体也有着与自然界四时阴阳变化相同的节律性，人体功能活动受四时阴阳消长变化的影响，表现在脉象上，如《素问·脉要精微论》所说："天地之变，阴阳之应，彼春之暖，为夏之暑；彼秋之忿，为冬之怒。四变之动，脉与之上下。"具体脉象则为："春日浮，如鱼之游在波；夏日在肤，泛泛乎万物有余；秋日下肤，蛰虫将去；冬日在骨，蛰虫周密，君子居室。"四时阴阳消长的节律变化，影响到疾病的发生与病理变化。《素问·阴阳应象大论》认为，随着四时阴阳消长的变化，四季气候寒热不同，则会形成不同的时令邪气而伤害人体，即所谓"冬伤于寒，春必病温；春伤于风，夏生飧泄；夏伤于暑，秋必痎疟；秋伤于湿，冬生咳嗽。"宋代朱肱在阐发"冬伤于寒，春必病温"时说："冬伤于寒，即时而病，名曰伤寒；不即时而病，至春夏阳气转盛，寒邪因春温之气而变，名曰温病；因夏暑热之气而变，名曰热病。"喻嘉言《医门法律》则云："风也，湿也，二者无定体而随时变易者也，湿在冬为寒湿，在夏为湿热。风在冬为寒风，在春为温风，在夏为暑风，在秋为凉风。"说明六淫邪气可因时令阴阳消长的影响而变化。《素问·阴阳应象大论》还论述了阴阳偏盛的病证与季节阴阳消长的关系：阳盛身热的患者，"能冬不能夏"；阴盛身寒的患者，"能夏不能冬"。依次推论，则阴虚的病人夏季受阳盛的制约而病情加重，冬季得阴助而病情缓解；反之，阳虚的病人夏季得阳助而病情缓解，冬季得阴盛的制约而病情加重。《素问·六元正纪大论》并提出了"用寒远寒，用凉远凉，用温远温，用热远热，食宜同法"的治疗和饮食调理原则，说明了四时阴阳消长节律在临床的指导意义。

按照异级同构的原理，一日之内也可以有着类似于一年的四时阴阳消长变化，《灵枢·顺气一日分为四时》即指出："以一日分为四时，朝则为春，日中为夏，日入为秋，夜半为冬。朝则人气始生，病气衰，故旦慧；日中人气长，长则胜邪，故安；夕则人气始衰，邪气始生，故加；夜半人气入脏，邪气独居于身，故甚也。"说明人气作为人体各种机能活动的综合反映，也有着明显的昼夜节律变化，并由此导致疾病表现出"旦慧、昼安、夕加、夜甚"的节律变化。人体阴阳随着自然界昼夜阴阳消长而呈现出同步的节律变化，实质上根源于太阳的周日视运动，也呈现出一种一日"四时"节律。如《灵枢·营卫生会》篇云："夜半为阴隆，夜半后而为阴衰，平旦阴尽而阳受气矣。日中为阳隆，日西而阳衰，日入阳尽而阴受气矣……平旦阴尽而阳受气。如是无已，与天地同纪。"说明人体阴阳之气的消长与太阳周日视运动具有同步节律。

（三）四时气机升降模式的应用

四时阴阳消长模式主要是指阴阳的量的变化，四时气机升降模式则就阴阳之气的运动而言，认为春夏气机升浮多而沉降少属阳，秋冬沉降多而升浮少为阴，所谓"冬至一阳生，夏至一阴生"，即指此规律而言。四时阴阳消长模式和四时气机升降模式的区别主要有三点：一是四时阴阳消长模式是指一年中寒热的温度变化节律，而四时气机升降模式是指生长收藏的物候变化节律，是指气机的运动形式。二是起止时间不同。四时阴阳消长模式是以立春和立秋为起止点。立春之前，虽已过冬至，但天气并不温暖，而是一年中最冷的小寒、大寒时节；立秋之前，虽已过夏至，但天气并不凉爽，而是一年中最热的小暑、大暑时期。而四时气机升降模式的时间起止点要比四时阴阳消长模式早两个节气，即在冬至和夏至。冬至一阳生，此时虽然天气还非常寒凉，但阳气已开始升发；夏至一阴生，此时虽然天气还非常炎热，但阴气已开始沉降。三是日照长短关系不同。四时气机升降模式与日照呈正相关。冬至以后，白昼一天比一天长，光照一天比一天多，气机也就一天比一天升浮；夏至以后，白昼一天比一天短，光照一天比一天短，气机也就一天比一天沉降。而四时阴阳消长模式与白昼长短不成比例变化，只与寒热的温度变化呈正比关系。

张年顺[1]研究认为,《素问·四气调神大论》所论的"春夏养阳,秋冬养阴"与四时气机升降浮沉节律的论述非常吻合。首先,春三月"养生之道",夏三月"养长之道",秋三月"养收之道",冬三月"养藏之道",都是指的顺应自然界的气机升降和物候变化,春生夏长,秋收冬藏,而不是指四季寒热的温度高低变化。其次,从"春夏养阳,秋冬养阴"的具体内容来看,主要是指作息时间要与太阳光照时间相适应。春天是"夜卧早起",夏天是"晚卧早起"(据《太素》),秋天是"早卧早起",冬天是"早卧晚起"。这种与日照长短相适应的规律正是四时气机升降浮沉节律的特点。李东垣《脾胃论·天地阴阳生杀之理在升降浮沉之间论》对此节律也做了论述:"阴阳应象论云:天以阳生阴长,地以阳杀阴藏。然岁以春为首,正,正也;寅,引也。少阳之气始于泉下,引阴升而在天地之上,即天之分,百谷草木皆甲坼于此时也。至立夏少阴之火炽于太虚,则草木盛茂,垂枝布叶。乃阳之用,阴之体,此所谓天以阳生阴长。经言岁半以前,天气主之,在乎升浮也。至秋而太阴之运,初自天而下逐,阴降而彻地,则金振燥令,风厉霜飞,品物咸殒,其枝独存,若乎毫毛。至冬则少阴之气复伏于泉下,水冰地坼,万类周密。阴之用,阳之体也,此所谓地以阳杀阴藏。经言岁半以后,地气主之,在乎降沉也……升已而降,降已而升,如环无端,运化万物,其实一气也。"他还根据天人合一之理,以此天地

---

[1] 张年顺.对"春夏养阳,秋冬养阴"的探讨[J].中国医药学报,1993,8(3):4-6.

阴阳升降规律阐释人体精气的输布、糟粕的传化，指出："呼吸升降，效象天地，准绳阴阳。盖胃为水谷之海，饮食入胃，而精气先输脾归肺，上行春夏之令，以滋养周身，乃清气为天者也。升已而下输膀胱，行秋冬之令，为传化糟粕，转味而出，乃浊阴为地者也。"不仅说明了人体阴阳气的升降活动，并强调了整个人体的生理活动，必须依靠脾胃在其中起着枢纽作用。

四时气机升降模式在《黄帝内经》有关针灸理论中得到了较多的反映，《灵枢·刺节真邪》首先从自然物候的变化来类推人体气机的升降，指出："热则滋雨而在上，根荄少汁，人气在外，皮肤缓，腠理开，血气减，汗大泄，皮淖泽；寒则地冻水冰，人气在中，皮肤致，腠理闭，汗不出，血气强，肉坚涩。"《素问·四时刺逆从论》则明确阐述了人气随天地之气的升降出入运动规律，指出："是故春气在经脉，夏气在孙络，长夏气在肌肉，秋气在皮肤，冬气在骨髓中……春者，天气始开，地气始泄，冻解冰释，水行经通，故人气在脉；夏者，经满气溢，入孙络受血，皮肤充实；长夏者，经络皆盛，内溢肌中；秋者，天气始收，腠理闭塞，皮肤引急；冬者盖藏，血气在中，内著骨髓，通于五脏。"《灵枢·四时气》则根据此规律提出具体的针刺治疗方法："四时之气，各有所在，灸刺之道，得气穴为定。故春取经、血脉、分肉之间，甚者深刺之，间者浅刺之。夏取盛经孙络，取分间绝皮肤。秋取经腧，邪在腑，取之合。冬取井、荥，必深以留之。"明确指出必须根据四时人气升降出入所在的不同部位而针刺。反之，"逆四时则生乱气"，发生一系列的病变，《素问·四时刺逆从论》对此有具体的论述。

四时气机升降模式在后世临床也得到广泛应用，其基本原则为治疗用药要顺应四时气机升降之势，如《本草纲目·序例》言："春月宜加薄荷、荆芥之类，以顺春气之升；夏月稍加生姜、香薷之类，以顺夏气之浮；秋月加乌梅、芍药之类，以顺秋气之收；冬月略加知母、黄柏之属，以顺冬气之藏。"缪希雍《神农本草经疏》说："夫四时之气，行乎天地之间，人处气交之中，亦必因之而感者，其常也。春气生而升，夏气长而散，长夏之气化而软，秋气收而敛，冬气藏而沉。人身之气，自然相通，是故生者顺之，长者敷之，化者坚之，收者肃之，藏者固之。此药之顺乎天者也。"李东垣从具体治法角度指出："凡治病服药，必知时禁……夫时禁者，必本四时升降之理，汗、下、吐、利之宜。大法春宜吐，象万物之发生，耕褥科斫，使阳气之郁者易达也；夏宜汗，象万物之浮而有余也；秋宜下，象万物之收成，推陈致新，使阳气易收也。冬固密，象万物之闭藏，使阳气不动也。"（《脾胃论·用药宜禁论》）即吐法鼓舞胃气上逆，以鼓涌邪气自上而出，其势上行，故一般春夏无忌，而秋冬则不宜；汗法透邪，药势上行外散，宜用于春夏气升之时，而于秋冬气机降沉，尤其冬月闭藏之令，则宜慎用；下法功在推荡邪气自下而出，药势趋下，不利于人体气机之升浮，故春夏不宜。但某些疾病，如外感病等，尽管发病于秋冬阳气降沉之时，却不可不汗；火热升浮，发作于春夏阳气升浮之际，亦不能不降，舍此别无他法可图，此时则当舍时从病，不得已从权用之。然也须因时选药，中病即止，并及时采用调护补救措施，将逆四时气机之势的危害性降至最低限度。

　　另外，周雯等[1]基于四时与月经周期的关系，探讨从肺与大肠论治闭经的可能性与必要性。通过对基于阴阳消长、转化理论的月经周期调理法的细化，将阴阳的升降沉浮细化为春秋冬夏四时，并将之配以五脏六腑，分析其与月经周期的关系，认为经间排卵期在四时为春，经前期在四时为夏，行经期在四时为秋，经后期在四时为冬。因为行经期在四时为秋，故其在五行为金，主肃降，在脏为肺，在腑为大肠。而闭经正是行经期之病变，月经应行而不行。通过对治疗闭经的古代与现代文献的整理与分析，论证了治疗闭经应考虑肺与大肠。若闭经病，肺与大肠之症状占主要，则治肺与大肠则可，兼佐以活血通经，则月经自至；若肺与大肠之症状占次要或不明显，则在辨证论治的同时，少佐以降肺与大肠之药，则可助之。

　　同样，按照异级同构的原理，人体在一日之内也有四时气机升降浮沉的变化。《素问·金匮真言论》说："平旦至日中，天之阳，阳中之阳也；日中至黄昏，天之阳，阳中之阴也；合夜至鸡鸣，天之阴，阴中之阴也；鸡鸣至平旦，天之阴，阴中之阳也。故人亦应之。"已隐含着昼夜气机升降浮沉节律的思想。张介宾则明确指出："人身之阴阳，亦与一日四时之气同，故子后则气升，午后则气降，子后则阳盛，午后则阳衰矣。"清代郑寿全在《医理真传》中进一步阐述说："夫人身一点元阳，从子时起，渐渐而盛，至午则渐渐而衰，如日之运行不息。"即气机从夜半子时开始升起，至日中达到顶点，从日中午时开始沉降，至夜半达到极点。郑氏并以此节律指导疾病的诊断与治疗，指出："问曰：病人每日半夜候，两足大热，如火至

[1] 周雯，李筠，吴承艳.基于四时与月经周期的关系探讨从肺与大肠论治闭经[J].四川中医，2016，34（4）：19-21.

膝，心烦，至午即愈者何故？答曰：此血虚阳旺也。夫人身以阴阳两字为主，阳生于子，至巳时，属三阳用事，正阳长阴消之时，阴虚不能配阳，阳旺故发热，至午即愈，乃阴长阳消，阳不胜阴，故热退。此病法宜补阴以配阳为主，方用补血汤或地黄汤。"

昼夜气机升降模式与阴阳消长模式的显著区别有两个方面：一是起止时刻不同，升降浮沉模式是以日中和夜半为起止点，阴阳消长模式是以平旦和黄昏为起止点。二是气机升降浮沉模式中，阴阳之气的升降在一年每天中是相等的，而阴阳消长模式中除了春分日和秋分日外，一年其他日子中阴与阳不均等，其中冬至日阴最盛，夏至日阳最盛。对昼夜气机升降浮沉节律与发病的关系，现代也有报道，如韩纯庆[1]观察了75例脑溢血患者的发病时刻，结果集中在白天的共60例，占80%，高峰在巳、未（分别为17、14例）时，说明脑溢血发病与白天阳气升浮有关。

（四）四时升降浮沉与药类法象

药类法象理论初步形成于宋代，兴盛于金元时期，张元素在《医学启源》中首论药类法象，其后李东垣、王好古等亦有阐述。药类法象理论通过取法四季风热湿燥寒、生长化收藏、升降浮沉之象，将药物分为风升生、热浮长、湿化成、燥降收、寒沉藏等五类。①风为春之主气，其气升发，春时阴消而阳气渐长，而味之薄者，阴中之阳，故名之风升生类。

[1] 韩纯庆.脑溢血发病与时辰的关系[J].湖南中医杂志，1988（4）：30–32.

291

即风药气温味薄，其性是升，犹春生之意，凡酸、苦、咸味之薄者、平者皆属此类。②热为夏之主气，其气浮而有上趋之势，而气厚者为阳中之阳，故为热浮长类。即热药气厚上浮，如夏之长养万物，辛、甘、温、热者皆属此类。③湿为长夏之主气，长夏则兼四时之气，阴阳二气盛衰消长在长夏则变化不定，或阴盛或阳盛或阳消阴长，或阴消阳盛，主万物之变化成形，故名之为湿化成。即温药兼以生长收藏四化之用，气平兼寒热温凉、味淡兼辛甘咸苦者属此类。④燥为秋之主气，秋令则万物肃杀，气主降，为阳气衰而阴气转盛之令，而气之薄者为阳中之阴，故名之以燥降收。即燥药气之薄者，除温降气，如秋之收敛，辛、甘、淡、平而寒、凉者属此类。⑤寒为冬之主气，气主沉，为阴气极盛之候，而味之厚者，阴中之阴也，故名之寒沉藏。即寒药味厚下沉，犹冬气闭藏，酸、苦、咸、寒者属此类。很明显，药类法象是以四时升降浮沉、寒热温凉、生长化收藏为模式，结合五行（五运）对药物作用的一种分类。这种基于四时五行模式的推演分类，自然有其不合理之处，对此我们应该有清醒的认识。

（五）四时阴阳分类模式的应用

在古代，人类对空间和时间的认识，常常成为人类认识其他事物的模式，而对四方和四时的认识，作为人类对时空认识的重要成果，势必影响到人类认识的许多方面。正如列维–布留尔[1]所说："4这个基数和以4为基数的计数法，其起源可能归因于在所考查的民族的集体表象中，东南西北四方、与这四个方位互渗的四个方向的风、四种颜色、四种动物等的'数–总和'起了重要的作用。"早

[1]　列维–布留尔.原始思维［M］.北京：商务印书馆，1995：200.

在战国时代，人们就已经认为四季的变化是由阴阳二气的推移造成的，即"春秋冬夏，阴阳之推移也"（《管子·乘马》）。为了更为精致地说明在不同季节阴阳的强弱变化，又提出了少阳、太阳、少阴、太阴的观念，分别与春、夏、秋、冬四时相对应。由此，则可以四时阴阳为模式，推演认知人体四脏的功能，形成时脏相关的理论，如《素问·六节藏象论》所说：肝"为阴中之少阳，通于春气"；心"为阳中之太阳，通于夏气"；肺"为阳中之少阴，通于秋气"；肾"为阴中之太阴，通于冬气"（按新校正校勘），即肝、心、肺、肾功能分别与春、夏、秋、冬的气候、物候特征相关，可以借助四时气候、物候特征认识人体五脏的功能及其特征。

另外，韩健平[1]认为在医学实践的基础上，古代医家在天人合一观的指导下，把这种太少阴阳的宇宙框架与人体相联系，在足部建立了脉的太少阴阳学说。足部天然地分为足外踝侧和足内踝侧，每侧的踝骨又将该侧二分，形成四个对称的部位。在阴阳观念中，内为阴，外为阳；前为阴，后为阳。依据这些原则，则足外踝侧为阳，足内踝侧为阴。内踝前侧又为阴中之阴，为太阴；内踝后侧又为阴中之阳，为少阴。足外踝侧可依次类推。由此，足踝部位完美地体现了太少阴阳这种宇宙框架。早期的灸刺疗法主要集中在足部附近，足踝部还是脉诊的重要部位，医家们对这些部位的动脉投入了更多的关注。另外，足踝部发现的若干处动脉，也助长了

[1] 韩健平.经脉学说的早期历史：气、阴阳与数字［J］.自然科学史研究，2004，23（4）：326-333.

人们将它们的分布与这种宇宙论联系起来。人们在足踝部发现的若干处动脉分别是：足内踝后侧太溪部位（少阴）动脉、足内踝前侧（太阴）伪动脉—足大隐静脉、足外踝前侧丘墟部位（少阳）动脉。由此，形成了足部的太少阴阳四脉。在足部建构的脉的阴阳学说，后来又被复制到臂部，产生了臂太阳脉、臂少阳脉、臂太阴脉和臂少阴脉这些观念。为了以示区别，在足部的太少阴阳四脉上又加上了"足"字。这种思想在《黄帝内经》中也有所反映，如《素问·阴阳别论》曰："黄帝问曰：人有四经十二从，何谓？岐伯对曰：四经应四时，十二从应十二月，十二月应十二脉。"首先提出四经的概念，杨上善注云："四经，谓四时经脉也。"即按照四时模式建构了人体四条经脉。

综上所述，四时阴阳模式主要是作为一种时间节律推理方法，有四时阴阳消长与四时气机升降浮沉两种形式；按照异级同构的原理，又分别可分为年节律和昼夜节律。其用于指导临床诊疗活动，可概括为"寒热温凉则逆之，升降浮沉则从之"，药类法象理论可谓其结合五行的推广应用。当然，四时模式也有分类的作用，由此形成了四时四脏、四经的理论。

此外，隋唐时期佛教传入我国，佛教的地、水、火、风四大模式对中医学亦有所影响，典型的如孙思邈《备急千金要方·诊候》言："地水火风，和合成人。凡人火气不调，举身蒸热；风气不调，全身强直，诸毛窍闭塞；水气不调，身体浮肿，气满喘粗；土气不调，四肢不举，言无音声。火去则身冷，风止则气绝，水竭则无血，土散则身裂。然愚医不思脉道，反治其病，使藏中五行共相克切，如火炽然，重加其油，不可不慎。凡四气合德，四神安和，一气不调，百一病生，四神动作，四百四病同时俱发。又云：一百一病，不治自愈；一百一病，须治而愈；一百一病，虽治难愈；一百一病，真死不治。"其他如《诸病源候论》《外台秘要方》《童蒙止观》等著作中亦有所反映。

六、五行模式

顾颉刚[1]指出："五行，是中国人的思想律，是中国人对于宇宙系统的信仰；二千余年来，它有极强固的势力。"五行模式以数术的方式力图说明宇宙的根本秩序，强调事物之间的相互影响与联系，对中国古代人文科学、自然科学和应用技术的发展影响巨大。相对于四时阴阳模式的时间性特征外，五行则是一种时空结构性模式。

（一）五行模式的形成

关于五行模式的起源，古今中外学者进行了大量的研究，但尚无定论。大致可以概括为五方说、五才说、五季说、五星说四种情况，在《〈黄帝内经〉研究十六讲》[2]中本人已有详细论述，可参阅。这里仅从四时与五行关系的角度加以补充论述。

刘尧汉[3]、陈久金[4]等提出五行源自于十月太阳历，五

[1] 顾颉刚.古史辩自序[M].下册.石家庄：河北教育出版社，2000：430.

[2] 邢玉瑞.《黄帝内经》研究十六讲[M].北京：人民卫生出版社，2018：169–185.

[3] 刘尧汉，卢央.文明中国的彝族十月历[M].昆明：云南人民出版社，1986：17–19.

[4] 陈久金.阴阳五行八卦起源新说[J].自然科学史研究，1986,5(2)：97–112.

行原来的意义是天地阴阳之气的运行，即五个季节的变化，五行生成数代表十个不同的季节，来源于十月太阳历将一年分为生和成两个半年，冬夏二至是这两个半年的开始，相邻的两个月又以公母相称，所以便有天一、地二、天三、地四、天五、地六、天七、地八、天九、地十的月名。虽然此说尚有一定的争议，如有学者通过对彝族文化研究否定了彝族十月太阳历的存在[1、2]，但在中医界却得到了积极响应，有学者认为十月太阳历是《黄帝内经》的第一大基石，阴阳五行学说就诞生于十月太阳历[3]，或者说十月太阳历是理解《内经》的重要门径[4]。

严格来说，十月太阳历的水、火、木、铜、土五个月是分布于上下两个半年内，并不是将一年划分为五个季节，故不能直接与五行画等号；其次，如果说十月太阳历起源于夏或周代，已经将一年分为五季，每季72天，那么就不应该有后世文献中五行配季节的土不主时、主长夏、主四季之末各18天的争议；更为重要的是，人类学的研究结果显示，原始人的时间观念的发生晚于空间定向观念的发生，用来标志时间的符号往往借用原有的标志空间的符号。从人类认识的发展来看，应该是从二方位到四方位和五方位，时间的认识相应地为二季到四季和五季，而且五季的划分又以何为依据等，

[1] 罗家修.再论彝族历法是阴历不是太阳历[J].西南民族学院学报（社会科学版），1986（2）：79-86.

[2] 蒋南华.彝族历法研究[J].贵州文史丛刊，2011（1）：102-106.

[3] 刘明武.天文历法与中国文化[M].北京：中国社会科学出版社，2017：243.

[4] 张登本，孙理军，李翠娟.十月太阳历是理解《内经》的重要门径[N].中国中医药报，2015-02-13-004.

这些问题则对五季说提出了质疑。吾淳[1]对五行观念、概念的形成及其思想化的考察即认为，"四方"观念及概念主要是采集和狩猎文化的产物，而"五方"观念及概念则主要是农耕文化的产物，尤其是在成熟农耕文化基础上所形成的政治或行政中心格局确立的产物。就五行观念而言，很可能是先出现由尚"四"思维与观念向尚"五"思维与观念的转换，而后才逐渐发展出"五行""五材"这样一些具体观念。他指出五行概念的产生实际是以五方观念作为基础，同时结合了占星术的成果（五星）和对事物功用价值的认识（五材），五行概念的产生大约在周代末年至春秋中叶，春秋中期特别是晚期以后，已经有可能开始逐渐定型，从战国开始终于走向它的极端化。刘宗迪[2]对五行起源的研究认为，原始天文学和历法制度，是五行大义的真正的文化源头和知识原型。因为时间和空间是人类领会世界、认识万物的基本形式，因此，五行说以"五"分类的结构只能是时间和空间。五时其实也只有四时，只是为了与五方"门当户对"，故在四时之外画蛇添足地造了一个"季夏"，用来和"中央"匹配。正因为历法分四时，天文定五方，因此，四时、五方就成为这个分类体系的基本图式。而且，五行对待循环原理，究其根本，五行相生不过源于春夏秋冬四时此消彼长、生生不息的自然节律，五行相克则无非反映了五行体系中相对方位之间的对立关系。

[1] 吾淳. 中国哲学的起源——前诸子时期观念、概念、思想发生发展与成型的历史 [M]. 上海：上海人民出版社，2010：186-187，199-200.

[2] 刘宗迪. 五行说考源 [J]. 哲学研究，2004（4）：35-41.

刘长林[1]认为四时说是五行学说的三大来源（四时、五方、五材）之一，从《尚书·尧典》记载开始，历经《夏小正》《管子》《吕氏春秋·十二纪》《礼记·月令》《淮南子·时则训》《黄帝内经》，人们把天文、历数和物候、人事紧密连接在一起，构成一个自然界和人类社会的自然整体，与此同时，四时说也与五方说、五材说逐渐融为一体，而构成了庞大的五行宇宙体系。大约在战国后期，五行学说正是通过四时的联系与阴阳学说相结合，即阴阳二气消长转化而生四时，四时配属五方万物再形成五行。陶磊[2]也认为，五行源于四时，西周合巫统与血统为一，四时之神由原来的四凤变为了五方，开始了四时向五行的转化；五行思想的真正出现，则要到春秋时期，其间经历了五正失其官，水火木金的自然化、象数化的过程。孔庆典[3]通过对简帛文献的研究，提出上古中国有两种历法系统，即十月太阳历与火历。火历是一种颇为精确的阴阳合历，通过观察大火星的偕日升或偕日落来确定新年、划分季节，通过计算月亮与大火星之合来调整朔望月和太阳年。周宣王时期土圭测影定冬至法的改进导致十九年七闰法的出现，以十九年七闰为置闰规则的阴阳合历经历了一次巨大的历法革命，十月太阳历和火历也不再得到行用，但十月太阳历中的纪月五行受到了新十二月阴阳历的影响，从"水、火、木、金、土"转换为"木、火、土、金、水"的排序和理论。他还大胆猜测：在中国古代纪历中大量使用的十个天干，很可

[1] 刘长林.中国象科学观——易、道与兵、医[M].北京：社会科学文献出版社，2008：744-746，767.
[2] 陶磊.从巫术到数术——上古信仰的历史嬗变[M].济南：山东人民出版社，2008：71-101.
[3] 孔庆典.十世纪前中国纪历文化源流——以简帛为中心[D].上海：上海交通大学，2009.

能便是殷商时期或之前出现的、用于十月太阳历的纪月专名；十二个地支，则相应为"火历"里十二个月的纪月专名；而干支纪日，则是这两种"天""地"（或阳、阴）历法在多次试图融合的过程中，唯一的一个成果。

无论是五行源于四时，还是上古中国存在十月太阳历与火历两种历法系统，自然都存在四时与五行的配属关系问题，即所谓"播五行于四时"（《礼记·礼运》）。对此古籍中有不同的记载，如《管子·幼官图》在春夏秋冬四时之外插入"季夏"，分一年为五时；《管子·四时》篇以"四时"相标榜，但其称"中央"之"德"辅助四时，与四时之德相提并论；《管子·五行》篇则明确将一年平分为五季，每季七十二天。据此，白奚[1]提出阴阳与五行两大学说合流于《管子》的观点。《礼记·月令》《吕氏春秋·十二纪》对土与四时的关系，并无明文言及，只是将中央土的一段文字置于季夏之后，孟秋之前，所论季夏之月的内容都与火行相应，同中央土毫不相涉，说明在《礼记·月令》《吕氏春秋·十二纪》中土是不主时的。从《淮南子·天文训》说土"执绳而治四方"来看，土也不具体配某季某月；《淮南子·时则训》则将土与季夏之月相配。梁韦弦[2]研究认为，从文献记载上看，四时和五行原分别属于天道和地道，所谓土"执绳而治四方"或孔颖达说的"土寄王四季"，不过是为了弥缝五行配四时多出土一行而制造出来的说法。将土置于季夏，实际是想要将五

[1] 白奚.中国古代阴阳与五行说的合流——《管子》阴阳五行思想新探[J].中国社会科学,1997（5）:24-34.
[2] 梁韦弦.四时、五行、八卦结构形成的年代[J].福建师范大学学报（哲学社会科学版）,2013（6）:113-118,128.

行皆布于四时之中。但孟夏仲夏既在南方，则季夏自当亦在南方，而其既置土于季夏又曰土位中央，一行放了两个位置，五行实际变成了六行。这种不知所措的逻辑混乱，实际是因为四时五行的四、五之数不合造成的，反映出它们原本并不在一个体系中。由历史文献中五行配四时表现出的不同来看，也可以说明四时五行相配并没有自古相传的定式，应是随着战国五行学说的兴起酝酿形成的。逯宏[1]则认为时间上继起、空间上并存的商、周两族群，是上古华夏族的主干。早期的商族群以渔猎-畜牧生产为主，崇尚四方，经过长期发展，形成了以五行为代表的传统文化；后起的周族群是一个典型的农业部落，重视四时，素有依据时令交替安排生产和日常生活的习俗。战国中期以后，各地域、各族群间的文化交流、融合不断加深，以五行、四时为代表的两种传统文化，也随之开始了整合的进程。

上述四时与五行相配的不同观点，在《黄帝内经》有关时令季节与五脏的配属关系中均有所反映。

（二）五行模式的法则

五行模式的基本法则，可以划分为五行分类法则与五行关系法则两个方面。

1. 五行分类法则

五行分类的标准是木、火、土、金、水五行的特性，《尚书·洪范》云："水曰润下，火曰炎上，木曰曲直，金曰从革，土爰稼穑。"引申而言，木有生长、升发、舒畅、条达等特性，火有温热、光明、升腾等特性，土有生化、承载、受纳等特性，金有沉降、肃杀、收敛等特性，水有寒凉、滋润、下行、闭藏等特性。依据上述各自特

[1] 逯宏. 论原始五行与四时的整合 [J]. 中国矿业大学学报（社会科学版），2011（3）：24-28.

性，遵循同气相求的原理，即按照特征同一、效能同一、聚合同一、关连同一的法则，可以将自然、社会、人体不同种类的事物或现象归纳为五大系统。根据《黄帝内经》所述，五行分类见表 3-2。

表 3-2　自然事物与人体联系的五行分类表

五行	木	火	土	金	水
五方	东	南	中	西	北
五季	春	夏	长夏	秋	冬
六气	风	热（火）	湿	燥	寒
五变	生	长	化	收	藏
物候象	柔	息（长）	充	成	坚
五色	青	赤	黄	白	黑
五味	酸	苦	甘	辛	咸
五嗅	臊	焦	香	腥	腐
五音	角	徵	宫	商	羽
星宿	岁星	荧惑星	镇星	太白星	辰星
五虫	毛	羽	倮	介	鳞
五畜	犬	马	牛	鸡	彘
五谷	麻	麦	稷	稻	豆
五果	李	杏	枣	桃	栗
五实	核	络	肉	壳	濡
性质	暄	暑	静兼	凉	凛
五德	和（敷和）	显（彰显）	濡（溽蒸）	清（清洁）	寒（凄沧）
五用	动	躁	化	固	（缺）
五化	荣（生荣）	茂（蕃茂）	盈（丰备）	敛（紧敛）	肃（清谧）

五行	木	火	土	金	水
五政	发散（舒启）	明（明曜）	谧（安静）	劲（劲切）	静（凝肃）
五令	宣发（风）	郁蒸（热）	云雨（湿）	雾露（燥）	寒
极变	摧拉（振发）	炎烁（销铄）	动注（骤注）	肃杀	凝冽（凛冽）
灾害	陨（散落）	燔焫	淫溃（霖溃）	苍落（苍陨）	冰雪霜雹
生成数	3，8	2，7	5	4，9	1，6
方位天干	甲乙	丙丁	戊己	庚辛	壬癸
方位地支	寅卯	巳午	辰戌丑未	申酉	亥子
五运天干	丁壬	戊癸	甲己	乙庚	丙辛
六气地支	巳亥	子午寅申	丑未	卯酉	辰戌
五脏	肝	心	脾	肺	肾
六腑	胆	小肠	胃	大肠	膀胱
五体	筋	脉	肉	皮毛	骨
五官	目	舌	口	鼻	耳
五神	魂	神	意	魄	志
五志	怒	喜	思	悲	恐
五液	泪	汗	涎	涕	唾
五声	呼	笑	歌	哭	呻

从上表可见，五行学说对事物的分类，并不是依据物质的构成元素，而是以五行的功能属性为根据，对万事万物的动态之象，即功能特性及事物之间的行为动态联系进行综合，将其归纳为五大类别，作为对世界之象的整体划分。蔡璧名[1]指出："中国的五行说，

[1] 蔡璧名.重审阴阳五行理论：以本草学的认识方法为中心［J］.台大中文学报，2000（12）：285-364.

由混沌初构到系统成熟，终至广泛应用，始终未曾以探索宇宙构成之根本物质为问题意识的所在。"而是着眼于研究事物内部和事物之间最一般的结构关系，并用五行结构观念构成关于自然及社会的理论体系。通过上述方法所建构的五行理论体系作为一个意义域，很明显是由许多意义链所构成的，而意义链之间的关系是意义解释和指向的关系，其中木火土金水是基础的意义链，其他的意义链或是它的"用"，或是它的"副"，这种意义链互相指向的关系，其实质就是一种法象关系[1]。同时，五行模式呈现出时空统一、时间统摄空间以及时间的周期节律性与空间的层次超越性的特点。

当然，这种分类体系具有相当的原始思维的特征，对此，美国学者本杰明·史华兹[2]指出："当人们在这里谈论起高等文化中包含一切的秩序观念兴起的时候，对于某些由'秩序'或'结构'之类的术语所激发的西方概念，必须持极端小心的态度。'秩序'直接意味着合理性，而合理性又意味着一种将诸神和鬼神从自然中驱逐出去，只和抽象的'理性实体'打交道的还原主义的理性主义态度。然而，我在这里所暗示的是一种整体性的、包容一切的秩序观念，它被包容并结合进了人类经验的每一个方面，包括超自然的和巫术的方面在内，而不是根据现代西方理性主义的还原主义标准排斥并清除它们。看来，在中国古代兴起的秩序观念能够包容甚至还

---

[1] 李晓春.张载哲学与中国古代思维方式研究[M].北京：中华书局，2012：3.

[2] 本杰明·史华兹.古代中国的思想世界[M].南京：江苏人民出版社，2004：31–32.

能保存鬼神、诸神以及各种各样的'超自然'（在我们的意义上）现象。"中国哲学的这样一种"秩序"观念，与"超自然"或"巫术"存在着紧密的联系，正是古代文明"连续性"的体现。

2. 五行关系法则

五行关系法则主要包括五行相生、相克、制化、相乘、相侮、胜复等。

（1）五行相生法则

五行相生，是指木、火、土、金、水之间存在着有序的递相资生、助长和促进的关系。五行相生的次序是：木生火，火生土，土生金，金生水，水生木，依次递相资生，循环不休。

在五行相生关系中，任何一行都存在着"生我"和"我生"两方面的关系，《难经》将此形象地比喻为"母子"关系，其中"生我"者为我之"母"，"我生"者为我之"子"。如水生木，则水为木之"母"，木为水之"子"。水与木属相生关系，也就是母子关系，也称为"生我"与"我生"关系。余以此类推。

（2）五行相克法则

五行相克，是指木、火、土、金、水之间存在着有序的递相克制、制约的关系。五行相克的次序是：木克土、土克水、水克火、火克金、金克木，依次递相制约，循环不休。

在五行相克关系中，任何一行都具有"克我"和"我克"两方面的关系，《内经》将此形象地比喻为"所胜""所不胜"的关系，即"克我"者为我之"所不胜"，"我克"者为我之"所胜"。如以土行为例，土克水，水是土的"我克"者，故水为土之"所胜"；木克土，木是土的"克我"者，故木为土之"所不胜"。余以此类推。

（3）五行制化法则

五行制化，是指五行之间既相互资生，又相互制约，生中有克，克中有生，以维持五行之间的协调和稳定。

五行制化，源于《素问·六微旨大论》"亢则害，承乃制，制则生化"之论，是五行相生与相克相结合的自我调节机制。五行的相生与相克是不可分割的两个方面，没有生，就没有事物的发生和成长；没有克，则事物的发展就会过分亢奋而失衡。只有生中有克，克中有生，相反相成，才能维持事物间的协调平衡，促进事物稳定有序的发展变化。诚如张介宾《类经图翼·运气》所说："盖造化之机，不可无生，亦不可无制。无生则发育无由，无制则亢而为害。"

五行的相生与相克并不是绝对均衡的，或者以生为主，生中有克；或者以克为主，克中有生。如以火为例，木能生火，火生土，土生金，而金克木，生中有克，可以防止木对火的过度资生而导致火旺；水能克火，但火能生土，土又能克水，克中有生，可以防止水对火的过度克制而导致火衰。由此可见，五行学说是以五行的相生相克来说明各子系统之间复杂的调控机制，防止某一方的太过或不及，维持五行整体系统的动态平衡。五行之间的生克制化不是简单的两行之间的关系，而是五行之间彼此作用的连锁反应。

（4）五行相乘法则

五行相乘，即相克的太过，是指五行中一行对其所胜一行的过度制约或克制。故相乘的次序与相克相同，即木乘土、土乘水、水乘火、火乘金、金乘木。

相乘产生的原因：一是克制的一方过盛，以强凌弱，使被克的一方受到过分的抑制；二是被克的一方本身虚弱，不能抵御对方的克伐，而表现出病理状态；或者以上两种情况同时存在。如以木克土为例，若木气过于亢盛，对土克制太过，可致土的不足，即称为"木旺乘土"；若土气不足，木虽然处于正常水平，土仍难以承受木的克制，因而造成木乘虚侵袭，使土更加虚弱，即称为"土虚木乘"。

（5）五行相侮法则

五行相侮，即反向克制，是指五行中一行对其所不胜一行的反向制约或克制。故相侮的次序与相克次序相反，即木侮金、金侮火、火侮水、水侮土、土侮木。

相侮产生的原因与相乘类似，一是由于一方太盛，不仅不受克己一方的抑制，反而制约克己的一方；二是由于一方虚弱，丧失了克制对方的能力，反遭被克一方的抑制；或者以上两种情况同时存在。如木气过于亢盛，其所不胜行金不仅不能克木，反而受到木的欺侮，出现"木反侮金"的逆向克制现象；若木过度虚弱时，则不仅金来乘木，而且土也会因木的衰弱而"反克"之，出现"木虚土侮"的现象。

相乘与相侮，都是相克关系的异常，二者既有区别又有联系。相乘是按五行相克次序发生的过度克制，相侮则是与相克次序方向相反的克制现象，但相乘与相侮常常同时出现，在发生相乘时，可同时发生相侮；发生相侮时，有时又伴有相乘。如木过强时，既可乘土，又可侮金；土虚时，既可受到水的反侮，又可受到木乘。故《素问·五运行大论》说："气有余，则制己所胜而侮所不胜；其不及，则己所不胜侮而乘之，己所胜轻而侮之。"

（6）五行胜复法则

五行胜复，指五行中一行亢盛，通过依次递相制约的强弱变化，引起其所不胜的报复性制约，从而使五行之间恢复协调和稳定。胜，即胜气；复，即复气，是对胜气的报复。故《素问·至真要大论》说："有胜则复，无胜则否。"《素问·五常政大论》又指出："微者复微，甚者复甚，气之常也。"如木偏亢时，由于木旺则乘土而使土衰，土衰则制水不及而使水旺，水旺则乘火而使火衰，火衰制金不及使金旺，金旺则乘木，而使木的偏亢得以平复。这里的木气偏亢为"胜气"，而金气的旺盛为"复气"，金气的旺盛是对木气偏亢的报复。余以此类推。

五行胜复，又称"子复母仇"。因五行中的一行亢盛，即为胜气；其所不胜，是为复气，又恰为其所胜之子。复气之母受胜气所害，复气制约胜气，为母复仇，故称"子复母仇"。如上述的木行亢盛为胜气，金行旺盛为复气；土为木之所胜，而土之子金能克木，使木行亢盛得以平复，则为子复母仇。五行之间通过胜复调节机制，即使是局部出现不平衡的情况下，自行调节也能够维持其整体的协调平衡。

（三）五行模式的应用

五行模式在中医学中得到了广泛应用，也为古今医家所熟知，这里仅概要性加以介绍。

1.五行分类法则的应用

根据五行的特性，按照同气相求的原理，中医学建立了以五脏为中心的人与外环境相联系的五行体系，进而为说明人体生命活动又提供了理论模式。《素问·天元纪大论》说："天有五行御五位，以生寒暑燥湿风。人有五脏化五气，以生喜怒思忧恐。"天人一体，人与自然万物处于气交之中，随着一年五运六气的周期性季节变化，共同经历着生、长、壮、老、已和生、长、化、收、藏的气化过程，所谓"与万物浮沉于生长之门"(《素问·四气调神大论》)。这种人与自然万物相通应，具有共同节律的思想，正是中医学"四时五脏"理论的核心，也是中医分析发病、确立治疗原则与养生方法的重要理论依据。如解释人体发病，由于六淫邪气之风、暑（火、热）、湿、燥、寒，情志刺激之怒、喜、思、悲（忧）、恐（惊），其五行属性分别为木、火、土、金、水。这些邪气侵犯人体时，由于五行同气相求，多先伤及其五行属性相同之脏。指导疾病诊断，可根据患者的临床症状，结合五行归类的理论，进行疾病的脏腑定位诊断。如面见青色，喜食酸味，情志易怒，脉见弦象者，提示可能是肝病等。在指导脏腑用药方面，按照同气相求的原理，凡是药物的色、味与五脏的五行属性相同者，其间有某种亲和关系，药物进入人体后可直接作用于相应的脏以调整其功能。

2. 五行关系法则的应用

第一，以五行生克制化关系以阐释五脏功能之间既相互促进又相互制约的关系。如肺生肾即金生水，肺之精津下行以滋肾精，肺气肃降以助肾纳气；肾制约心即水克火，肾水上济于心，可以防止心火之亢烈等。

第二，以五行关系法则说明发病。其中从相生法则而言，有"母病及子"和"子病犯母"两种类型，前者指疾病由母脏波及子脏的病理过程，后者指疾病由子脏波及母脏的病理过程。从相克法则而言，常见偏盛之气导致所不胜之行的脏腑组织发病，可分"相乘"和"相侮"两种类型，前者如肝气郁结或肝气上逆，影响脾胃的运化功能，而出现胸胁苦满、脘腹胀满、泛酸、泄泻等，称为肝气乘脾（木旺乘土）；后者如肺金本能克制肝木，由于暴怒而致肝火亢盛，肺金不仅无力制约肝木，反遭肝火之反向克制，而出现急躁易怒、面红目赤，甚则咳逆上气、咯血等肝木反侮肺金的症状，称为"木火刑金"。

第三，判断疾病传变及预后轻重。一是根据病证与病色的关系判断病情，如肝病面见白色（金乘木），肾病面见黄色（土乘水），肺病面见赤色（火乘金），脾病面见青色（木乘土），心病面见黑色（水乘火）等均为病情严重，是脏病出现了所不胜之色的缘故。二是根据色脉关系判断病情，即根据五行生克规律，分析病色与脉象之间的关系，如肝病色青而见弦脉，为色脉相符，病情单纯，预后较好；如果不得弦脉而反见浮脉，为色脉不符，见其所不胜之脉，病症为逆，预后不佳；若见沉脉，则虽色脉不符，但属相生之脉，病症为顺，预后较好。

第四，指导控制疾病的传变。即依据五行母子相及或相乘相侮的病传规律，治疗其他脏腑，防止疾病传变，并促进所病之脏的恢复。如《难经·七十七难》说："见肝之病，则知肝当传之于脾，故先实其脾气。"

第五，指导治则治法的确立。根据相生规律确定的治则为补母和泻子，即"虚则补其母，实则泻其子"（《难经·六十九难》）；具体治法有滋水涵木法、培土生金法、金水相生法、益火补土（温肾健脾）法。根据相克规律确定的治则为抑强和扶弱；具体治法有抑木扶土法、佐金平木法、泻南补北法、培土制水法。上述治则治法均是基于两脏之间关系的一种二元调节，而根据五行生克规律，还可以采用多元调节的方法，即通过两个以上脏的调节，而使受病之脏恢复动态平衡。如《难经·七十五难》说："东方实，西方虚，泻南方，补北方。"就是肝、肺、心、肾等脏的多元多向调节，肝盛肺虚，可通过泻心补肾而得以调节。

（四）四时五行模式下的脏时关系

如前所述，四时与五行的配属有多种模式，这些模式也影响了中医五脏与四时关系的配属。在中医学中，大致有以下几种类型。

1. 土不配时

《礼记·月令》《吕氏春秋·十二纪》中央土的一段文字置于季夏之后，孟秋之前，但均没有明确所主季节。《素问·六节藏象论》在论述了心、肺、肾、肝分别通应于夏、秋、冬、春之气后，指出"脾、胃、大肠、小肠、膀胱者……此至阴之类，通于土气"，也没有明确的时季配属。《素问·玉机真脏论》则从脉学的角度，认为春脉弦属肝，夏脉如钩属心，秋脉浮属肺，冬脉如营属肾，随四时而见，而"脾脉者土也，孤脏以灌四傍者也"，在正常情况下，就蕴藏于肝心肺肾四脉之中而不可见；只有在病理情况下，脾脉才有可能显现。因此，脾脏与四时也是没有直接的配属关系。

2. 土分主四时

《管子·四时》云："中央曰土，土德实辅四时。"首先提出土分主四时的观点。《白虎通·五行》引《乐记》亦云："春生、夏长、秋收、冬藏，土所以不名时也。地，土别名也，比于五行最尊，故不自居部职也。"指出土为五行中之最尊贵者，故不与其他四行平列主时。《春秋繁露·五行之义》进一步阐述说："土居中央为天之润，土者天之股肱也，其德茂美不可名一时之事，故五行而四时者，土兼之也。金、木、水、火虽各职，不因土方不立……土者五行之主也，五行之主土气也。"认为土是其他四行之主，土居中央之位，不以具体的某一时的事功作为它的专门职司，而是对四时的事功都兼有作用，金、木、水、火虽各司一时之事，但均需土的作用才能完成。《白虎通·五行》则明确提出"土王四季各十八日"之说，认为其原因乃在于"木非土不生，火非土不荣，金非土不成，水无土不高。土扶弱助衰，历成其道。故五行更王，亦须土也，王四季，居中央，不名时。"《晋书·律历志》指出："各四立之前，土用事也。"明确了土行所主时日的起始日期。对此，《素问·太阴阳明论》有具体的论述："脾者，土也，治中央，常以四时长四脏，各十八日寄治，不得独主于时也。"《素问·刺要论》也指出："脾动则七十二日四季之月，病腹胀烦不嗜食。"

3. 土主季夏之月

上述土分主四时之说虽然解决了土与四时不配的问题，且使五行所主时日相同，但却与五行生克之理不相符合。五行木、火、土、金、水，比相生而间相克，土既不独主时而王于四季各18日，则四时之序不含比相生、间相克的关系，故不能以五行生克之理说明四时气候、物候之间的相互关系。为了克服这一问题，古人又提出了土主季夏之月的说法。《淮南子·时则训》提出土与季夏之月相配。《史记·天官史》指出："历斗之会以定填星之位，曰中央土，主季夏，日戊己，黄帝主德。"《黄帝内经》称季夏为长夏，其中大多数篇章都持脾主长夏之说。以土主季夏，虽然使五行的生克关系在时序中得到体现，但如此则五行各主时季的长短不一，而且季夏之月也并非在四时之正中。

4.五时五脏论

根据十月太阳历，一年分十个月，每月 36 天，两个月为一季，则一年分为五季，与五行五分法正相密合。《管子·五行》提出以冬至为新年，冬至之日为甲子日，乃五行中木主时之始，由于五行每行各主时 72 日，故火、土、金、水主时的起始日依次为第二个甲子周期中的丙子日，第三个甲子周期中的戊子日，第四个甲子周期中的庚子日，第五个甲子周期中的壬子日。经过五行五个 72 日，合计 360 日，加上五到六天的过年日，恰为一个周年。董仲舒《春秋繁露·治水五行》也采用此说，只不过他将五季之始固定地以冬至为准，完全不考虑日干支。这种五行各主 72 日说，在《黄帝内经》仅见于《素问·阴阳类论》，原文说："春、甲乙、青，中主肝，治七十二日，是脉之主时，臣以其脏最贵。"这里虽然只讲了肝脏一脏，但其他四脏可以此类推，自在不言中。五脏各主 72 日，合计 360 日，还不足一年之数，与运气学说里主时五运各主 73 日有零的方法比较，显得不够精密。但毫无疑问，它是主时五运说的前身。主时五运说是将一回归年 365.25 天等分为五运所主，土运主时为 73日零 5 刻。此仅见于运气学说中，其他古文献尚未见有类似论述。

（五）五行模式的逻辑缺陷

五行模式着眼于整体、系统、功能、关系、动态等研究事物，被称为"中国文化的骨架"，有"作为中华文化框架的特殊地位"[1]，也为中医理论的建构提供了模式框架，使中医学理论带有朴素的系统论、控制论的特点。但该模式又具有原始思维的特征，

---

[1] 庞朴.当代学者自选文库：庞朴卷 [M].合肥：安徽教育出版社，1999：238.

存在着明显的缺陷，以致被称为"二千年来迷信之大本营"[1]。从与中医学的关系角度而言，其逻辑缺陷主要反映在以下几个方面。

1. 五行归类的比附

五行模式下的事物分类，是以"五"为基数的、基于人对事物性状、功能特征认识的分类，由于事物性状、功能特征的多样性以及人认识的差异性，对同一事物的五行划分可以呈现出差异甚或矛盾的现象，从而使五行分类具有相对性和或然性，它仅仅揭示了事物之间的一种关联关系，而不是一种必然的联系。日本学者中村元将其称为"外表的齐合性"，他指出："五行说就是这方面的典型例子。他们（指中国人）不是调查每一事物的本质，而依靠外观的类似将所有事物结合起来，例如五方、五声、五形、五味、五脏，以及分成以五为数的许多其他事物，并把它们一一派入五行之一，每一事物分别从它所属的行中获得性质。"[2]也就是说，这种思维表现为对类的一种非本质的认识，表现为对类的一种表象的理解，并且在此基础上对宇宙或自然结构本身形成牵强解释，是一种试图在不同的类之间建立某种必然性联系的比附。这种比附又可分为"附数"与"附象"两类。从整个五行的比附看即是一种附数，即以"五"这个数字为核心，将一切都简约、裁剪为"五"数结构，"五"数也就具有了某种必然性。从单独一行看则是附象，即根据事物的外在表象

---

[1]　梁启超.梁启超论中国文化史 [M].北京：商务印书馆，2012：177.

[2]　[日]中村元.东方民族的思维方法 [M].杭州：浙江人民出版社，1989：157.

的一种分类，而且任何一种事物只要一旦进入五行序列，具有了方位、颜色、五行、季节、数字、气味等等无论哪个方面的属性，也就同时具有了与之对应的任何其他方面的属性。以中国传统方色理论为例，中国古人在五方空间的框架下将五色与之配伍，形成东方青色、南方赤色、西方白色、北方黑色、中央黄色的既定形式。由于传统的时空相关的理念，方位被赋予颜色也就意味着时间同样被赋予了颜色，从而形成东方青色主春、南方赤色主夏、西方白色主秋、北方黑色主冬、中央黄色配于季夏之末或季夏的配色关系。这个空间方色体系一旦形成，古人便可以将一切文化要素纳入其中，使得凡与时空有关的事物同时也与颜色具有了关系，并可以方便地借助颜色加以表现[1]。很明显，这种思维模式具有原始的类比互渗的思维方式的遗存，保留着原始思维的某些非理性的质素[2]。现代一些学者正是借用五行附象的特征解释一些中医经方疗效机理，而导致谬误。如刘力红《思考中医》一书对白虎汤的解释，认为白虎汤用药四味，因地四生金，四为金数，为西方之数，与方名相合。其次，君药石膏色白味辛，色味均与白虎西方相合。再看诸药的用量，君药石膏用一斤，臣药知母用六两，天一生水，地六成之，一、六为坎水北方之数，以北方寒水清泻火热。西方而用北方之数，这不但是以子救母，也为金水相生。佐使药粳米用六合，亦为此意，且粳米之用为生津，故亦用水数。甘草用二两，二为南方火数，用

[1] 冯时.自然之色与哲学之色——中国传统方色理论起源研究[J].考古学报，2016（1）：445–468.

[2] 邢玉瑞.阴阳五行学说与原始思维[J].南京中医药大学学报（社会科学版），2004，5（1）：1–3.

之以防寒凉泻火伤伐中阳，使平和之中又具有顾护中阳之妙[1]。如此，则治疗阳明腑证的小承气、调胃承气汤用药三味，三为木数，又当何讲？又查《伤寒论》113 方，药用 4 味的方剂达 24 首，如麻黄汤、理中汤、四逆散、白头翁汤、吴茱萸汤、茯苓桂枝白术甘草汤等，几乎涉及所有六经病证，恐怕难以都用西方金来加以解释。

2. 四时与五行配属的难以调和性

由于中国传统以一年划分四时、十二月为主，而四、十二与五之间不能整除，因此，造成五行与季节配属中出现土不主时、土主长夏（季夏）、土主四季之末各 18 日的争议局面，而且不论哪一种观点，都完全难以满足理论的逻辑自洽。在运气学说中，木、火、土、金、水五运依次各主 73.05 日，虽然满足了五行主时相等且以五行相生为序的要求，但又不符合一年划分四时的实际。由此可见，四时与五行的配属，从实践或逻辑自洽的角度而言，总有难以调和的一面。

3. 五行平权与五脏功能的主次性

王爱和[2]对中国古代宇宙观的研究提出了一个有趣的观点，他认为商代宇宙观是一个四方/中心三维时空结构观，它起到了文化总体结构的作用。商人在这单一结构中安排政治、经济、祭祀活动，建造墓穴、庙室、城池，创立历制和地理概念；把时间概念化；并对所有事件、力量以及宇宙间的一切存在进行分类。此结构的中心是政治、宇宙观的关键所在，

[1] 刘力红. 思考中医 [M]. 桂林：广西师范大学出版社，2003，267–268、312.

[2] 王爱和. 中国古代宇宙观与政治文化 [M]. 金蕾，徐峰，译. 上海：上海古籍出版社，2011：94–95，155.

占有中心位置，就意味着获得神界的认可和统治的权力。从四方宇宙观到五行系统的根本转变发生在青铜时代和帝制时期，时间上自公元前5世纪到公元前2世纪。五行否定了四方宇宙观的中心概念，并用五行循环代替了神圣而永恒的中心，代替了四方结构恒定的等级关系。中心从"神圣区域"降为五方之一，已经成为与其他四方性质相同、平等的一行。正是中／土与其他四方／四行这种同类同质的特性，完全瓦解了商周时代世袭王制的宇宙、政治中心性。换言之，五行模式的成熟，标志着木、火、土、金、水在五行中地位的平等、相同。那么，当五行与五脏相配属，以五行模式说明脏腑关系时，五脏之间也具有平等的地位，如此则与"心者，君主之官，神明出焉"（《素问·灵兰秘典论》）等理论发生冲突。那种认为"后天之本在脾，脾应中宫之土，土为万物之母"（《医宗必读·脾为后天之本论》）等试图借助五行模式说明脾在五脏中的重要性的论述，实质上不符合五行学说之本义。

4. 五行作用的单向性与五脏关系的复杂性

五行关系法则中五行之间的作用具有单向性，而人体五脏中的任何两脏之间，事实上既存在着相互资生、助长、协同的相生关系，这种关系是双向的；同时也存在着相互抑制、制约、拮抗的相克关系，此种关系也是双向的。相生、相克在任何两脏的关系之中都可能是双向同时进行的。以肝与肾的关系为例，肝藏血，调节血量，血中运送的精微可以化生和补充肾精，此即所谓"血能化精"；而肾藏精，精能生髓化血以充养于肝，此即所谓"精能生血"。因此常把肝肾的相生关系称为精血互生，肝肾同源。另外，肝肾在生理上还存在着藏与泻相辅相成、对立统一的关系。肝主疏泄，调畅气机，气能行精，可促进生殖之精的排泄；肾主封藏，固摄精关，能防止生殖之精妄泄。二者相反相成，共同调节着生殖之精的依时、有度的外泄。很明显，五行生克制化的单向性已很难全面解释五脏之间十分复杂的生理联系，作为一种解释性模型其局限性昭然若揭。对此，古人已有十分清醒的认识，提出了五行颠倒之说，认为五行之间根据条件的不同，可具有直接的双向作用，包括相生与相克之间的互生、互克，以及相生者之间的相克、相克者之间的相生等关系。五行颠倒论强调了五行之间作用的条件性、双向性及多变性，拓展了临床诊断和治疗疾病的思路[1]。如清·程芝田的《医法心传》即论述了相生、相克之间的直接双向作用，指出："惟颠倒五行生克之理，人所难明，然治病之要，全在乎此。如金能生水，水亦能生金，金燥肺痿，须滋肾以救肺是也。水能生木，木亦能生水，肾水枯槁，须清肝以滋肾是也。木能生火，火亦能生木，肝寒木腐，宜益火以暖肝是也。火能生土，土亦能生火，心虚火衰，宜补脾养心是也。土能生金，金亦能生土，脾气衰败，须益气以扶土是也。如金可克木，木亦可克金，肝木过旺，则刑肺金也。木可克土地，土亦可克木，脾土健旺，则肝木自平也。土可克水，水亦可克土，肾水泛滥，则脾土肿满也。水可克火，火亦可克水，相火煎熬，则肾水销烁也。火可克金，金亦可克火，肺气充溢则心火下降也。至于肺来克木，须补心以制金；肝来侮脾，宜补金以制木；脾燥消肾，当养木以抑土；肾水凌心，当扶土以制水；心火刑金，须壮水以制火，此借强制敌，围魏救赵之义也。"对相生者之间的相克、相克者之间的相生关系，《医法心传》则谓："若水泛补金、木腐补水、火盛补木、土旺补火、金燥补土，不独不能

---

[1] 邢玉瑞.中医方法全书[M].西安：陕西科学技术出版社，1997:9.

相生，而反相克矣。且金能生水，又能克水，气滞则血凝也；水能生木，又能克木，水多则木腐也；木能生火，又能克火，木郁则火遏也；火能生土，又能克土，火烁则土燥也；土能生金，又能克金，土裂则金销也。虽金可克木，亦可生水以养木；木可克土，亦可生火以实土；土可克水，亦可生金以资水：水可克火，亦可生木以壮火；火可克金，亦可生土以化金。"国医大师邓铁涛等[1]在分析五行模式缺陷的基础上，提出五脏相关学说，认为五脏之间主要有相主、相成和协同三种作用模式，作用的中介是阴阳、气血、津液、精等，较为全面地反映了人体五脏系统的彼此关联作用。

建立在气论基础上的五行模式，由于着眼于关系而轻视对实体的关注，关注于现象而忽视对本质关系的研究，导致中国古代科学家凡是追求物理现象的所以然，即物理现象较深层次的原因时，中国科学家都无不求助于以气为基础的阴阳五行模式，无疑又阻碍了近代以机械论为特征的自然科学的产生。如明代大科学家宋应星解释人为什么必须吃盐的原因时说："天有五气，是生五味。润下作咸，王访箕子而首闻其义焉。口之于味也，辛酸甘苦，经年绝一无羔，独食盐禁戒旬日，则缚鸡胜匹，倦怠恹然。岂非天一生水，而此味为生人生气之源哉？"（《天工开物·作咸》）解释冶铸必须以土为模型的原因时说："夫金之生也，以土为母，及其成形而效用于世也，母模子肖，亦犹是焉。"（《天工开物·冶铸》）再如对木和金的生成原因及性质的解释，宋代张载说："木之为物，水渍则生，火然而不离也，盖得土之浮华于水火之交也。金之为物，得火之精于土之燥，得水之精于水（当作土）之濡，故水火相待而不相害，烁

[1] 邓铁涛，郑洪.中医五脏相关学说研究——从五行到五脏相关 [M].广州：广东科技出版社，2008.

之反流而不耗，盖得土之精实于水火之际也"（《正蒙·参两篇》）明清之际王夫之发挥说："渍而生，然而不离，惟其中有水火之性也。水火之交，谓水火之气与阴阳升降，融彻土中，故土感其气，合同而化，以发生浮华，以此知土中具有燥濡之性，为水火所资生，虽不能制，自包含之。燥者，土函火；濡者，土函水。木受水火之气，故浮。金乃水火之精所结，故实。相待，谓金有津润还可生水，燧镜还可生火，交相待以生。不相害，谓水火不能毁金，火虽烁金而金反流。流者，生动之机，火既去仍无所耗，若水则终不损金也。际者，两相接而成之谓。水濡之，火燥之，土坚实而成金。"（《张子正蒙注·参两篇》）这些解释常常是数代人之间陈陈相因，毫无新意，甚或发挥得越具体越牵强、荒谬，越违情悖理，而且无一不是与近代科学的本性背道而驰。

七、九数模式

"九"可谓是华夏文明的圣数之一，上有九天，下有九泉，禹制九鼎，国为九州，龙有九子，九九重阳。《吕氏春秋·有始》则云："天有九野，地有九州，上有九山，山有九塞，泽有九薮。"故汉代王逸《九辩章句》甚至将九提升到道之纲纪的高度，指出："九者，阳之数也，道之纲纪也。故天有九星，以正机衡；地有九州，以成万邦；人有九窍，以通精明。"有学者认为，数字九崇拜之源，乃在于八分时空加中央的九方位[1]。从九字的象形义来看，姜亮夫[2]认为："九乃

[1]　张劲松.中国史前符号与原始文化［M］.北京：北京燕山出版社，2001：114.

[2]　姜亮夫.楚辞论文集［M］.上海：上海古籍出版社，1984：276.

夏数者，谓夏族之尚九也。禹字从'虫'从'九'，即后虬字之本。'九'者像龙属之纠绕，夏人以龙虬为宗神，置之以为主，故禹一生之绩，莫不与龙与九有关……洪水既治，即宅九州，封崇九山，决汩九州，陂障九泽，丰殖九谷，汩越九原，宅居九隩，洒九浍，杀九首，命九牧，作九鼎，和九功，叙九叙，亲九族，询九德之政，戴九天，为九代舞，妻九尾白狐，天赐九畴，帝告九术，以九等定赋则，以九洛期上皇，东教九夷，飞升九嶷，启九道。诸此传说，巧历难尽，虽多后世附会之说，实含先史流传之影。"此从文字学和丰富的史料、传说中，推测夏人崇龙，而"九"字以虬龙为形，因而崇九，也可备为一说。

《素问·三部九候论》曰："天地之至数，始于一，终于九焉。"故以"九"数来说明有关脏腑分类、疾病诊断、治疗乃至针具的制作等问题。

（一）人体九脏说

九脏之说最早见于《周礼·天官冢宰·医师》中，该文指出："以五味、五谷、五药养其病，以五气、五声、五色视其死生，两之以九窍之变，参之以九脏之动。"郑玄注云："正脏五者，谓五脏肺、心、肝、脾、肾，并气之所藏，故得正脏之称……又有胃、膀胱、大肠、小肠者，此乃六腑中取此四者，以益五脏为九脏也。"《素问·六节藏象论》云："九分为九野，九野为九脏，故形脏四，神脏五，合为九脏以应之也。"神脏，是指肝、心、脾、肺、肾五脏，历代医家无异议，但对形脏的认识则有所不同。杨上善注云："头角一，口齿二，耳目三，胸中四。"王冰、吴崑、张介宾等宗此说，王冰并解释之所以称为形脏的原因，是"形分为脏，故以名焉"，"所谓形脏者，皆如器外张，虚而不屈，含藏于物，故云形脏也"。张志聪《素问集注》则云："形脏者，藏有形之物也……胃与大肠、小肠、膀胱也。"此注与《周礼》郑玄注相同，也为后世多数学者所认可，如丹波元简《素问识》说："形脏四，诸家并仍王义，然头角耳目口齿，理不宜谓之脏。"然根据《素问·三部九候论》所论人体上、中、下三部九候之脉诊候人体不同部位之气而言，"故下部之天以候肝，地以候肾，人以候脾胃之气"；中部"天以候肺，地以候胸中之气，人以候心"；上部"天以候头角之气，地以候口齿之气，人以候耳目之气"。可知九脏当指肝、肾、脾胃、肺、胸中、心、头角、口齿、耳目等三部九候脉所候之部位，正与杨上善、王冰等注释相符合。

九脏说的形成自然离不开对人体相关器官的解剖认识，神脏与形脏的概念则反映了古代医家对脏腑功能某种程度的认识与划分，但将诸多脏腑器官合称为"九脏"，则无疑是受传统文化影响的产物。《素问·三部九候论》云："一者天，二者地，三者人……三而成天，三而成地，三而成人，三而三之，合则为九，九分为九野，九野为九脏。故神脏五，形脏四，合为九脏。"这里"三"以及它的自乘积"九"作为模式数字，即蕴含着原始宇宙观和原始哲学观念，人体划分为九脏，无非是想通过数的中介，而达到与天地合德，即天人合一的目标。

（二）太一行九宫说

太一行九宫是中国古代方术之一，是古代术数家占验的图式或手段，也与象数易学的卦气说有着密切联系，反映着古代观象授时以确定季节气候变化的思想，体现着天人合一的质朴观念。《黄帝内经》理论的建构，也借用了太一行九宫的思想。

1. 太一的含义

太一，从文献记载来看有三种含义：一是作为哲学上的终极概念，它是"道"的别名，也叫"大""一"等。如《老子》二十二章云："是以圣人抱一，为天下式。"二十五章则说："有物混成，先天地生……吾不知其名，字之曰道，强名之曰大。"《庄子·天下》则明确指出："建之以常无有，主之以太一。"《吕氏春秋·大乐》也说："万物所出，造于太一，化于阴阳……道也者，至精也，不可为形，不可为名，强为之名，谓之太一。"《淮南子·诠言训》云："洞同天地，混沌为朴，未造而成物，谓之太一。"二是作为天文学上的星官，它是天极所在，斗、岁（太岁）游行的中心。如《史记·天官书》说："中宫，天极星；其一明者，太一常居也。"冯时[1]认为，在早期天文学中，北斗位居天极中央，并且围绕天极做周日和周年旋转，因而成为"示民时早晚"的北辰。随着地球的自转，北斗围绕北天极做周日旋转，在没有任何计时设备的古代，可以指示夜间时间的早晚；又随着地球的公转，北斗围绕北天极做周年旋转，人们根据斗柄或斗魁的不同指向，可以了解寒暑季节的变化更迭。古人正是利用了北斗的这种可以终年观测的特点，建立起了最早的时间系统。如《鹖冠子·环流》载："斗柄东指，天下皆春；斗柄南指，天下皆夏；斗柄西指，天下皆秋；斗柄北指，天下皆冬。"根据斗柄所指方位定时令，是后世历法中"斗建"的起源，《史记·天官书》说："斗为帝车，运于中央，临治四乡。分阴阳，建四时，均五行，移节度，定诸纪，均系于斗。"说明北斗是定方向、定四时、制天度的标尺，并和阴阳五行紧密联系。三是作为祭祀崇拜的对象，

[1] 冯时.中国天文考古学［M］.北京：社会科学文献出版社，2001：388.

它是天神中的至尊。对太一的崇拜早在战国时代就已流行。据《史记·封禅书》记载:"亳人谬忌奏祠太一方,曰:'天神贵者太一,太一佐曰五帝。'"《易纬·乾凿度》郑玄注说:"太一者,北辰之神名也。居其所曰太一,常行于八卦日辰之间。曰天一,或曰太一,出入所游,息于紫宫之内外,其星因以为名焉。故《星经》曰:'天一,太一,主气之神'。"由于古人可以根据北斗斗杓或斗魁的不同指向确定分至启闭八节的时间,而八节乃是来自八方的不同风气,所以太一既是天神,也是主气之神。葛兆光[1]则认为,太一是北极星,而太一即《老子》第二十五章之"大"与"道"。天极曾被当作"居中不动"的宇宙中心,"圣人抱一,为天下式","天下式"就是"斗极"。太一在实践性的观察中却只能归之于高居天地之中,静默不动的北极,因为在人们视力所及的范围内,星辰是环绕天极不动的。因此,李零[2]认为,太一在先秦时代就已经是一种兼有星、神和终极物三重含义的概念,这三种含义在战国时代不仅是一种共时现象,而且它们在发生原理上也是属于可以互换互释的相关现象,是"同出而异名"。

2. 九宫的渊源

九宫与古代明堂建制有关,《管子·幼官》《礼记·月令》《吕氏春秋·十二纪》都明确记载了明堂九室之制,其实质是一种天子四季轮流居住九室的礼制。《月令》《十二

[1] 葛兆光. 众妙之门——北极与太一、道、太极 [J]. 中国文化, 1990 (3): 46-65.

[2] 李零. 中国方术续考 [M]. 北京: 东方出版社, 2000: 237.

纪》所论四隅之处，实为一室，如春天所居为青阳右个，即夏天所
居的明堂左个。其区别在于出入的门户，春天此室开东门，夏天则
开南门，所以实际上为九室。《大戴礼记·明堂》始将九室配以九
数，其文曰："明堂者，古有之也。凡九室，一室而有四户八牖……
二九四七五三六一八。"这里的九个数从右至左，自上而下三三排
列，即成洛书图。《礼记》乃记载有关秦汉以前礼仪制度的文献，为
西汉刘向汇集，大戴、小戴《礼记》是刘向所编《礼记》的简编。
《大戴礼记》称"明堂者，古有之也"，相对于汉初或战国当要早得
多。另外，《逸周书·明堂解》认为明堂为周公所始创，则明堂之制
似乎在西周早期即已有之（图 3–10）。

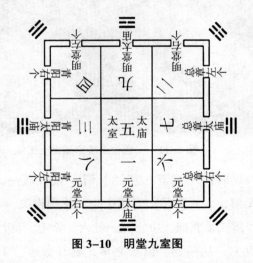

图 3–10 明堂九室图

考古学家在安徽省含山凌家滩新石器时代遗址墓葬中，发掘出
距今大约5000年的一件造型独特的玉龟和一块刻有八角形特殊图
案的长方形玉版，出土时雕刻玉版放在玉龟腹甲和背甲之间（见图

3-11、3-12）。冯时[1]考证认为含山玉版图像兼涉太一、六壬、遁甲三式的内容，既富八方九宫系统，配合八节、八卦，又备四方五位系统，配合四门，且列太一下九宫之法，显然是太一、六壬之类尚未分立之前古式盘的一种原始形式；并提出宋人发展的所谓河图、洛书原本应该同属洛书，所谓河图只是体现生成数体系的五位图，洛书则是体现天地数体系的九宫图，从逻辑上讲，两图只是反映了不同的布数过程，从方位上讲，九宫图只是四方五位图的扩大而已，而史前八角图形兼容二图，无疑可视做这两幅图形的渊薮。

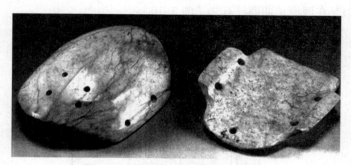

图 3-11　安徽含山凌家滩出土玉龟

西汉时的《黄帝九宫经》谓："戴九履一，左三右七，二四为肩，六八为足，五居中央，总御得失。其数则坎一、坤二、震三、巽四、中宫五、乾六、兑七、艮八、离九。太一行九宫，从一始，以少之多，则其数也。"《易纬·乾凿度》对此解释说："故太一取其数以行九宫，四正四维皆合于

[1] 冯时.中国天文考古学［M］.北京：社会科学文献出版社，2001：370-393.

十五。"郑玄注云："太一下行八卦之宫，每四乃还于中央。中央者，北辰之所居，故因谓之九宫。天数大分，以阳出，以阴入，阳起于子，阴起于午，是以太一下九宫从坎宫始……终于离宫。"太一北斗既是北辰

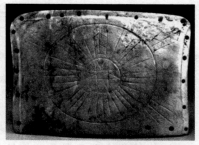

图 3–12　安徽含山凌家滩出土玉版

神名，又是主气之神，它的居所就是太一宫，也就是九宫中的中宫。太一经常依一定次序行移于八卦之间，也就是九宫中的八方之宫，指定八方，建定八节，这便是太一下行九宫，事实上它来源于一种最古老的斗建授时的传统。至此则明堂九宫说始与京房的八卦卦气说相结合，其目的是以阴阳之数的变化，说明一年节气的变化。根据郑玄注释，九宫之数和八卦所居方位，可图示如下（图3–13）。

	南	
（巽） 四	（离） 九	（坤） 二
（震） 三	（中） 五	（兑） 七
（艮） 八	（坎） 一	（乾） 六
	北	

东南　　　　　　　　　　西南
东　　　　　　　　　　　　西
东北　　　　　　　　　　西北

图 3–13　九宫图

从图中可见，坎、离、震、兑四卦居于东西南北四正位，即四正；乾、坤、巽、艮四卦居于西北、西南、东南、东北四角，即四

维。"皆合于十五"，是说纵、横、斜之数相加，皆为十五。太一在九宫中运行，则始于坎宫一，依次入坤宫二、震宫三、巽宫四，入中宫五休息；然后再入乾宫六，依次入兑宫七、艮宫八，到离宫九结束。太一行九宫数与洛书数完全相符。

1977 年在安徽阜阳双古堆西汉汝阴侯墓出土了一个"太乙九宫占盘"（图 3-14），其正面按八卦位置和五行属性排列，九宫的名称和各宫节气的日数与《灵枢·九宫八风》首图完全一致。小圆盘过圆心划四条等分线，在每条等分线两端分别刻有"一君"和"九百姓"、二和八、"三相"和"七将"、四和六，与洛书布局完全相同。九上一下，三左七右，以二射八，以四射六，也与《易纬·乾凿度》"太一行九宫"相合，此为洛书数图的产生提供了更为可靠的依据。由此也可以推断《灵枢·九宫八风》的成篇当不晚于西汉。

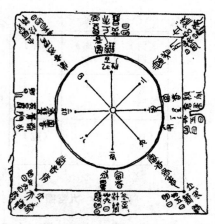

图 3-14　太一九宫占盘

3. 九宫八风说

《灵枢·九宫八风》将太一的运动分为大、小两种周期，大周期太一一年在八宫间移居，即"太一常以冬至之日居叶蛰之宫四十六日，明日居天留四十六日，明日居仓门四十六日，明日居阴洛四十五日，明日居天宫（《太素》作'上天'，与图合）四十六日，明日居玄委四十六日，明日居仓果四十六日，明日居新洛四十五日，明日复居叶蛰之宫，曰冬至矣"。这里，古人把以二分二至为标志的太阳年分作八节，每节四十五日，共三百六十日。这与实际的太阳年有差，所以在叶蛰、天留、仓门、上天、玄委、仓果各加一日，即四十六日，通计共三百六十六日，合于《尚书·尧典》的"期三百有六旬有六日"。而且，在太一移宫之日，即冬至、立春、春分等八节，"天必应之以风雨，以其日风雨则吉，岁美民安少病矣。先之则多雨，后之则多汗（旱）"。八风的虚实邪正也是根据太一居宫期间的风向来判断："风从其所居之乡来为实风，主生长，养万物；从其冲后来为虚风，伤人者也，主杀主害者。"小周期太一从冬至之日起居于叶蛰，但每日又有所游，按照九宫一至九的次序，第二日游于玄委，第三日游于仓门，第四日游于阴洛，第五日到中宫，第六日游于新洛，第七日游于仓果，第八日游于天留，至第九日又回到叶蛰。居其他宫时，依此类推。故原文说："太一日游，以冬至之日始居叶蛰之宫，数所在，日徙一处，至九日复反于一。常如是无已，终而复始。"小周期同样有数术的意义，故原文又说："太一在冬至之日有变，占在君。太一在春分之日有变，占在相。太一在中宫之日有变，占在吏。太一在秋分之日有变，占在将。太一在夏至之日有变，占在百姓。所谓有变者，太一居五宫之日，病风折树木、扬沙石。"此指小周期而言，因为大周期没有中宫。太一居于一宫而游于九宫，所谓二分二至实指在四正位置的宫，加上中宫便是原文的五宫。在五宫中一宫之日有变，即有折树木、扬沙石的暴风，分别应于君、相、吏、将或百姓。文中还有一种占吉凶的方法："是故太一入徙，立（位）于中宫，乃朝八风以占吉凶也。"此又是就小周期而言，根据太一入徙于中宫之日，观察风所自来，以定吉凶，与八风虚实邪正的判断并不相同。

《灵枢·九宫八风》所讲的是依太一行九宫的原理，以八风为占的数术。至于八种虚邪之风对于人体的损害，则又构成了八风八脏的理论，即冬至吹南风，病在心与脉；立春吹西南风，病在脾与肌肉；春分吹西风，病在肺和皮肤；立夏吹西北风，病在小肠；夏至吹北风，病在肾和骨；立秋吹东北风，病在大肠；秋分吹东风，病在肝与筋；立冬吹东南风，病在胃和肌肉。《素问·金匮真言论》有"天有八风，经有五风，八风发邪，以为经风，触五脏，邪气发病"的论述，八风八脏则演变为八风五脏之论。

《灵枢·九宫八风》对八风名称的描述为："风从南方来，名大弱风……风从西南方来，名曰谋风……风从西方来，名曰刚风……风从西北方来，名曰折风……风从北方来，名曰大刚风……风从东北方来，名曰凶风……风从东方来，名婴儿风……风从东南方来，名曰弱风。"而易学八风之名为广莫风（对应北方坎位）、条风（对应东北方艮位）、明庶风（对应东方震位）、清明风（对应东南方巽位）、景风（对应南方离位）、凉风（对应西南方坤位）、阊阖风（对应正西方兑位）以及不周风（对应西北方乾位）。两套八风之名虽不同，而其实质则是一致的，都与八卦"卦气"说有内在的联系，因为两套八风系统都与四时八节及后天八卦方位有联系。当然，两套八卦八风说也不尽相同，有学者认为其区别以下：其一，《黄帝内经》的八风说在日期划分上更为缜密，除乾（又称天门）巽（又称地户）所配折风（不周风）与弱风（清明风）各主 45 日外，其余六方风则各主 46 日，合之共计 366 日；而《易》之八卦"卦气"说之八风每方风皆主 45 日，合之共计 360 日。前者更接近实际的一岁之数。其二，二者候气之法不同。《黄帝内经》主张以八节交节之日以当日是否风调雨顺来占断民疾，并称"先之则多雨，后之则多旱。"而《易》之八卦"卦气"说则以八节交节之日，于相应的时辰候气出之左右。并据气至之早晚定气的盛衰：未当至而至则气盛，当至不至则气虚，并进而本天人之气相通之理，将自然之气（天气）之虚实与人体经脉之虚实相配。如《易纬·通卦验》云："冬至广莫风至……其当至不至，则……人足太阴脉虚，多病振寒，未当至而至，则人足太阴脉盛，多病暴逆，胕胀心痛，大旱，应在夏至。"其三，二者取象倾向不同。《黄帝内经》八风说以五行取象推断疾病。如"风从南方来，名曰大弱风。其伤人也，内舍于心，外在于脉，气主脉。"（《灵枢·九宫八风》），心、脉、热都属五行之火象。而《易》之八卦"卦气"说则多取八卦之象占断事理。如"春分，震风至，震风不至，则雷震毁舟；巽风至，则制作失度；坎风至，则阴遏阳，有谋不成；离风至，则孕女不育；艮风至，则小人擅威；兑风至，则谗谀行，媚诣用；乾风至，则父谋其子，君谋其臣"（《易纬·通卦验补遗》）。其中，雷为震象，制作为巽象，阴谋为坎象，孕女为离象，小人为艮象，口舌、谗谀为兑象，父、君为乾象等[1]。

[1] 张文智.《黄帝内经》中的易学象数学——兼论医、《易》思维理路之异同 [J].周易研究，2004（1）：15-24.

（三）身形九部禁忌说

《灵枢·九针论》则提出身形应九宫、九野之说："左足应立春，其日戊寅己丑；左胁应春分，其日乙卯；左手应立夏，其日戊辰己巳；膺喉首头应夏至，其日丙午；右手应立秋，其日戊申己未；右胁应秋分，其日辛酉；右足应立冬，其日戊戌己亥；腰尻下窍应冬至，其日壬子；六腑膈下三脏应中州，其大禁，大禁太一所在之日及诸戊己。凡此九者，善候八正所在之处，所主左右上下身体有痈肿者，欲治之，无以其所直之日溃治之，是谓天忌日也。"这里所述身体部位、节气、方位三者之间的对应关系，乃是两臂、两腿张开后，头南尻北之 俯卧平面图。故左足位东北方应立春，左胁位东方应春分，左手位东南方应立夏，头位南方应夏至，右手位西南方应立秋，右胁位西方应秋分，右足位西北方应方立冬，尻位北方应冬至，六腑及膈下肝脾肾三脏应中州（图3-15）。

人身九部与天之九野相应，天上的"太一"按八节顺移九宫，那么，与之相应的人身之"太一"按八节顺移九部，当天之"太一"行到某宫时，人身之"太一"也行至相应的部位。"太一"为天之贵神，不可触犯，人身之"太一"为人身贵神也不可触犯，因此当"太一"行至某宫时，其所对应的人体部位就不可针刺，即使有痈肿需要治疗，也不能在该部位对应的"太一"到宫之日刺溃。图3-15以干支标志人体各部刺禁日，就日支而言，子、午、卯、酉居四正之宫，寅申、丑未、辰戌、巳亥两两相对居四维之宫；日干则以壬、丙、乙、辛居四正之宫，戊、己居四维之宫。日干支在各宫的分布则依干支的五行属性而定，故从五行而论，这些日子都是各节中的王日，若从丛辰的角度看，这些日子又是各节所当月份的建日（即月建），月建为月中贵神，不可触犯，故人身相应部位在月建所在之日亦不可针刺。此外，因"太一"治中宫，中央属土，故凡是五行属土的日子"诸戊己"之日，皆为"天忌日"，如《类经》卷九所言："盖戊己属土，虽寄王于四季，而实为中宫之辰，故其气应亦如太一。"从上述可以看出《灵枢·九针论》"太一天忌日"之说来源于对古代太一九宫占星术，其内容所反映的术数身体观已不辨而自明。

巽四 左手 立夏 戊己 辰巳	离九 膺喉首头 夏至 丙午	坤二 右手 立秋 戊己 申未
震三 左胁 春分 乙卯	中五 肝脾肾 太一所在日及戊己	兑七 右胁 秋分 辛酉
艮八 左足 立春 戊己 寅丑	坎一 腰尻下窍 冬至 壬子	乾六 右足 立冬 戊己 戌亥

图3–15　身形应八卦九宫时空图

（四）针具之九针说

九针的发明亦以"九"数为模式，《灵枢·九针论》明确指出："九（针）者，天地之大数也，始于一而终于九。""夫圣人之起天地之数也，一而九之，故以立九野……以针应数也。"《灵枢·玉版》也说："余以小针为细物也，夫子乃言上合之于天，下合之于地，中合之于人。"《素问·针解》论"九针上应天地四时阴阳"说："夫一天、二地、三人、四时、五音、六律、七星、八风、九野，身形亦应之。针各有所宜，故曰九针。人皮应天，人肉应地，人脉应人，人筋应时，人声应音，人阴阳合气应律，人齿面目应星，人出入气应风，人九窍三百六十五络应野。故一针皮，二针肉，三针脉，四针筋，五针骨，六针调阴阳，七针益精，八针除风，九针通九窍，除三百六十五节气，此之谓各有所主也。"（表3-3）这说明针具之有九种，主要是出于天人相应的观念，针数合于术数，而从"象"的角度而言，九针则是取象于天、地、人、时、音、律、星、风、野的结果，此亦反映了以象数为中介的原始思维的特点。

表3-3　九针数术类比及形制作用表

九针	术数类比	人体与天地自然相应	针形	功能
镵针	一天，皮应天	天者，阳也，五脏之应天者肺。肺者，五脏六腑之盖也；皮者，肺之合也，人之阳也	大其头而锐其末	针皮
圆针	二地，肉应地	人之所以应土者，肉也	筩其身而卵其锋	针肉
锃针	三人，脉应人	人之所以成生者，血脉也	大其身而员其末	针脉
锋针	四时，筋应时	时者，四时八风之客于经络之中，为瘤病者也	筩其身而锋其末	针筋
铍针	五音，声应音	音者，冬夏之分，分于子午，阴与阳别，寒与热争，两气相搏，合为痈脓者也	其末如剑锋	针骨

九针	术数类比	人体与天地自然相应	针形	功能
圆利针	六律，阴阳合气应律	律者，调阴阳四时而合十二经脉，虚邪客于经络而为暴痹者也	尖如氂，且员如锐，中身为大	针调阴阳
毫针	七星，齿面目应星	星者，人之七窍，邪之所客于经，而为痛痹，合于经络者也	尖如蚊芒喙	针益精
长针	八风，出入气应风气	风者，人之股肱八节也。八正之虚风，八风伤人，内舍于骨解腰脊节腠理之间，为深痹也	长其身，锋其末	针除风
大针	九野，九窍三百六十五络应野	野者，人之节解皮肤之间也。淫邪流溢于身，如风水之状，而溜不能过于机关大节者也	尖如挺，其锋微员	通九窍，除关节间邪气

上述天人类比的解说，显示了术数的身体观，以宇宙时空现象比附人之身形，而针具的制作亦随之呈现不同形态。张志聪《灵枢集注·九针论》说："此篇论九针之道，应天地之大数，而合之于人。人之身形，应天地阴阳而合之于针，乃交相输应者也。"古代医家认为针具之发挥效应，在于医者能顺乎天地阴阳之变化，治神以候气至。人身之气血变化与四时寒暑、月之盈亏的节律相应，因此，针具的选择与使用必须遵循因天时而调气血的术数法则。

从"数"的角度而言，在中国传统文化中，从一到十的十个自然数，作为模式数字均有所应用，杨希牧[1]研究指出："十个天地之数，个别而言，虽非必狭义的均指言天地，却可泛指天象地理。例如，一可指太一、太极，或天帝，二指两仪即天帝阴阳，三指三才、三辰，四指四方、四极即大地，五指五行、五星，六指六合即

---

[1] 杨希牧.先秦文化史论集［M］.北京：中国社会科学出版社，1995：622.

宇宙，七指七宿，八指八极、八表、八风，九指九天、九野，十指十日、十干。"故叶舒宪等[1]将这种自然数称为神秘数字，认为从神秘数字的模式作用看，引申类型所生成的无穷的神秘用法，虽有不同的文化底蕴，多脱胎于天人合一的同构关系。由于这些自然数在中国传统文化乃至科学技术中起着模式的作用，我们也不妨称为模式数字。总括以上所论，已经涉及数字一（气、太极模式）、二（阴阳模式）、三（三才模式）、四（四时模式）、五（五行模式）、九（九数模式），"六"与三阴三阳有关，"八"在太一行九宫中有所论及，"七"在本丛书之一的《中医学的科学文化研究》中已有专门讨论，故在此不再重复。

八、其他模式

作为中医学建构理论、诊治疾病、推测死生预后的模式，除上述所论外，还有"天六地五"模式、十二月模式，在此亦予以简单讨论。

（一）"天六地五"模式

"天六地五"，是春秋时期就已经出现的一对神秘数字，《左传・昭公元年》记载，公元前541年，晋侯求医于秦，秦伯派医和去给晋侯诊病，医和分析其病因时指出："天有六气，降生五味，发为五色，征为五声。"《国语・周语下》则概括为："天六地五，数之常也。"《汉书・律历志》进一步论述说：

---

[1]　叶舒宪，田大宪.中国古代神秘数字[M].西安：陕西师范大学出版社，2018：7.

"传曰：天六地五，数之常也。天有六气，降生五味。夫五六者，天地之中合，而民所受以生也。故日有六甲，辰有五日，十一而天地之道毕，言终而复始也。""天六地五"的神秘数字，可能从天干地支而来，与当时的历法内容有关。天干有十，地支有十二。早在殷商时期已用于纪日，后又用于纪月、纪年，干支相配六十为一循环周期，其中天干只能循环六次，地支只能循环五次，而形成"天六地五"之数。这种神秘的数字观念，作为一种信念影响着医家对经脉学说的第一次整合，对他们而言，人化天数而成，其核心构造万不可不副天数，人体的经脉也应该是五条阴脉和六条阳脉。因此，他们以太少阴阳四条经脉为基础，加入阳明脉和厥阴脉，形成了一个五阴六阳的经脉体系。

1. "天六地五"模式与五脏六腑

《素问·金匮真言论》说："人身之脏腑中阴阳……肝、心、脾、肺、肾五脏皆为阴，胆、胃、大肠、小肠、膀胱、三焦六腑皆为阳。"这种五脏六腑十一脏或十一脏腑之说，在《黄帝内经》居于主导地位，也为后世医家所遵从，成为中医学对脏腑分类的规范。至于五脏六腑之间的关系，在《黄帝内经》中又有两种表述方式：一是《素问·六节藏象论》将十一脏腑的功能与四时阴阳相结合，认为心通于夏气，肺通于秋气，肝通于春气，肾通于冬气，而脾、胃、大肠、小肠、三焦、膀胱为至阴之类，通于土气，并提出"凡十一脏取决于胆"。后世对此段原文特别是"十一脏取决于胆"的理解，争议较大。目前被大多数学者认同的观点为"十一"乃"土"字之误，古书竖排，把一个字误认或误写为两个字的现象，在古书传抄过程中并非罕见，本段原文论述脾时，强调了脾与胃、大肠、小肠、三焦、膀胱等传化之腑的关系，因为胆不直接"化糟粕，转味而入出",故特补上"凡土脏取决于胆"一句,指出了胆与"土脏"之间的内在联系,对胆属于六腑而不属传化之腑做了说明。二是运用阴阳五行学说及经络理论等,将五脏与六腑分别一一配属,构成脏腑表里配合关系,即《灵枢·本输》所说之肺合大肠、心合小肠、肝合胆、脾合胃、肾合膀胱,由于五、六之间不能配齐,对此《灵枢·本输》认为:"三焦者,中渎之腑也,水道出焉,属膀胱,是孤之腑也。"《灵枢·本脏》则进一步说:"肾合三焦、膀胱。"

从五行学说的角度而言,人体脏腑分类应为五脏五腑之说;从经络理论而言,十二经脉络属脏腑应构成六脏六腑之说。但上述分类方法并未在中医藏象学说中居于主导地位,而五脏六腑说之所以能够成为脏腑分类学说的规范,究其原因,仍与"天六地五"模式有关。《难经·三十八难》曾提出了"脏唯有五,腑独有六者,何也"的问题,其答案曰:"所以腑有六者,谓三焦也。"此解释并未真正说明腑何以为六,脏何以为五的问题,而且与《难经·三十九难》所提"经言腑有五,脏有六者"的问题自相矛盾。《难经集注》的解释可谓一语道破真谛:"其言五脏六腑者,谓五脏应地之五行,其六腑应天之六气,其天之六气,谓三焦为相火,属手少阳,故言腑独有六也。"《白虎通·五行》也说:"人有五脏六腑何法?法五行六合也。"《灵枢·经别》则指出:"余闻人之合于天道也,内有五脏,以应五音、五色、五时、五味、五位也;外有六腑,以应六律,六律建阴阳诸经而合之十二月、十二辰、十二节、十二经水、十二时、十二经脉者,此五脏六腑之所以应天道。"可见,五脏六腑说的形成乃是人体脏腑与天道相应的产物。

2. "天六地五"模式与十一经脉

在战国秦汉之际，经脉学说大致经过了十一脉学说、十二经脉学说、奇经八脉学说和二十八脉学说的演变。马王堆帛书《足臂十一脉灸经》《阴阳十一脉灸经》及张家山简书《脉书》所记载的经脉数都为十一条，《黄帝内经》中也有一些篇章所述经脉为十一脉，即五条阴脉和六条阳脉，缺少十二经脉中的手厥阴经脉。这种阳六、阴五的十一脉学说的建构，廖育群[1]认为它不是一种经脉学说尚未完善的结果，而是按照"天六地五"这种阴奇阳偶的数术观念决定的。廖氏的观点揭示了十一脉学说的建构与"天六地五"这一模式数字的关系。

"天六地五"的数字信念，不仅影响了经脉学说的建构，在中医理论的其他方面也有所反映。如经脉本输的数目，阴经各有井、荥、输、经、合五穴，而阳经于五输之外，另置一"原"穴凑成六穴。如《灵枢·九针十二原》说："五脏五腧，五五二十五腧；六腑六腧，六六三十六腧。"运气学说中也反映了"天六地五"的思想，《素问·天元纪大论》指出："天以六为节，地以五为制。"

（二）十二月模式

十二经脉学说是继十一脉学说之后经脉学说的第二次整合，《灵枢·经脉》篇为其代表作。经脉之数定为十二，一方面是为了满足以三阴三阳模式建构经脉学说，形成经脉"阴阳相贯，如环无端"（《灵枢·营卫生会》）的循环理论；另一方面，更为重要的是由于在"天人合一"观念之下，"十二"之数与四时、四海、十二月、十二

[1] 廖育群.岐黄医道[M].沈阳：辽宁教育出版社，1991：187.

经水相配，能建立天人之间较为稳定的结构。

首先，在《帛书》十一经脉体系中，经脉的循行基本是单向的、向心的，而没有气血的流注关系，而《灵枢·经脉》中十二经脉的循行方向六条向心、六条离心，且各经脉首尾相接，循环无端，这一体系构建无疑是受古代宇宙理论与天体运行规律的启示。十二经脉以阳降阴升、阴阳相贯的形式运行，与天地阴阳形成同构的关系，即"常营无已，终而复始，是谓天地之纪"。王逵《蠡海集》言："天之气为阳，阳必降；地之气为阴，阴必升。故人身手足三阳，自手而头，自头而足；手足三阴自足而脑腹，自脑腹而至于手，此阳降而阴升也。"指出手足十二经脉的循行就是天地阴阳二气阳降阴升在人体的体现。同时古人观测到日、月在黄道上环周不休作周日与周年视运动，自然将十二经脉首尾相连，使经气环流不息，如环无端，以象日月之行，正如《灵枢·脉度》所言："气之不得无行也，如水之流，如日月之行不休，故阴脉荣其脏，阳脉荣其腑，如环之无端，莫知其纪，终而复始。"

其次，《左传·哀公七年》说："周之王也，制礼上物不过十二，以为天之大数也。""天之大数"的神圣性质，反映了十二与古代天象的密切联系，张政烺[1]认为"十二是天之大数首先是从十二月来的"。《周礼·春官·宗伯》曰："冯相氏，掌十有二岁、十有二月、十有二辰、十日、二十八星之位，辩其叙事，以会天位。"岁、月、辰虽为三种东西，运

[1] 张政烺."十又二公"及其相关问题[J].//国学今论[M].沈阳：辽宁教育出版社，1991：85.

行方法也不一样，但同为十二之数，则使十二为天之数的观念更加确立。《礼记·礼运》说："五行之动，迭相竭也。五行、四时、十二月，还相为本也；五声、六律、十二管，还相为宫也；五味、六和、十二食，还相为质也；五色、六章、十二衣，还相为质也。"这里，月、管、食、衣，皆以十二为纪，把十二之数提到理论的高度，已经视做自然规律，因而也成为中国古代许多文化现象、文化模式的规范和依据。如历法有十二支，占卜有十二神，明堂分十二室，京城有十二门，冕服纹饰分十二章纹，音乐分十二律，吕不韦著《吕氏春秋》以"十二纪"记十二月，司马迁《史记》仿《吕氏春秋》"十二纪"而作"十二本纪"，为示神圣庄严，内容不足则杂凑，过多则采取压抑的办法，以多报少。那么，按照"天人合一"的逻辑，人秉天而行，天为人立法，因此《淮南子·天文训》说："天有四时以制十二月，人亦有四肢以使十二节。"《素问·阴阳别论》则指出："人有四经十二从……四经应四时，十二从应十二月，十二月应十二脉。"《灵枢·五乱》也说："经脉十二者，以应十二月。"《灵枢·经别》更明确地指出："阴阳诸经而合之十二月、十二辰、十二节、十二经水、十二时，十二经脉者，此五脏六腑之所以应天道也。"并由此产生了诸多由数字十二而构成的人体组织，如"人有大谷十二分"、"天有阴阳，人有十二节"、十二经别、十二经筋、十二皮部等。《素问·脉解》也以汉代盛行的十二辟卦来解释经脉病症的机理。由此可见，十二经脉学说的建构，明显受到了古人数字信念的影响，经脉之数不足十二则凑足，超出十二时则去除而另立一类。如《黄帝内经》对于督脉、任脉、冲脉这类位于前后正中线的脉已有较完整、具体的记载，而且对跻脉左右对称分布、循行部位及病候均有明确论述，与经脉的性质完全相符，由于受十二这一"天之大数"的限制，而只能另立"奇经八脉"以统之。

（三）大衍之数模式

《灵枢》提出营卫之气在人体昼夜循行五十周次，并提出诊脉五十动的问题，何以为"五十"，历代医家均依据《灵枢·五十营》所提供的人体经脉总长度、一息气行度数、一昼夜呼吸次数等数据加以随文演义，忽略了相关数据的真实来源以及其中存在的逻辑矛盾。其实营卫循行五十周次并不是根据上述数据计算所得，而是依据大衍之数模式推演的结果，上述数据反过来是为了满足大衍之数五十而人为安排的结果。

1. 大衍之数研究概况

大衍之数，出自《易传·系辞上》："大衍之数五十，其用四十有九。分而为二以象两，挂一以象三，揲之以四以象四时，归奇于扐以象闰，五岁再闰，故再扐而后挂。天数五，地数五，五位相得而各有合。天数二十有五，地数三十，凡天地之数五十有五，此所以成变化而行鬼神也。"这段关于卜筮的话把数字与天地、历法、八卦联系在一起，建立了一套数的宇宙观和思想体系，对后世中国的学术产生了巨大的影响。

自汉至今，历代易学家对《易传》提出的大衍之数做过种种猜测，众说不一，仍然是易学史上一个悬而未决的问题。关于大衍之数的争议，涉及大衍之数提出的时代、大衍之数与天地之数的关系、大衍之数五十的缘由以及为什么实际占筮只用49根蓍草等诸多问题。

（1）大衍之数提出的时代

关于大衍之数提出的时代问题，与长沙马王堆汉墓出土帛书《系辞》相关联。由于帛书《系辞》无今本《系辞传》的"大衍之数"章，故张政烺[1]认为今本"大衍之数"章大约是后加的，是西汉中期的作品。李学勤[2]通过分析《论衡·卜筮》篇和《汉书·律历志》的记载，特别是分析"大衍之数"章文字的内容和形式都与《系辞》其他各章融合无间，他认为该章大概在《系辞》形成的时期即已存在。廖名春[3]则进一步通过分析"天一、地二……"句同"大衍之数"章的逻辑关系，通过引征熹平石经、子夏《易传》等材料，证明在西汉中期以前，《系辞》中就有"大衍之数"章了。张岱年[4]考证认为《系辞》的基本部分是战国中期的作品，著作年代在老子以后，惠子、庄子以前。刘大钧[5]赞同张岱年的看法，并补充论证认为《系辞》的写成，当稍早于惠子、庄子，或者与之同时。由此可见，大衍之数的提出，当在西汉以前，有可能为战国中晚期。

（2）大衍之数与天地之数的关系

《易传·系辞上》在提出大衍之数的同时，又提出"天地之数"的概念，而所谓天地之数，即《系辞上》所论"天一、地二，天三、地四，天五、地六，天七、地八，天九、地十"之数，即天数1、3、5、7、9，和为25；地数2、4、6、8、10，和为30，此

[1] 张政烺.试释周初青铜器铭文中的易卦[J].考古学报,1980（4）:403-415.
[2] 李学勤.帛书《系辞》略论[J].齐鲁学刊,1989（4）:17-20.
[3] 廖名春."大衍之数"章与帛书《系辞》[J].中国文化,1994（9）:37-42.
[4] 张岱年.中国哲学发微[M].太原:山西人民出版社,1981:364-388.
[5] 刘大钧.周易概论[M]成都:巴蜀书社,2016:9-10.

即上文所言"天数二十有五，地数三十，凡天地之数五十有五"。以 10 个自然数作为天地之数，大概与人类对数的认识有关，就十进制的数字演化而言，"十"是循环计数的终结。如《国语·周语》言："若国亡，不过十年，数之纪也。夫天之所弃，不过其纪。"《汉书·律历志》说："数始于一，终于十。"《春秋繁露·阳尊阴卑》说："天之大数，毕于十旬。旬天地之间，十而毕举；旬生长之功，十而毕成。十者，天数之所止也。古之圣人，因天数之所止，以为数纪，十如更始。"《说文解字》言："十，数之具也。"《素问·六节藏象论》王冰注："十者，天地之至数也。"《系辞传》孔颖达疏说："天一、地二，天三、地四，天五、地六，天七、地八，天九、地十，至十而至，是数满于十也。"《左传·僖公十四年》孔颖达疏说："十是数之小成。"纪、终、满、具、至等，都是说十是数的一个周期的完成、终结和齐全、圆满。至于说十是数之小成，则是从更长、更大的周期而言。原始时代的先民屈指计数，每个手指都逐一用过一遍，这就是"数终于十"；从头再来一遍，就又开创了一个"数之纪"；如此不断地周而复始，每数一十，都是一次"数之小成"。不仅中国古代如此，亚里士多德《形而上学》记述公元前六世纪初期的毕达哥拉斯学派的观点说："他们认为十这个数目是完满的，包括了数目的全部本性"。

至于此大衍之数五十与天地之数五十五之关系，历代学者的认识并不一致，主要有两种观点：一是认为大衍之数即天地之数，当为"五十有五"。早在汉唐时代的文献中，已有"大衍之数五十有五"的记载，北宋学者胡瑗《周易口义》指出："按此大衍之数当有五十有五……今经文但言五十者，盖简编脱漏矣。"今人金景芳先生[1]明确指出："大衍之数五十"有脱文，当作"大衍之数五十有五"，脱"有五"二字。大衍之数，即下文"成变化而行鬼神"之"天地之数"。并进一步解释大衍之数的含义谓："衍"者，推演。"大衍"者，言其涵盖一切，示与基数之十个数字有别，盖数之奇偶，分天分地，犹卦之两仪，有一有--。衍成基数，犹《乾》《坤》等之八卦，只属小成，而不足以应用者也。迨"参天两地"而成"五十有五"，则可应用之以"求数""定爻""成卦"，乃"成变化而行鬼神"，因以大衍名之。不然，则此处"五十"为无据，而下文"五十有五"为剩语，"絜静精微"（《礼记·经解》）之教，断无此种文例也。廖名春[2]也认为，无论从文义出发，还是从文献记载出发，"大衍之数"即"天地之数"都可谓有理有据，应为定论。陈恩林[3]、马金亮等[4]加以补充论证，都认同大衍之数就是天地之数，"大衍之数五十"是"大衍之数五十有五"的脱文。汉魏易学家也多把两者看成是一事，虽不悟"大衍之数五十"为脱文，但认为"大衍之数"是"天地之数"的蓍卦之数，也与事实接近。大衍筮法从五十五根蓍草中所拿出的六根蓍草，恰好可以用来"布六爻之位"，是为"自然之妙"。由此可见，大衍之数五十有五，是

---

[1] 金景芳.学易四种［M］.长春：吉林文史出版社，1987：56.

[2] 廖名春."大衍之数"章与帛书《系辞》［J］.中国文化，1994（9）：37–42.

[3] 陈恩林，郭宁信.关于《周易》"大衍之数"的问题［J］.中国哲学史，1998（3）：42–47.

[4] 马金亮，丁鼎.大衍之数"五十有五"说补证［J］.周易研究，2015（2）：32–39.

中医模型化推理研究·第三章 中医模式化推理

现代学者的主流认识。二是认为大衍之数为五十，不同于天地之数。从经、史、子、集中有关"大衍之数"的论述来看，此观点占主流地位。如《白虎通·嫁娶》曰："男三十而娶，女二十而嫁……合为五十，应大衍之数，生万物也。"孔颖达在《周易正义》中引述京房、马融、荀爽的观点论述大衍之数也为五十。韩康伯《易·系辞》注引王弼谓："演天地之数，所赖者五十也。其用四十有九，则其一不用也。"北宋邵雍、南宋朱熹也持此说。今人金志友[1]认为，大衍之数50，其实质是最大的五行生数5与最大的五行成数10之间，按照"相乘方式的相合作用"形成的结果，是用来表达时空纵横方位范畴的一切现象之能生能成的最大衍化周期数。欧阳维诚[2]认为，大衍之数五十，可能来自天地之数。因为"设卦"是借助天地进行的，蓍数自然也要配合天地之数。但天地之数分别是25与30，两者不相匹配，为了相对相称，所以地数也只取25，所以大衍之数以取50为宜。于成宝[3]认为《系辞》作者并不是仅从占筮的角度去讲筮法，而是企望在《系辞》中能对大衍筮法所蕴涵的宇宙哲理予以系统化的诠释，循着与《系辞》作者一样的眼光去看大衍之数，就当承认大衍之数为五十。

[1] 金志友.《周易》大衍之数探解［J］.学理论，2014（9）：40-41.
[2] 欧阳维诚.思维模式视野下的易学［M］.广州：华南理工大学出版社，2017：140.
[3] 于成宝.《周易》"大衍之数"略论［J］.求索，2007（10）：151-152，144.

（3）大衍之数五十的缘由

大衍之数何以取五十，自汉至今，众说不一，大致可归纳为以下几类：①五十是大衍之数所象征的一组重要事物的特征数之和。如《汉书·律历志》谓："是故元始有象一也，春秋二也，三统三也，四时四也，合而为十，成五体，以五乘十，大衍之数也。而道据其一，其余四十九，所当用也。"即 50=［1（太极）＋2（春秋）＋3（三统）＋4（时）］×5。孔颖达《周易正义》引京房说："五十者，谓十日，十二辰，二十八宿也，凡五十。其一不用者，天之生气，将欲以虚来实，故用四十九焉。"孔颖达疏引马融说："《易》有太极谓北辰也，太极生两仪，两仪生日月，日月生四时，四时生五行，五行生十二月，十二月生二十四气，北辰位居不动，其余四十九转运而用也。"按照此说，五十是由太极一、两仪二、日月二、四时、五行、十二月、二十四节气相加之和。②五十是八卦的爻数或特征数之和。如孔颖达疏引荀爽说："卦各有六爻，六八四十八，加乾、坤二用，凡有五十。乾初九：'潜龙勿用'，故用四十九也。"即五十是由八经卦的八与每卦六爻的六相乘，再加上乾、坤两卦中的用九、用六而得。李鼎祚《周易集解》引崔憬说："艮为少阳，共数三；坎为中阳，其数五；震为长阳，其数七；乾为老阳，其数九；兑为少阴，其数二；离为中阴，其数十；巽为长阴，其数八；坤为老阴，其数六，八卦之数总有五十。"即五十乃八经卦所对应的数之和。③五十是从河图天地数、生成数中导出的。如朱熹《周易本义》说："大衍之数五十，盖以河图中宫，天五乘地十而得之，至用以筮，则止用四十有九，盖皆出于理势之自然，而非人之知力所能损益也。"尚秉和《周易尚氏学》也持此观点，他指出："五十既为极数，故大衍以此为本也。《太玄》玄图云：一与六共宗，二与七共朋，三与八成友，四与九同道，五与五相守。正五十也。孔子曰五十以学《易》，正谓此也。"④大衍之数是由天地之数五十五所导出。如郑玄云："天地之数，五十有五，以五行气通。凡五行减五，大衍又减一，故四十九也。"姚配中[1]也持此说，他认为："天地之数五十五，减其小数五，以象五行，用其大数五十以演卦，故曰大演之数五十。五十者，参天两地，减五亦参天两地，减一象太枢也。"

此外，清·李光地[2]认为："凡方圆可为比例，唯径七者，方周二十八，圆周二十二，即两积相比例之率也……合二十八与二十二，共五十，是大衍之数，函方圆同径两周数。"他还依据"大衍勾股之原图"来说明大衍之数为五十，认为大衍之数与直角三角形的勾股定理有密切的关联。近代杭辛斋[3]认同李光地的说法，并给出大衍之数勾股图。田合禄等[4]则把大衍之数解释为朔望月在一年中运行的特征点规律，即一个朔望月有4个特征点，一回归年为49.5个朔望月单位，取整数为50，即大衍数；其用49者只取实数。

以上解释可谓五花八门，大都是从一些无可验证的形而上学的假定出发，硬凑出五十和四十九两个数字来的。"大衍

[1] 姚配中著，王云五主编.周易姚氏学[M].上海：商务印书馆，1935：249.
[2] 李光地.四库全书·周易折中[M].台北：台湾商务印书馆，1986：546-547.
[3] 杭辛斋.学易笔谈[M].长沙：岳麓书社，2010：204.
[4] 田合禄，田峰.周易与日月崇拜——周易、神话、科学[M].北京：光明日报出版社，2004：363.

之数五十，其用四十有九"，大概只能是古人在长期的数字占筮的过程中摸索所得。欧阳维诚[1]研究认为，数字占筮最后所得筮数应满足随机性原理、等概率原理、变爻原理和最小数原理，在此情况下，用49根蓍草是唯一的最佳选择。它运用了初等数论、组合论、概率论的知识，对一个复杂的数学模型求出了最佳解，其理论之严密与计算之精确都使人叹为观止，因而为我国历代数学家所推崇。

至于占筮为什么只用49根蓍草，上文已有所涉及，况且此问题与中医学的关系不大，故在此不再赘述。

2. 大衍之数与《黄帝内经》营气循行的关系

关于营气在人体循行周次的记载，具体见于《灵枢·五十营》。《灵枢·营卫生会》也说道："营在脉中，卫在脉外，营周不休，五十而复大会。"对于营气何以昼夜循行五十周次，历代医家也只遵循《灵枢·五十营》等所提供的人体二十八脉长度、一息气行度数、一昼夜呼吸次数等数据加以演绎，其中的逻辑矛盾常被忽略不见。廖育群[2]认为《灵枢·五十营》的内容来源于传世本《脉经》所载录的扁鹊脉学，《脉经·诊损至脉第五》云："故人一呼而脉再动，气行三寸，一吸而脉再动，气行三寸。呼吸定息，脉五动。一呼一吸为一息，气行六寸……昼夜漏下水百刻……一刻百三十五息，十刻千三百五十息，百刻万三千五百息。二刻为一度，一度气行一周身，昼夜五十度。"黄龙祥[3]认为《灵枢》将其中的"五十度"改

[1] 欧阳维诚.周易数学原理［M］.武汉：湖北教育出版社，1993：203-216.
[2] 廖育群.重构秦汉医学图像［M］.上海：上海交通大学出版社，2012：174-176.
[3] 黄龙祥.经脉理论还原与重构大纲［M］.北京：人民卫生出版社，2016：16.

为"五十营"，只是为后续营气的出场埋下伏笔。但也没有具体讨论何以为五十周次的问题。而在《灵枢·根结》篇中，又将营气循行五十周次与切脉相联系，指出："一日一夜五十营，以营五脏之精，不应数者，名曰狂生。所谓五十营者，五脏皆受气，持其脉口，数其至也。五十动而不一代者，五脏皆受气……所谓五十动而不一代者，以为常也。"似乎营气循行五十周次是切脉五十动的理论前提，如清·罗美[1]所言："大约经络脉行兼有二义，一以呼行三寸，吸行三寸，其流行日夜为五十荣者，法以五十动而不一代者为占，此从其流行者言也。"但黄龙祥[2]考证认为，《灵枢·根结》这段文字改编自《脉经·诊脉动止投数疏数死期年月》所载扁鹊脉法，将"脉来五十投而不止者，五脏皆受气，即无病"中的"五十投"改为"五十营"，目的是借助营气这个关键概念来构建一个如环无端的血脉运行理论。如此一来，则营气循行五十周次当来源于脉诊之五十动，而不是相反。然而对脉诊何以要候五十动，历代医家也是语焉不详。

通过上述讨论可见，从《易传·系辞上》提出"大衍之数五十"后，宋以前大多予以肯定；宋代学者提出脱文说，认为大衍之数为五十五，现代学者则倾向于大衍之数即天地之数，同为五十五。但从《易传·系辞上》在同一章里提到大衍之数与天地之数来看，天地之数可能为大衍之数的来源，

[1] 清·罗美.内经博议[M].杨杏林校注.北京：中国中医药出版社，2015：23.
[2] 黄龙祥.经脉理论还原与重构大纲[M].北京：人民卫生出版社，2016：17.

以此说明大衍之数的宇宙论依据，而且为了说明大衍筮法符合天地之道，从而为其赋予了律历知识的根据，即"分二"象征两仪，"挂一"象征三才，"揲四"象征四时，"归奇"象征闰月等。而从西汉刘歆始，又提出历法以大衍之数为本，如上引《汉书·律历志》为了说明律历皆有易道的根据，即借大衍之法来说明闰法。东汉末，刘洪造乾象历，"其为之也，依《易》立数，遁行相号，潜处相求，名为乾象历"（《晋书·律历志》）。唐代李淳风认为"然则观象设卦，扐闰成爻，历数之原，存乎此也"（《晋书·律历志》）。"至唐一行专用大衍之策，则历术又本于《易》矣"（《新唐书·历志一》），在一行看来，《易》、律、历三者互通，它们又都统一于数，而《易》才是律与历的根本所在，所谓"是以大衍为天地之枢，如环之无端，盖律历之大纪也"（《新唐书·历志三》）。由此可见，大衍之数对历法思想影响之大，故陈美东[1]评价指出：无论刘歆还是刘洪，他们的数字神秘主义均未脱《易》中的大衍之数一类的窠臼。唐代一行亦深陷其中。这种基于历、律、《易》互通的思想，欲融会贯通之，并使历法披上神圣的色彩，可惜用有限的简单数码毕竟难以圆通十分精细的天文数据，遂沦为画蛇添足之举。

司马迁《史记·律书》说："律历，天所以通五行、八正之气，天所以成熟万物也。"东汉班固《汉书·艺文志》则指出："历谱者，序四时之位，正分至之节，会日月五星之辰，以考寒暑杀生之实。故圣王必正历数，以定三统服色之制，又以探知五星日月之会，凶厄之患，吉隆之喜，其术皆出焉。此圣人知命之术也。"说明历法具

[1] 陈美东.中国古代天文学思想［M］.北京：中国科学技术出版社，2007：556–559.

有序正时节，以顺应气候的寒暑变化，生物的成长、衰亡规律等功能。而中医对营卫气血循环运行的认识，本身就是基于中国古代天文历法知识类推的结果[1]。历法的目的是探讨自然时序，而中医学强调生命活动必须遵循时序的变化，从人与天地相参的角度而言，大衍之数作为确定自然时序的内在根据，自然也就成了生命活动的规制之数。由此可见，《黄帝内经》所言营气循行还是诊脉之五十数，极有可能是以大衍之数五十为基础推演所得，是术数模式推演的结果。而所有人体二十八脉长度、一息气行度数、一昼夜呼吸次数等数据，均是为了满足昼夜50周次这一前提的人为精密设计，与实际测量毫无关系。

3.《黄帝内经》营气循行数据分析

《灵枢·五十营》在论述人体营气运行度数时，引入了一组数据，即人体经脉的长度为16.2丈、一息气行0.6尺、昼夜呼吸次数为13500息，对此我们可加以具体分析。首先，《灵枢·五十营》从天人合一的角度提出："日行二十八宿，人经脉上下、左右、前后二十八脉，周身十六丈二尺，以应二十八宿。"而人体实际的经脉数十二经脉24条，若加上奇经八脉则有36条之多，远远超出了28脉之数，可见二十八脉的取舍也是一种人为的设计，纯粹为了满足应和天道二十八宿之数，由此又引起了《灵枢·脉度》中跷脉"男子数其阳，女子数其阴，当数者为经，其不当数者为络也"的

[1] 邢玉瑞.黄帝内经理论与方法论[M].第2版.西安：陕西科学技术出版社，2005：210.

逻辑矛盾。其次，经脉总长 16.2 丈，可以从一息气行 0.6 尺、昼夜呼吸次数为 13500 息及昼夜循行 50 周次推算而得；另一方面，也隐含着"人以九九制会"的思想，即经脉左右各一，那么人体一侧经脉的长度 8.1 丈，恰合九九之数。故廖育群[1]认为各脉的长度不是根据"实际测量"，而是基于"精密计算"。第三，正常成年人每分钟呼吸 16 ~ 20 次，那么一昼夜的呼吸次数为 23040 ~ 28800 次，《灵枢·五十营》提出为 13500 次，也是为了满足其术数推演的需要，其中一息气行 0.6 尺之数，源于"人一呼，脉再动，气行三寸，一吸，脉亦再动，气行三寸，呼吸定息，气行六寸"。卓廉士[2]认为气行从三开始，然后以三的倍数递增，共行五十营于身，合于三五之数；气行一周二百七十息，合于三九之数；气行五十周，"凡行八百一十丈"（16.2×50 = 810），正合九九之数。由此可见，《灵枢·五十营》为计算营气循行周次的所有数据，均不是根据"实际测量"，而是基于"精密计算"，即在确定了营气昼夜循行五十周次的前提下，再依据天人合一的术数模式，以推演确定相关数据，最终以满足五十周次的推算。《灵枢·五十营》所言"气行交通于中，一周于身，下水二刻"，以及《卫气行》"卫气之行，一日一夜五十周于身"的论述，也莫不如此。

综上所述，《易传·系辞上》提出"大衍之数五十，其用四十有九"当在西汉以前，有可能为战国中晚期，应早于《黄帝内经》有关营卫循行五十周次的论述。大衍之数五十，可能来自天地之数，

[1] 廖育群.重构秦汉医学图像［M］.上海：上海交通大学出版社，2012：177.

[2] 卓廉士.从古代数术看经脉长度与营气流注［J］.中国针灸，2008,28（8）：591-595.

以此说明大衍之数的宇宙论依据，因此对后世历法、数学等都有着深刻影响。从人与天地相参的角度而言，大衍之数作为确定自然时序的内在根据，自然也就成了生命活动的规制之数。因此，《黄帝内经》所言营气循行还是诊脉之五十数，可能是以大衍之数五十为基础的术数模式推演的结果。《灵枢·五十营》所提供的可以计算营气运行周次的数据，均是为了满足 50 周次这一前提的人为精密设计，与实际测量毫无关系。诚如亚里士多德在《形而上学》中对公元前 6 世纪初期毕达哥拉斯学派评述所说："数学的本原就是万物的本原……由于他们在数目中间见到了各种各类和谐的特性与比例，而一切其他事物就其整个本性来说都是以数目为范型的，数目本身则先于自然中的一切其他事物，所以他们从这一切进行推论，认为数目的元素就是万物的元素，认为整个的天是一个和谐，一个数目。因此，凡是他们能够在数目和各种和谐之间指出的类似之处，以及他们能够在数目与天的特性、区分和整个安排之间指出的类似之处，他们都收集起来拼凑在一起。如果在什么地方出现了漏洞，他们就贪婪地去找个东西填补进去，使它们的整个系统能够自圆其说。"[1]

以上将中医推理模式分为气、太极、阴阳、三才、四时、五行、九数等加以介绍，也只是为了方便讨论，其实上述模式之间就存在着密切的内在关联，如元气与太极都涉及万物本原的问题，阴阳、五行都与气密切相关，可视为对气的功能的一

---

[1] 北京大学哲学系外国哲学史教研室.西方哲学原著选读（上卷）[M].北京：商务印书馆，1981：19.

种划分，四时、五行、十二月模式都涉及宇宙万物运动的时间节律性等；另一方面，上述推理模式也常常在中医学中被加以综合应用，如寸口脉脏腑配位理论的形成，即是在天、地、人三才模式的基础上，根据脏腑在人体所在位置及寸口诊脉部位的上下对应原则，结合部位阴阳属性的划分及同气相求的归类方法，推演而形成的诊察脏腑病证的诊断方法[1]。再如以中医四大经典著作为代表的汉代对癫病的认识，从气一元论到阴阳对待模式，结合经脉脏腑模式，病性认识与病位认识相结合，对癫病病机的解释不断深入与精确，但总体上仍然是详于气一元论与阴阳对待模式的解释，而经脉脏腑模式的解释较为粗疏，尚未涉及痰、瘀、风、火等后世所论述的病机要素[2]。因此，研究中医推理模式要注意不同模式之间的相互联系，加以综合研究与应用。

［1］ 邢玉瑞，牛溪苑.寸口脉脏腑配位推演方法研究［J］.中医杂志，2013，54（12）：991-993.

［2］ 邢玉瑞.汉代中医癫病认知模式研究［J］.中医杂志，2012，53，（20）：1790-1792.

结语

中国古代医家经过长期的经验积累过程，积累了大量关于人体、人体疾病、疾病的防治和药物的知识。面对大量的医学实践经验，限于当时的历史条件及思维方式的影响，中医学并没有在结构-功能思想和方法指导下求得理性的把握，而是以气、阴阳、三才、四时、五行等哲学思辨的模式为工具，对事实、现象及其间的联系进行组织和系统化，力图从理性层次把握客体，因此，造成中医理论是包含着大量经验的模型理论。大概正由于此，有学者认为所谓中医的理论，实际上就是一大堆相互之间具有一定关联的模型。你可以把中医称为理论体系，也可以将其叫作模型系统[1]。

相对于西医学成形于基本逻辑推理规则已被整理完成之后并与之相伴而发展，西医理论与诊治方法主要建立在逻辑分析的基础上，中医学则成形于近代实验科学之前，那时，逻辑推理规则包括一些重要的数学规律均未成为人们自觉思维的工具，中医理论与诊治方法主要建立在模型化推理的基础上，也更可能接近人类思想所天然具有的自然方式。当然，中医学中的模型与现代科学中的所谓模型有很大的差别，它们更多的不是抽象的思维事物（例如数学模型），而是直接借助于日常生活经验中的事物或是被哲理化了的直观的思维事物（层次不同的哲学模型），换言之，是一种基于以直观和形

[1] 王志康.回归自然的认知策略——中医诊断的模型化推理及其方法论启示[J].自然辩证法通讯，2009，31（3）：26-31，25.

象化事物为模型的推理，这种推理方法较之演绎推理和归纳推理，可能更加原始，更加普遍。因此，中医模型化推理常常表现出直观性、经验性、功能性、非结构性、整体全息性、时序性等特征，保留了人类直观地认识事物的自然特征，与现代科学的模型化推理相比较而言，具有经验与实验、黑箱与白箱、象数与数学、定性与定量、取象比类与形式逻辑、固化与演进等诸多差异。张其成[1]认为现代科学"模型"与中医"模型"的区别主要表现在：一是现代科学的模型是定量化的，包括了数学模型，能从一定的基本概念和数量关系出发进行推理和演算，对有关问题和现象做出定量的回答和解释；中医学的模型是定性化的，五行表性而不表量，不是作为数量的依据，而是提供定性的参考性推论。二是现代科学的模型是一种纯科学模型，不包含社会政治、哲学文化等非科学因素；中医学模型则带有浓厚的人文色彩，中医模型方法包含哲学的、主观的、体悟式的方法。三是目的不同，现代科学的模型方法是以自然或人的"原型"为目的，最终是要揭示自然或人体的实体本质、物质结构及其功能、规律，关注的是"原型"；而中医学关注的是"模型"，"原型"往往服从于"模型"，"藏象"即是一种典型的模型，对藏象模型的构建成为中医人体生命科学的目的。

中医学与现代科学模型的差异，也可以"气"与原子模型为例加以说明。原子理论作为一种重要的科学理论，纵贯整个西方科学发展史，横穿几乎所有的自然学科，经历了形而上学原子、实验科学的原子、化学的原子、经典力学的原子以及量子力学的原子等发

[1] 张其成.中医象数思维[M].北京：中国中医药出版社，2016：159.

展阶段[1]。形而上学的原子论由古希腊时期的留基伯和德谟克利特提出，它认为万物的本原是原子和虚空。原子是宇宙中最微小、坚硬、不可入、不可分的物质粒子，它的基本属性是"充实性"，每个原子都是毫无空隙的。虚空与原子相反，是空虚和稀疏的，是"非存在"的。虚空的性质是空旷，给原子提供了运动的条件和空间，原子得以在其间活动。原子在数量、种类上是无限多的，彼此之间在质上没有什么区别，在量上则存在大小、形状、次序和位置四种不同。世间万物的多姿多彩是因为原子的形状、位置、排列方式不同罢了。当然他们的假说并不是以实验为基础的，而是以日常经验为基础的。19世纪，道尔顿在《化学哲学新体系》中提出原子是构成物质的最小微粒，同一元素的所有原子的性质和重量完全相同，不同的元素的原子的性质和重量不同，原子的重量是元素的基本性质，原子在所有化学变化中保持自己的独特性质，原子既不能创造，也不能消灭。其后，在对原子的研究过程中，1910年以前曾经提出过长冈的土星模型、勒纳德的中性微粒模型、里兹的磁原子模型、汤姆逊的实心带电球模型等，而以汤姆逊的原子模型最有成效也影响最大。但它不能解释1906年由卢瑟福首次观测到的 α 射线的散射现象，不久就被卢瑟福提出的原子有核模型所取代。但这一新原子模型也同样遇到了种种困难，比如怎样解释原子的稳定性等问题，于是它又被玻尔建立的定态跃迁原子模型所代

[1] 王东.科学研究中的隐喻[M].广州：世界图书出版广东有限公司，2016：128-147.

替。玻尔模型应用到氢原子及类氢离子中，能很好地解释原子光谱实验数据，当时备受称赞，曾公认是相当成功和影响很大的一种原子结构学说。但是 20 世纪 20 年代以后，它又与新的实验相矛盾，不能解释稍复杂的元素的光谱线以及其他一些重要实验事实，因而又显示出很大的局限性。以后又被量子力学对原子结构的处理方法——原子的量子理论模型所取代。这一系列模型的嬗替，正是体现了人们对原子结构的认识在逐步深刻和精确，而这种认识至今还在继续深化的过程中。

中国哲学的气理论在从殷周直至清王朝灭亡的 3000 余年的岁月中，大致经过了精气根源论→元气生成论→元气自然论→元气自然本体论→元气导引论→元气自动论→元气本体论→元气质点论等阶段[1]。但气模型的非结构性特征从未发生变化，也从未发生从哲学到自然科学的变革，自然也难以与现代科学的物理学、化学、数学等学科相联系，加之阴阳、五行模型又以气模型为基础，由此则阻碍了中国近代科学的发展，也阻碍了中医学与现代科学的融合发展。

从模型方法本身而言，模型虽然具有与客体在本质上的相似性，但毕竟只是一种相似物，相似的程度有高有低，有时可能离原型还有极大的差距。任何一个模型都不可能表达被模拟现实片段的所有性质和关系。任何模型只能近似地表征现实。从一些模型向另一些能更深刻地再现被模拟现象特点的模型的过渡，以及不同类型模型的组合，使得有可能更完善、更深入地表征现实。用模型方法取得研究结果连同模型本身都是需要检验的，再好的科学模型也只是一种阶段性的认识成果。模型方法的实质不只是建构一个模型，

---

[1] 张立文.气 [M].北京：中国人民大学出版社，1990：13.

还要用不断改进的模型，使其逐步逼近真实的客体。况且中国传统思维与中医学所使用的天然模型本身就具有性质的多样性，同一模型可以从不同角度加以理解而推演出不同的结论，如从水性与人性相似，它们都依循共同的原则这一前提出发，告子曰："性犹湍水也，决诸东方则东流，决诸西方则西流。人性之无分于善不善也，犹水之无分于东西也。"孟子曰："水信无分于东西，无分于上下乎？人性之善也，犹水之就下也。人无有不善，水无有不下。今夫水，搏而跃之，可使过颡；激而行之，可使在山；是岂水之性哉？其势则然也。人之可使为不善，其性亦犹是也。"（《孟子·告子上》）告子推论出人性属中，无所谓善恶，而孟子推论出人性属善。再如在中医学术发展史上，同样以太阳为天然模型推论人体的阳气，但也得出了不同的结论。金元医家朱丹溪将日月相比，从日常圆推出阳常有余，从月之盈缺推出阴常难成。明代医家张介宾则从太阳的唯一性出发，即"天之大宝，只此一丸红日"，而推出"人之大宝，只此一息真阳"（《类经附翼·大宝论》）。二者从同一模型出发，竟然推出几乎两种截然不同甚或矛盾的观点，正是由于天然模型特性的多样性以及推理的出发点、方法不同所致。

从中医模型化推理而言，气、太极、阴阳、三才、四时、五行等模式，是以气论为基础，数术为模型，靠与之类比来想象人体的构造与功能。同时又是一个先验的、不能变更的模型，它好比一个一开始就设计得过于完美的大框子，后来的东西只能分门别类、按部就班地去填入这个大框子。以这个模型去限定活生生的、变化莫测的人体生命原型，不仅是不完备的，也是不可能的。如葛兆光[1]对两汉意识形态的评价所说：
"从西汉到东汉最终定型的意识形态是一个十分庞大的体系……庞大
的体系笼罩与涵盖了一切，它给生存在其中的人们一个印象，即一
切都臻于完美，人们只要在它那一套架构中调节自己的生活，补充
自己的知识，完善自己的心灵，就一切圆满。于是在过分自足而完
整的意识形态笼罩下，思想往往无从发展，而思想者也往往容易在
充满了现成答案的思想世界中自甘沉默。"

因此，现代人一方面要充分了解不同模式形成的历史背景，以
及使用的前提条件，明确其应用的边际效用；另一方面，也要根据
实践活动的实际情况，不断对其加以修订、完善。否则运用上述模
式随心所欲地解释各种现象，极有可能阻碍科学技术的发展，甚或
造成笑话。如李时珍《本草纲目》卷十二论草部药物的性用分类
曰："天造地化而草木生焉。刚交于柔而成根荄，柔交于刚而成枝
干。叶萼属阳，华实属阴。由是草中有木，木中有草。得气之粹者
为良，得气之戾者为毒。故有五形焉（金、木、水、火、土），五
气焉（香、臭、臊、腥、膻），五色焉（青、赤、黄、白、黑），五
味焉（酸、苦、甘、辛、咸），五性焉（寒、热、温、凉、平），五
用焉（升、降、浮、沉、中）。炎农尝而辨之，轩岐述而著之，汉、
魏、唐、宋明贤良医代有增益。但三品虽存，淄渑交混，诸条重
出，泾渭不分。苟不察其精微，审其善恶，其何以权七方、衡十剂
而寄死生耶？于是剪繁去复，绳缪补遗，析族区类，振纲分目。除
谷、菜外，凡得草属之可供医药者六百一十种，分为十类：曰山，
曰芳，曰隰，曰毒，曰蔓，曰水，曰石，曰苔，曰杂，曰有名未

［1］ 葛兆光.中国思想史［M］.第一卷.上海：复旦大学出版社，2001：306.

用。"很明显李时珍正是以阴阳五行的象数模式为其基本指导思想，虽然他自己说他的本草，是在前人的基础上继续改良、损益、剪繁去复，绳缪补遗与析族区类，振纲分目，但就科学原理层次而言，并无任何进步可言。清·黄宫绣《本草求真》卷一论鸡肉的功效云："然鸡属巽而动风（巽生风），外应乎木，内通乎肝，得阳气之最早，故先寅而鸣（宗奭曰：鸡鸣于五更，日至巽位，感动其气然也）。鸣必鼓翅，火动风生之象（时珍曰：《礼记》云：天产作阳，地产作阴。鸡卵生而地产，羽不能飞，虽为阳精，实属风木，是阳中之阴也。故能生热动风，风火相煽，乃成中风）。风火易动而易散，人之阳事不力者不宜食鸡，是以昔人有利妇人不利男子之说。而东南之人肝气易动，则生火生痰，病邪得之，为有助也。故阴虚火盛者不宜食鸡，食则风火益助矣；脾胃虚弱者不宜食鸡，食则肝邪益甚，而脾益败矣。昧者不察，既犯阴虚火动、脾虚不食两证，又不撙节口腹，反执温中补虚之说，殊为可惜。至于妇人小产胎动，尤不宜食（食则并，气益动而血益损，脾益虚而胎益堕）。唯有乌骨一鸡，别是一种，独得水木之精，性专走肝肾血分，补血益阴，为补虚除痨、祛热、生津止渴及下痢噤口、带下崩中要药（时珍曰：乌色属水，牝象属阴，故乌雌所治皆血分之病，各从其类也）。如古方有用乌骨鸡丸，以治妇人百病（取其补虚益阴）。"仍未脱阴阳五行之窠臼。再如《白虎通》以阴阳五行模式对相关问题进行解答：问："平章百姓，姓所以有百何？"答："人含五常而生，声有五音，宫商角羽徵，转而相杂，五五二十五，转生四时，故百而异也。气殊音悉备，故殊百也。""男娶女嫁何?"答:"阴卑不得自专，就阳而成之。"问:"何以男三十而娶，女二十而嫁?"答:"阳数奇，阴数偶，男长女幼者，阳舒阴促。男三十，肌骨坚强，任为人父。女二十，肤肌充盛，任为人母，合为五十，应大衍之数，生万物也。"如此等等，从现在来看，就令人十分好笑了。

模型化推理是科学发现的逻辑，不仅如此，模型还具有说明性和创造性的功能。对于模型化推理的研究不能满足于单纯的描述性说明，还须对怎样进行模型化推理的规范化问题提供一种答案。中医思维的研究也不过十余年的时间，模型化推理的方法、规则及其在中医学中的应用等问题，几乎尚未涉及，值得我们深入研究。前景是美好的，任务是艰巨的，"路漫漫其修远兮，吾将上下而求索"，期望中医学人能够坚持不懈地予以探索。

主要参考文献

［1］Lorenzo Magnan，Nancy J.Nersessian，Paul Thagard.科学发现中的模型化推理［M］.于祺明，王天思译.北京：中国科学技术出版社，2001.

［2］于祺明，汪馥郁.科学发现模型论：科学教育改革探索［M］.北京：中央民族大学出版社，2006.

［3］孙小礼.科学方法中的十大关系［M］.上海：学林出版社，2004.

［4］阎莉.整体论视域中的科学模型观［M］.北京：科学出版社，2008.

［5］郭贵春.隐喻、修辞与科学解释———一种语境论的科学哲学研究视角［M］.北京：科学出版社，2007.

［6］乔治·莱考夫，马克·约翰逊.我们赖以生存的隐喻［M］.何文忠译.杭州：浙江大学出版社，2015.

［7］贾春华.中医学———一个隐喻的世界［M］.北京：人民卫生出版社，2017.

［8］刘明明.中国古代推类逻辑研究［M］.北京：北京师范大学出版社，2012.

［9］刘长林.中国象科学观——易、道与兵、医［M］.北京：社会科学文献出版社，2008.

［10］姚春鹏.元气论：自然国学的哲学与方法论基石［M］.深圳：海天出版社，2016.

［11］杨成寅.太极哲学［M］.上海：学林出版社，2003.

［12］王庆其.《黄帝内经》文化专题研究［M］.上海：复旦大

363

学出版社，2014.

[13]陈美东.中国科学技术史·天文学卷[M].北京：科学出版社，
2003.

[14]冯时.中国天文考古学[M].2版.北京：中国社会科学出版社，
2010.

[15]吾淳.中国哲学起源的知识线索——从远古到老子：自然观念及
哲学的发展与成型[M].上海：上海人民出版社，2014.

[16]邢玉瑞.《黄帝内经》研究十六讲[M].北京：人民卫生出版社，
2018.